LA MÉDECINE,

LA CHIRURGIE ET LA PHARMACIE

DES PAUVRES.

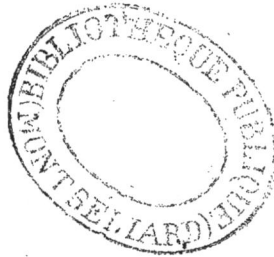

BOUCHARDAT. Cours de chimie élémentaire avec ses principales applications à la médecine et aux arts, 1835, 2 vol. in-8, fig. 9. f.

BOUCHARDAT. Élémens de matière medicale et de pharmacie, contenant la description botanique, zoologique et chimique, la préparation pharmaceutique, l'emploi médical, et les doses des drogues simples et des médicamens composes; avec des considérations étendues sur l'art de formuler et l'indication détaillée des recettes contenues dans le nouveau Codex et les principales pharmacopées françaises et étrangères, 1839, 1 fort vol. in-8, fig. 7 f.

FOY. Cours de pharmacologie ou traité élémentaire d'Histoire naturelle médicale, de pharmacie et de la thérapeutique de chaque maladie en particulier, suivi de l'art de formuler en latin et en frança·s, 1831, 2 vol. in-8. 16 fr.

FOY. Manuel de pharmacie théorique et pratique, contenant la récolte, la dessiccation, l'extraction, la conservation et la préparation de toutes les substances médicamenteuses, suivi d'un abrégé de l'art de formuler et d'un tableau synoptique de la synonymie chimique et pharmaceutique, 1838, 1 fort vol. in-18. 3 f. 50 c.

FOY. Nouveau formulaire des praticiens, contenant les formules des hôpitaux civils et militaires de Paris, de la France, de l'Italie, de l'Allemagne, de la Russie, de l'Angleterre, etc.; suivi des secours à donner aux empoisonnés et aux asphyxiés et précédé d'un mémorial thérapeutique, 2ᵉ édition, considérablement augmentée, 1857, 1 vol. in-18. (Edition Diamant.) 3 f. 50.

DUBOUCHET. Nouveau traité des rétentions d'urine et des rétrécissemens de l'urètre, des affections de la glande prostate. du catarrhe et de la paralysie de la vessie; des accidens produits par les fausses routes, les dépots et fistules urinaires; de l'incontinence d'urine, de l'hématurie ou pissement de sang, de la blennorrhagie et des engorgemens des testicules; suivi d'un essai sur la gravelle et les calculs avec un manuel pratique sur le broiement de la pierre dans la vessie. 5ᵉ édit. 1838, 1 vol. in-8, avec fig. 5 f.

AMUSSAT. Leçons sur les rétentions d'urine causées par les rétrécissemens de l'urètre et sur les maladies de la glande prostate, recueillies et publiées par le docteur Petit, de l'ile de Ré. Paris, 1832, 1 vol. in-8, fig., br. 4 f. 50 c.

COMBE. Nouveau manuel de phrénologie d'après les systèmes de Gall et Spurzheim, traduit de l'anglais avec des notes par Fossati, président de la société phrénologique de Paris, 1836, 1 vol. in-18 avec 14 fig. 3 f. 50.

PERSON. Cours de physique à l'usage des élèves de philosophie. Paris, 1838-1839. 2 vol. in-8, fig. 10 f.

SALACROUX. Nouveaux élemens d'histoire naturelle, contenant la Zoologie, la Botanique, la Minéralogie et la Géologie, 1 vol. gr. in-18 de 970 pages, avec 44 planches représentant 400 figures (ouvrage adopté par le conseil royal de l'Université pour les colléges royaux et les écoles primaires)· Paris, 1836. 7 f.

AMIOT. Élémens de Géométrie à l'usage des écoles normales supérieures et des colléges, 1839, 1 vol. in·8, avec fig. 3 f. 50 c.

IMPR. ET FOND. DE F. LOCQUIN ET COMP., 16, RUE N.-D.-DES-VICTOIRES.

LA MÉDECINE,

LA

CHIRURGIE ET LA PHARMACIE

DES PAUVRES,

contenant

DES REMÈDES FACILES A PRÉPARER ET PEU CHERS,
POUR LE TRAITEMENT DE TOUTES LES MALADIES,
ET LES PREMIERS SECOURS A DONNER AUX
EMPOISONNÉS ET AUX ASPHYXIÉS.

A L'USAGE DES CURÉS DE CAMPAGNE, DES SŒURS ET DES
DAMES DE CHARITÉ, DES SŒURS HOSPITALIÈRES,
ET DE TOUTES LES PERSONNES BIENFAISANTES.

Nouvelle édition entièrement refondue

PAR * * *

Médecin de la Faculté de Paris, professeur particulier
de médecine pratique.

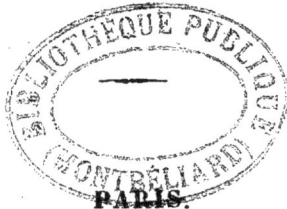

PARIS.

GERMER-BAILLIÈRE, LIBRAIRE-ÉDITEUR,
RUE DE L'ÉCOLE DE MÉDECINE, 17.

LYON.	STRASBOURG.
SAVY, 49, q. des Célestins.	DÉRIVAUX, LEVRAULT.
MONTPELLIER	TOULOUSE.
CASTEL ET SÉVALLE.	DAGALIER ET SENAC.

1839.

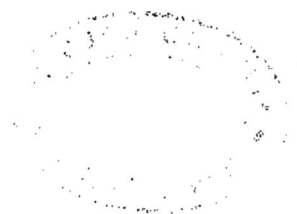

PRÉFACE.

Le titre seul du petit ouvrage que nous venons de
faire réimprimer fait connaître de suite le but et l'intention de l'auteur et de l'éditeur. Tous deux ont
voulu mettre entre les mains de MM. les maires et curés des campagnes, de mesdames les religieuses et sœurs
de charité, de toutes les personnes aisées et bienfaisantes qui se vouent par entraînement de cœur ou par
humanité aux soins des malades pauvres ou nécessiteux, 1° une énumération succincte et abrégée des diverses maladies qui peuvent atteindre l'espèce humaine ; 2° une indication simple et peu dispendieuse
des moyens curatifs à employer contre ces mêmes maladies.

Mais, diront sans doute les grands médecins du jour,
les hautes réputations scientifiques actuelles, les auteurs *ex professo*, il y a déjà beaucoup trop de ces livres soi-disant philanthropiques, de ces ouvrages soi-
disant utiles à tout le monde, de ces recueils où
l'intelligence la plus vulgaire peut à chaque instant
puiser les moyens de traiter *seule* tel ou tel accident,
telle ou telle maladie; n'avons-nous pas déjà l'*Avis au
Peuple*, la *Médecine Domestique*, le *Dictionnaire
de Santé*, les *Mélanges de Médecine et de Chirurgie
rurales*, le *Petit Médecin des ménages*, l'*Art de Guérir mis à la portée des gens du monde*, etc., etc., etc.?

Pourquoi ajouter encore à tant de *petits livres*, à tant de *manuels* de médecine populaire?

D'abord nous n'augmentons pas le nombre des livres de médecine populaire; celui que nous publions aujourd'hui date déjà de plus d'un siècle, et, si son titre est ignoré dans la science, il est connu de tous ceux qui aiment à faire le bien sans bruit et sans ostentation. Si nous voulions faire ici son éloge, nous dirions que depuis long-temps il ne se trouve plus dans le commerce de la librairie, malgré ses nombreuses réimpressions, que depuis long-temps on le redemande, et que conséquemment son utilité a été sanctionnée par le temps. Ce sont ces demandes réitérées, cette utilité bien reconnue, qui ont décidé une édition nouvelle de la MÉDECINE, de la CHIRURGIE, et de la PHARMACIE DES PAUVRES.

Cette édition nouvelle a été entièrement refondue. Toutefois, à part quelques chapitres, certains articles, un petit nombre de recettes ou compositions que l'on trouve dans la dernière édition et que nous avons laissés dans leur intégrité; à part quelques changemens que nous avons apportés dans certains remèdes, quelques suppressions que nous avons faites et qui étaient impérieusement exigées par la raison et l'état actuel de l'art de guérir; à part enfin quelques drogues qu'on ne pourrait plus aujourd'hui ni voir ni employer sans éprouver le dégoût et la honte, la MÉDECINE DES PAUVRES ne s'éloigne pas assez de celle qui nous a servi de modèle, pour qu'on n'y retrouve pas la place et le cachet de son origine première. Pour cela nous nous sommes souvent servi du langage et du texte des temps anciens et des temps modernes. C'est ainsi que

pour ceux-là qui croient encore aux vieilles et informes recettes, nous avons laissé de vieilles et informes
compositions pharmaceutiques, compositions que nous
avons seulement modifiées. C'est pour la même raison
qu'à ceux-là qui marchent avec leur époque, qui suivent les pas de la science, nous avons parlé le langage
de la médecine simple et naturelle, de cette médecine
qui soulage toujours, qui guérit quelquefois, presqu'à
coup sûr, quand elle sait ne point entraver par des
médications intempestives et trop complexes les efforts
d'une nature toujours simple dans ses moyens, toujours heureuse dans ses résultats, quand le praticien sait l'étudier et la comprendre, quand le
malade sait la respecter et lui obéir. De là la possibilité
à laquelle nous sommes arrivés, de joindre, dans la
MÉDECINE DES PAUVRES, deux époques, deux temps
si éloignés et si opposés, la médecine du siècle passé
avec la médecine du siècle présent.

Pour arriver au but que nous nous étions proposé,
qu'avons-nous fait? Nous avons 1° laissé des pages
presque entières de la dernière édition, afin de conserver
la couleur primitive de l'ouvrage; 2° employé un langage médical quelquefois vulgaire pour être compris
par ceux-là à qui nous avons voulu être utile; 3° refait
complétement des chapitres comme ceux qui ont rapport
à l'*asphyxie*, aux *empoisonnemens*, à la *dysenterie*,
aux *calculs vésicaux*, aux *fièvres*, au *rachitisme*,
aux *scrophules*, à la *vaccine*, etc., etc., etc., afin de
mettre notre livre au niveau de la science; 4° ajouté
des articles qui manquaient, comme ceux qui traitent
des *maladies des femmes et des enfans*, des *maladies de la peau*, des *plaies*, des *brûlures*, etc., etc.,

pour que ce petit traité de thérapeutique fût aussi complet que possible.

Avons-nous bien fait d'en agir ainsi ? Notre livre remplira-t-il le but de sa publication ? Sera-t-il digne de notre époque ? Rappellera-t-il les temps anciens ? Telles sont autant de questions qui seront résolues par la négative par nos doctes confrères ; par l'affirmative, si nous nous en rapportons à notre désir, à notre intention.

LA MÉDECINE, LA CHIRURGIE

ET

LA PHARMACIE

DES PAUVRES,

contenant

DES REMÈDES FACILES A PRÉPARER ET PEU CHERS, POUR LA PLUPART DES MALADIES INTERNES ET EXTERNES.

PREMIÈRE PARTIE.

Médecine.

CHAPITRE PREMIER.

MALADIES DU CERVEAU, DE LA TÊTE ET DE LA FACE.

§ Ier. *Douleur de Tête, produite par le froid.*

Faites un peu amortir sur une pelle de fer chaude une poignée d'herbe appelée Pied-de-Pigeon (*Geranium columbinum*), et appliquez-là sur la tête ou sur le front.

Remarquez que dans le mal de tête il faut toujours tenir le ventre libre.

La Marjolaine, infusée dans l'huile, appliquée sur le front, a guéri plusieurs maux de tête violens.

Une femme affligée depuis long-temps d'un violent mal de tête, en fut délivrée en se frottant les tempes et le front avec de l'onguent d'althæa.

Arnault de Villeneuve dit avoir guéri plusieurs

1

personnes, en faisant respirer par les narines et par la bouche du vin chaud, dans lequel on avait fait infuser des plantes aromatiques, telles que : Sauge, Romarin, Pouliot, Auronne, Menthe, Laurier, Bétoine et autres semblables, réitérant cette fumigation deux ou trois fois par jour, et même davantage s'il est besoin.

On peut encore se soulager en portant sur la tête une calotte piquée, garnie de fleurs sèches de Bétoine.

§ II. *Douleur de Tête, produite par la chaleur.*

Frotter le front et les tempes d'onguent *Populeum*, ou bien avec le jus de Laitue, de Morelle, de Joubarbe, de Mouron à fleur blanche, de Plantain et d'autres plantes semblables. Surtout tenir le ventre libre.

Les feuilles de Morelle pilées et mêlées avec des cendres de Sarment, réduites en consistance de bouillie et appliquées en fronteau entre deux linges, apaisent la douleur de tête et provoquent doucement le sommeil.

§ III. *Douleur de Tête appelée* Clou.

Cette douleur de tête, ainsi appelée, parce qu'elle n'occupe qu'un point fixe et qu'elle semble y être appliquée comme un véritable clou, a cédé chez quelques personnes, après les remèdes généraux, à des topiques de Verveine pilée. *Voyez* Hystérie.

§ IV. *Migraine.*

La Migraine est une douleur qui n'occupe que la moitié de la tête, elle est ordinairement longue et opiniâtre.

Repos absolu dans un lieu sombre.

Un vomitif la guérit quelquefois.

Battez long-temps trois blancs d'œufs avec un peu de Safran, étendez le mélange sur un linge, et appliquez-le sur le front.

On prétend que le Café est bon contre la Migraine.

Les anciens avaient une foule de recettes pour guérir la Migraine. Parmi ces recettes, quelques unes étaient toutefois insignifiantes, d'autres n'étaient que ridicules, enfin il y en avait qui réussissaient quelquefois, telles étaient les formules renfermant des médicamens dits sudorifiques, calmans ou anti-spasmodiques.

Aujourd'hui voici comment on traite généralement la Migraine.

Le malade éprouve-t-il un embarras gastrique, des envies de vomir? on lui donne un léger vomitif, et on lui conseille pendant quelques jours une boisson amère.

La Migraine vient-elle à des époques régulières? on administre quelques grains de sulfate de Quinine, cinq à six à la fois.

L'estomac du malade affecté de Migraine est-il fortement irrité? on conseille la diète, ou au moins des alimens légers et féculens.

La Migraine a-t-elle pour cause les souffrances d'un estomac soumis à un jeûne trop prolongé? Dans ce cas on règle les repas du malade, et on lui conseille, comme le faisait Tissot, d'avoir toujours du *pain dans sa poche*, et d'en manger lorsque l'estomac commence à *crier*, comme on le dit vulgairement.

La Migraine est-elle ophthalmique? diète, repos de corps et d'esprit. Est-elle utérine? bains de pieds sinapisés, frictions sèches sur les cuisses, ventouses sèches sur les mêmes parties, ou application de quelques sangsues dans les environs des grandes lèvres. Activer l'écoulement des règles, si celles-ci sont peu abondantes.

La Migraine est-elle pléthorique? une saignée ou deux au bras, proportionnées à la force du sujet; manger peu, garder le repos du corps et de l'esprit.

§ V. *Cerveau humide, ou Catarrhe nasal, ou Coryza, Enchifrenement, etc.*

Mettez une poignée de Marjolaine et pour un sou de racine d'Ellébore blanc dans une chopine d'eau ; faites bouillir jusqu'à réduction de moitié, mettez de cette décoction dans le creux de votre main, et respirez-en par le nez ; elle vous fera beaucoup éternuer. L'auteur de ce secret vendait cette eau fort cher.

Attirez le matin à jeun par le nez le jus de racine d'Iris ou de Poirée nouvellement exprimé.

Remarquez que l'usage des remèdes qui sont reçus par le nez doit être défendu aux personnes qui ont des polypes dans le nez, qui sont sujettes à l'Hémorrhagie, aux Vertiges, à l'Epilepsie et aux fluxions sur les yeux.

Prenez deux poignées de Marjolaine, dix clous de Girofle rompus, le poids de douze grains d'Euphorbe pilée. Faites bouillir le tout dans une chopine d'eau de fontaine ; passez à travers un linge, et mettez la liqueur dans une bouteille de verre, pour s'en servir, au besoin, par aspiration par le nez. On se préservera ainsi d'une infinité d'incommodités que cause la trop grande abondance de pituite. On peut user de cette liqueur tous les mois, ou tous les quinze jours, selon le besoin de chacun, et le matin à jeun.

Les poudres de Tabac, de Muguet, de Bétoine, ou de Vitriol blanc, attirées par le nez, conviennent également.

Le Rhume de cerveau demande, à très peu de chose près, les mêmes soins que les autres Rhumes, affections que l'on doit considérer comme se rapprochant beaucoup des autres fièvres en général, et ne différant de celles-ci que par leur peu d'intensité.

Personne n'est exempt du Rhume ; tous les âges, tous les sexes, tous les tempéramens y sont exposés. On sait qu'on est enrhumé quand on a la poi-

trine oppressée, qu'on éprouve une lassitude'inac-
coutumée, une pesanteur dans toutes les parties
qui avoisinent le nez, un engorgement dans les
narines, etc.

Quand le cerveau est pris, comme on le dit vulgairement, on ne peut plus se moucher facilement ;
il coule des narines une humeur claire et âcre,
qui s'épaissit peu à peu à mesure que l'engorgement se dissipe ; l'odorat est diminué ou perdu,
ainsi que le goût, l'appétit, etc.

Quel est le régime à suivre dans ce cas, et quels
sont les remèdes à employer ?

Le malade se mettra à la diète, à l'usage des
boissons mucilagineuses ou gommeuses et sucrées ; il se tiendra au repos, soit au lit, soit dans
sa chambre tenue un peu chaudement, afin d'entretenir ou d'exciter une douce perspiration cutanée ; il respirera des vapeurs d'eau tenant en suspension ou en solution les principes actifs et adoucissans de la Mauve, de la Guimauve, de la Violette, etc. ; il se tiendra le ventre et l'estomac libres, les pieds chauds, etc. (Voyez *Maladies de
la Poitrine*. Voyez encore *Épaississement du
Mucus nasal*, *Rhume de cerveau*, *Coryza chez
les enfans*).

§. VI. *Léthargie.*

Faire respirer des odeurs fortes, comme celles
de l'ammoniaque, du vinaigre des quatre voleurs.

Donner des lavemens irritans, préparés avec le
tabac, le séné, le sel de cuisine.

Le parfum de Tabac brûlé en poudre ou en
feuilles sèches, réveille les malades assoupis.

Si on frotte fort la plante des pieds d'un Léthar-
gique avec des semences de Moutarde pilées avec
du vinaigre, on pourra le réveiller.

§ VII. *Léthargie causée par les vapeurs du Charbon, de la Bière et du Vin nouveau.*

Le Castoreum dissous dans le Vinaigre, appliqué au nez du malade, le réveille de son assoupissement.

Dans la suffocation causée par la fumée de Charbon, donnez six grains de Tartre émétique au malade, dans un bouillon, pour le faire vomir. *Voyez* ASPHYXIE.

§ VIII. *Frénésie, (Inflammation du Cerveau.)*

Borel dit qu'un paysan en a guéri un autre qui était frénétique, en lui appliquant des tranches de Courge froides sur toute la tête, qu'il renouvelait souvent.

Gabelchovérus a fait plusieurs expériences avec la décoction de Mouron à fleur rouge, ainsi préparée. Prenez deux poignées de ce Mouron, faites-les cuire dans une chopine de vin et autant d'eau, jusqu'à la réduction du tiers : donnez un bon verre de cette décoction au malade, matin et soir, et remplissez un sachet de la même plante pour tremper dans la décoction, que vous appliquerez sur la suture coronale.

La Joubarbe pilée et mise aux plantes des pieds du malade, en forme de cataplasme, avec du vinaigre, est excellente.

Il ne faut point contredire un Frénétique, lui faire voir beaucoup de lumière, des couleurs éclatantes, surtout le rouge ; lui parler le moins qu'on peut, afin de le disposer au sommeil.

A la médication ci-dessus, préférez la suivante : Une saignée du bras ou mieux de la jugulaire, et proportionner cette saignée à la force du sujet ; donner des lavemens irritans avec le sel de cuisine ; appliquer des sangsues au fondement ; rappeler les évacuations naturelles ou artificielles comme celles des règles, d'un vésicatoire, ou d'un séton, si la suppression de ces évacuations peut être regardée comme une cause de la Frénésie; tenir le ventre libre à l'aide de bouillon aux herbes, de lavemens faits avec la Mercuriale; raser la tête du malade et lui appliquer dessus de l'eau froide vinaigrée; mettre les pieds dans l'eau chaude avec une poignée de sel ou des cendres; tenir le malade à la diète et au repos; lui donner des boissons tièdes, adoucissantes, telles que de l'eau de Veau, du Lait coupé, de l'eau de graine de Lin, de Guimauve, etc.

§. IX. De la Mélancolie, de la Folie, de la Manie, de la Nostalgie.

Régime. Alimens doux, des végétaux préférablement; point ou peu de viandes, surtout de celles qui sont salées, épicées ou fumées; pas de liqueurs ou boissons spiritueuses, pas de café. Le Petit-Lait de temps à autre, souvent de l'eau de Tilleul et d'Oranger. De l'exercice en plein air, la culture et l'entretien d'un jardin.

Traitement. Distractions de tout genre; ne voir que des personnes qui plaisent; tenir l'estomac et le ventre libres par quelques vomitifs et quelques purgatifs; faciliter la transpiration cutanée, donner une ou deux pilules par jour, faites avec le Camphre, la Valériane et le sel de Nitre; faire usage de la saignée, si l'état du sujet le commande ou le permet; isoler les malades, si leur état est grave ou dangereux pour les personnes qui les entourent; bains généraux et douches sur la tête; changer les malades de lieu et de place, surtout s'ils sont nostalgiques; les ramener dans leur famille, dans leur pays, ou bien près des personnes qui leur sont chères. On a vu des nostalgiques se guérir en route.

Tels sont le régime et le traitement à suivre dans les affections ci-dessus. Ces moyens sont bien au dessus de ceux que nous allons énumérer.

Prenez une pomme de Reinette; lardez-la

avec sept ou huit petits brins de racine d'Ellébore blanc, longs comme le ferret d'une aiguillette; faites cuire la pomme doucement à petit feu, et quand elle sera bien cuite, retirez les racines, jetez-les, et faites manger la pomme au malade le soir en se couchant; on provoquera ainsi le sommeil; on apaisera les fougues, les chimères et les fantaisies du malade, et on le purgera doucement.

Harman recommande la décoction de Mouron à fleur rouge contre la Manie.

Le vin de Buglosse, fait en mettant tremper des racines de cette plante bien nettoyées et coupées en morceaux dans du vin, jusqu'à ce qu'il en ait attiré le goût et la vertu, étant donné en boisson ordinaire, est bon contre la mélancolie. Il purifie le sang, fortifie les esprits, réjouit le cœur, délivre le cerveau de toutes idées tristes.

Faites bouillir du suc de Lierre-de-Terre avec autant d'huile d'olive, jusqu'à la consomption du jus; frottez les tempes des maniaques avec ce baume.

Faites bouillir du Lierre-de-Terre dans du vin blanc jusqu'à ce que l'herbe soit en bouillie; retirez l'herbe, pressez-la bien, gardez le marc en pelotes, mettez avec la colature autant d'huile d'olive, faites-les bouillir un demi quart d'heure ou un peu plus, oignez-en les tempes et le front du malade.

§ X. De l'Hypochondrie.

Régime. Manger souvent; rejeter les alimens doux et féculens; éviter les choux, les haricots, les pommes de terre; préférer les viandes noires rôties, le mouton; boire du vin pur, des liqueurs spiritueuses, mais modérément.

Traitement. Prendre beaucoup de distraction; se livrer à la chasse, à la pêche, à la culture des champs; prendre des bains froids; se frictionner le corps avec des brosses douces; changer de lieu, de place; éviter les conversations des personnes tristes et chagrines; donner de temps à autre des purgatifs avec la Rhubarbe, l'Aloès, etc. ; faire prendre des pilules de Savon et de Fer; recourir quelquefois aux anti-spasmodiques, tels que l'*Assa fœtida*, le Camphre, la Valériane, etc.

§ XI. *Apoplexie.*

Prenez tous les matins, à jeun, une pincée de graine de Moutarde seule, ou dans quelque véhicule approprié. Ce même remède est bon contre les Vertiges. Aussitôt qu'une personne est attaquée d'Apoplexie, il faut la saigner.

Donnez au malade des lavemens avec le sel commun ou le tabac.

Transport ou *Délire.* Pilez des raiforts, qu'on appelle raves à Paris, et appliquez-les sur la plante des pieds du malade.

Vertige. Ceux qui sont sujets au Vertige ne doivent point regarder une profondeur excessive, ni un mouvement circulaire, comme celui d'une roue agitée avec impétuosité sans changer de place.

Usez pendant la journée de vin, dans lequel vous aurez fait infuser pendant la nuit des feuilles de Bétoine et de petite Sauge.

Usez de la racine de Scorsonère en extrait, ou confite, ou frite, ou bouillie, ou en tisane, potage, etc.; ou, après l'avoir broyée, mettez-la infuser à froid pendant douze heures dans du vin blanc, passez et buvez un verre de ce vin le matin à jeun, et un autre le soir trois heures après le souper.

La Sauge, en décoction dans du vin, est bonne intérieurement et extérieurement; on boit de cette décoction, et on en bassine la tête et les tempes.

Rivière propose la conserve de fleurs de Souci.

Un dragme de fiente de paon ou d'oie, recueillie depuis mai jusqu'en septembre, séchée à l'ombre, infusée pendant la nuit dans du vin blanc, passée le matin par un linge, et la colature bue à jeun, depuis la nouvelle jusqu'à la pleine lune, est un remède éprouvé.

La médecine moderne, beaucoup plus simple et plus rationnelle dans ses moyens de traitement, a recours dans le cas d'apoplexie à la médication suivante :

Garder le repos du corps et de l'esprit ; tenir le ventre libre ; éviter autant que possible les vomitifs ; manger des légumes préférablement à de la viande ; prendre souvent des bains de pieds et des lavémens ; tenir la tête élevée et l'arroser souvent d'eau fraîche ; la couvrir de compresses d'eau vinaigrée ; avoir des vêtemens aisés ; éviter les liens et les cordons, surtout autour du cou ; habiter une chambre spacieuse et bien aérée ; renouveler souvent l'air de l'appartement ; faire usage de boissons délayantes et rafraîchissantes ; éviter les contrariétés, les émotions vives, la colère, le sommeil après les repas, les liqueurs spiritueuses, le café ; appliquer de temps en temps des sangsues au cou , aux oreilles, aux tempes, ou mieux au fondement ; pratiquer des saignées du pied ; promener des sinapismes sur les cuisses et surtout sur les mollets.

Tel est le traitement prophilactique et curatif de l'apoplexie sanguine ou *coup de sang.*

Apoplexie séreuse (Hydrocéphale des vieillards). Dans cette maladie il ne faut saigner qu'autant que l'indication est bien précise, car ici la saignée est souvent plus dangereuse qu'utile. On aura recours aux vésicatoires, aux lavemens irritans et purgatifs, aux boissons froides ; éviter les vomissemens ; exciter les sueurs générales, etc.

Apoplexie nerveuse. Recourir aux saignées générales ou locales, aux laxatifs, boissons acidules, aux bains de pieds sinapisés, aux vésicatoires à la nuque, aux sinapismes sur les jambes, aux potions éthérées ou camphrées, aux vomissemens, à l'usage du Quinquina si les accès sont périodiques, etc.

§ XII. *Apoplexie des nouveaux-nés.*

Couper le cordon ombilical, et faciliter l'écoulement du sang à l'aide de légères frictions sur le ventre et la poitrine de l'enfant ; appliquer une ou deux sangsues derrière les oreilles ; si le sang du cordon ne coule pas assez abondamment, remplacer les sangsues par l'ouverture des veines de la tête et du cou, à l'aide d'une lancette. S'il y a une tumeur à la tête, l'inciser avec un bistouri, l'affaisser et l'étancher avec un linge trempé dans l'eau chaude ; plonger l'enfant dans un bain d'eau tiède animée de vin, d'eau-de-vie ou de vinaigre. L'enfant étant dans le bain, lui frotter le dos avec un linge chaud ; insuffler de l'air dans les poumons. (Voyez *Asphyxie des nouveaux-nés.*)

§ XIII. *Epilepsie.* (*Mal Caduc.*)

La racine de Péone mâle pendue au cou est une excellent amulette pour se préserver de l'Epilepsie ; il la faut cueillir dans le mois de mars ou d'avril, au déclin de la lune. La vertu amulettique de cette racine a été éprouvée par Galien, confirmée par Forestus, par Bartholin, et dans les observations communiquées à Rivière par M. de Grandpré.

Il faut prendre une bonne poignée de feuilles de Ruta capraria ou Galéga, les broyer dans un mortier, puis les faire infuser pendant douze heures dans un grand verre de vin blanc, passer cela par un linge ou par un tamis, et faire avaler la liqueur à jeun au malade six jours durant, savoir : les trois derniers de la lune et les trois premiers de la nouvelle ; et continuer ce remède pendant un an, de trois mois en trois mois.

Tirez hors de terre la racine de la grande Valériane sauvage, avant qu'elle commence à montrer ses tiges, c'est-à-dire dans le mois de mars ; faites-la sécher, réduisez-la en poudre, et faites-en prendre au malade environ un gros et demi dans un verre de vin blanc, le matin ; réitérez ce remède selon le besoin, après avoir disposé le malade par quelques purgations, ou par quelques autres préparations convenables. M. Marchant, de l'Académie royale des Sciences, a fait plusieurs expériences heureuses de cette racine.

Ruland a guéri une femme épileptique par l'usage seul du vin dans lequel il mettait infuser de la Sauge.

Un homme fort, tourmenté de l'Epilepsie, a été guéri avec la poudre de foie de loup.

Prenez une noisette ou aveline piquée du ver, et par ce trou, avec une épingle, rompez et ôtez tout ce que vous pourrez de l'amande ; la noisette étant vidée, emplissez-la de vif-argent, puis bouchez le trou avec de la cire d'Espagne ; enveloppez cette noisette dans un petit morceau d'écarlate , et l'ayant bien cousu, pendez-le au cou du malade, en sorte qu'il vienne toucher à nu à la fossette ou creux de l'estomac. Cela n'est pas capable de faire passer l'accès, mais tant qu'il sera appliqué, le mal ne viendra pas, ainsi qu'on l'a expérimenté sur un garçon.

Dolée assure que l'expérience lui a appris que l'eau qui découle par l'incision faite dans un Tilleau, au mois de février, est un remède souverain contre l'Epilepsie, à la dose de trois onces.

Régime et traitement rationnels de l'Epilepsie : on prescrira les alimens légers ; on défendra les liqueurs fortes, les viandes salées et épicées, les végétaux venteux ; on conseillera quelquefois le bœuf bouilli ; on interdira toutes les pâtisseries , toutes les fritures. Le lait sera donné avec avantage.

Les malades feront en sorte de se tranquilliser de corps et d'esprit, d'éviter les émotions vives et chagrines ; chaque jour aussi on fera quelques promenades, on se livrera à quelques jeux, à quelques distractions agréables.

L'Epilepsie tient-elle à quelques suppressions naturelles ou artificielles , on rappellera ces dernières. La cause de la maladie peut-elle être attribuée à la présence de vers dans les intestins, on aura recours aux vermifuges.

On a quelquefois prévenu un accès d'Epilepsie en appliquant un vésicatoire ou une ligature sur les parties du corps qui servent de siège aux sensations particulières qu'éprouvent tous les épileptiques avant que l'accès ait paru.

Le traitement pendant l'accès est en général fort simple. Il se borne à garantir le malade de tous les corps environnans qui peuvent lui nuire ou le blesser ; on place un mouchoir entre les dents afin d'éviter la lésion, la déchirure de la langue, comme cela arrive quelquefois quand on n'a pas eu la précaution ci-dessus. On place le malade sur un lit amené au milieu d'une chambre, et on veille à ce que, dans les mouvemens convulsifs, le malade ne se blesse pas ; des assistans le maintiennent si cela est nécessaire, mais il ne faut pas opposer une force trop grande aux mouvemens convulsifs : quelquefois on a recours à la saignée du bras, mais cela est assez difficile d'ailleurs, et peu souvent utile, pour qu'on le fasse absolument. Il en est de même des odeurs fortes que l'on fait respirer, des frictions que l'on pratique sur tous les membres, etc.

Quand l'accès est passé, le meilleur remède est de laisser le malade tranquille. Cependant on peut lui donner, avec avantage, quelques cuillerées d'eau fraîche, ou d'une potion calmante.

Enfin, comme traitement préservatif et curatif de l'Epilepsie, on conseille les antiphlogistiques, la poudre de racine d'Armoise, l'Indigo, les fleurs de Zinc, la poudre de Valériane (avec la racine de cette plante on prépare la boisson ordinaire des épileptiques); les préparations ferrugineuses, les bains frais, les voyages, etc.

Le docteur Burdach est le premier qui ait employé la poudre d'Acier et de racine d'Armoise à la dose d'un demi-gros dans un verre de petite bière

chaude. Vingt-quatre heures après cette prise, on
en donne une autre de quarante-huit grains ; puis
une troisième de soixante-douze grains. Wagner
et le professeur Hufeland employèrent également
ce remède avec succès.

Des pilules, contenant un sixième de grain de
pierre infernale (Nitrate d'argent fondu), sont peu
employées aujourd'hui : on a eu raison d'abandonner un médicament de cette énergie.

§ XIV. *Asphyxie en général.*

Secours généraux à porter aux personnes as-
phyxiées. Les personnes asphyxiées par la *vapeur*
du charbon, par celle des *fours à chaux*, des
cuves de raisin, des *vins*, du *cidre*, de la *bière en*
fermentation; par les *gaz qui s'échappent des*
marais, des *mines de charbon de terre*, etc., etc.,
seront d'abord soustraites à la cause qui aura produit l'asphyxie; puis, s'étant assuré que la mort
n'est pas réelle, on exposera le sujet au grand
air; on le déshabillera, ou du moins on fera en
sorte qu'aucune partie de son corps, surtout sa
poitrine, ne soit comprimée par les vêtemens. On
placera le corps sur un lit ou sur tout autre plan
incliné, garni soit d'un matelas, soit d'une couverture de laine, d'une botte de paille ou de foin;
on aura soin que la tête et la poitrine soient un
peu plus élevées que le reste du corps. On éloignera toutes les personnes inutiles. On aspergera
le visage et la poitrine d'eau vinaigrée; on friction-
nera le corps, et surtout le creux de l'estomac et
le bas-ventre avec des morceaux de flanelle imbibés de liqueurs spiritueuses et aromatiques,
telles que l'eau-de-vie camphrée, l'eau de Cologne, l'eau des Carmes, l'eau vulnéraire, etc. Quelques minutes après (quatre ou cinq), on essuiera
les parties mouillées avec des serviettes chaudes,
et on fera de nouvelles frictions. On irritera la
plante des pieds, la paume des mains et tout le

trajet de la colonne vertébrale avec une forte brosse de crin.

On fera respirer, avec précaution, la vapeur d'une allumette qui commence à prendre feu, celle de l'alcali volatil (ammoniaque), du vinaigre ou de l'eau-de-vie très forte. On irritera l'intérieur des narines avec les barbes d'une plume ou un autre corps léger ; on cherchera à faire avaler, à l'aide d'une sonde en gomme élastique introduite dans l'estomac, quelques cuillerées d'eau vinaigrée (vinaigre une partie, eau trois parties), ou bien l'on administrera un premier lavement d'eau froide mêlée avec un tiers de vinaigre, puis un second, d'eau froide également, contenant en solution deux ou trois onces de sel de cuisine.

On insufflera de l'air dans les poumons, soit avec la bouche, soit avec un tube en gomme élastique. Cette insufflation doit être faite doucement, car cette opération, si utile en elle-même, pratiquée sans intelligence, avec force, peut devenir funeste.

Pour insuffler de l'air dans les poumons, voici comment on doit s'y prendre. La base de la langue étant déprimée avec le doigt indicateur de la main gauche, on place dans le larynx la petite extrémité du tube dont on a fait choix ; on place dans sa bouche l'autre extrémité du tube pour aspirer les mucosités qui peuvent exister dans les bronches. Bien entendu que le tube laryngien dont on se sert offrira dans la partie moyenne de sa longueur un renflement où devront s'arrêter les mucosités aspirées, et que celles-ci ne pourront, dans aucun cas, arriver dans la bouche de l'opérateur.

Cette première indication étant remplie, on adapte à l'extrémité buccale du tube une vessie remplie d'air ; on pousse celui-ci peu à peu et par saccade, de manière à imiter la respiration ; en même temps on pratique des frictions sur le ventre et sur la poitrine avec un morceau de drap ou de flanelle.

Si, malgré tous ces soins, le sujet reste plongé dans l'assoupissement; si ses yeux sont saillans, ses lèvres gonflées, son visage rouge, on pratiquera une saignée du pied, ou mieux, de la jugulaire.

Le sujet est-il revenu à lui-même? on le place dans un lit chaud, dans un lieu vaste et aéré; on ne laisse auprès de lui que les personnes absolument nécessaires. On administre quelques cuillerées de bon vin ou de liqueurs de ménage. Quelques tasses d'eau émétisée sont données si des envies de vomir se manifestent; mais il vaut mieux avoir recours à un lavement purgatif et irritant, préparé avec le sel de cuisine.

Nota. Tous ces secours doivent être administrés avec promptitude et intelligence, et continués pendant plusieurs heures. On a vu des asphyxiés n'être rappelés à la vie qu'après cinq ou six heures de soins continuels.

Si, pour réveiller l'irritabilité et la sensibilité des intestins, on veut faire usage de la fumée de tabac dirigée dans le rectum, il faut user de ce moyen avec prudence, car il n'est pas toujours sans danger.

§ XV. *Asphyxie par le gaz des fosses d'aisance, des puisards, des égouts.*

Secours contre cette asphyxie. On a recours au grand air, aux aspersions avec l'eau vinaigrée, aux frictions sèches, à l'aspiration du chlore, à l'émétique, à l'ipécacuanha, ou à une petite tasse d'huile, pour chasser de l'estomac les matières que le malade aura pu avaler; à une ou deux saignées du bras (proportionnées à la force du sujet), si les moyens ci-dessus sont insuffisans et les battemens du cœur désordonnés; au bain froid, aux antispasmodiques, pour calmer les accidens nerveux; enfin aux frictions sur tout le corps, aux sinapismes aux extrémités, etc., si le malade reste sans connaissance, sans mouvement.

§ XVI. *Asphyxie par submersion,* ou *Noyés.*

Secours aux noyés. C'est ici qu'il faut se hâter d'apporter les secours de l'art et les continuer, quelque peu nombreuses que soient les chances de succès; car on a vu des noyés revenir à la vie après être restés assez long-temps sous l'eau, et sept ou huit heures après en avoir été retirés.

Si rien ne s'y oppose, on commencera le traitement sur le bord du rivage; dans le cas contraire, on placera le corps avec précaution et sans secousse (ces conseils sont loin de l'usage où l'on était autrefois, et que le vulgaire conserve encore, de suspendre le noyé par les pieds, pour lui faire rendre l'eau, que l'on regardait comme la cause de la mort) sur un brancard ou sur une civière, ou bien encore sur les mains jointes de deux ou quatre personnes, et on le transportera, placé sur le côté droit, la tête un peu élevée, dans l'endroit le plus élevé et le plus commode. Là, on enlève les habits du noyé, s'il en est couvert, en les coupant avec des ciseaux, pour ne pas perdre de temps; on le revêt d'une chemise et d'un bonnet de laine; on le couche, autant que possible, et toujours sur le côté droit, la tête un peu haute, sur un lit plutôt un peu élevé que bas, garni d'un matelas, et modérément chaud; on débarrasse le nez, le nez, les yeux et les oreilles du mucus et des autres corps étrangers, en tenant la tête un peu penchée et les mâchoires écartées; on s'assure de l'état de la surface du corps, et si une blessure mortelle n'a pas été reçue, ce qui rendrait inutile toute tentative propre à rappeler le sujet à la vie.

La mort n'étant qu'apparente, on aspire les liquides contenus dans la trachée et les bronches à l'aide d'une petite seringue garnie d'une sonde en gomme élastique que l'on introduit dans l'une des narines, tandis que l'on ferme l'autre et l'ouverture de la bouche. On fait respirer des odeurs fortes; on réchauffe lentement et progressivement

2.

le malade en promenant sur les diverses parties
du corps des vessies pleines d'eau chaude, un fer
à repasser échauffé, ou une bassinoire également
échauffée, ou des sachets remplis de cendres chaudes, en plaçant une brique chaude sur les pieds,
aux aines, au creux des aisselles; en pratiquant
d'abord des frictions sèches, puis des frictions avec
des liqueurs alcooliques, éthérées, camphrées ou
alcalines; on exerce encore de légères pressions
sur la poitrine et sur le bas-ventre, afin de simu-
ler les mouvemens du thorax pendant la respiration naturelle. On titille les fosses nasales et le gosier avec une longue plume sèche ou imbibée
d'alcali volatil étendu d'eau (ammoniaque liquide);
l'on fait quelquefois pénétrer cette dernière dans
le pharynx pour propager l'irritation dans toute
l'étendue de ce conduit et jusque dans l'estomac.

On insuffle de l'air dans les poumons, on donne
un lavement purgatif; et si l'état du noyé ne s'a-
méliore pas, on applique quelques moxas sur le
creux de l'estomac, sur les cuisses et sur les bras.

Le sujet revient-il à lui? la déglutition est-elle
rétablie? On administre toutes les cinq minutes
une cuillerée d'un verre du mélange suivant : eau
de tilleul quatre onces, sirop d'éther un once.

Le noyé reste-t-il sans connaissance? le visage
est-il toujours rouge, violet ou noir? les yeux
sont-ils encore étincelans, en un mot présente-t-
il tous les signes d'une congestion vers le cerveau,
avec des traces d'une ou plusieurs contusions, avec
chaleur et flexibilité des membres, fracture ou
non des os du crâne? On pratique une saignée au
bras ou mieux à la jugulaire : cette saignée ne
sera pas faite si le corps est froid et les membres
raides.

Si la boisson que l'on est parvenu à faire prendre au malade donnait lieu à des envies de vomir;
si la langue est chargée, la bouche pâteuse, l'estomac chargé d'alimens, on facilite le vomissement à l'aide de deux ou trois grains d'émétique

dissous dans un verre d'eau chaude. Si, au contraire, les médicamens procurent des selles, on
donne quelques cuillerées de vin chaud. Enfin,
on n'abandonne le malade que lorsqu'il n'y a plus
d'espoir de le rappeler à la vie; et, je le répète,
sept ou huit heures de soins assidus sont quelquefois nécessaires.

§ XVII. *Asphyxie par strangulation, ou Pendus.*

Secours à donner aux pendus. On se comportera à peu près comme nous venons de le dire pour
les noyés ; seulement il est inutile de réchauffer le
corps, à moins qu'il ne soit pendu depuis long-
temps et tout à fait refroidi ; on coupera le lien
qui aura servi à la pendaison, on desserrera le
nœud, et on pratiquera une saignée du pied ou
mieux de la jugulaire, à cause de l'engorgement
des vaisseaux du cerveau déterminé par la pression du cou.

§ XVIII. *Asphyxie par le froid.*

Secours à donner: Après avoir transporté le
malade enveloppé dans une couverture et la tête
découverte, du lieu où il a été trouvé dans l'endroit où il peut être soigné, on se hâte de le réchauffer, mais lentement et par degrés : pour cela
on le déshabille, on le plonge dans la neige ou
dans de l'eau froide, dont on élève peu à peu la
température par de l'eau d'abord dégourdie, puis
moins froide, et enfin tiède.

Le malade, ainsi placé dans un bain, on le frictionne depuis le ventre jusqu'aux extrémités; on
lui fait des aspersions d'eau sur le visage; on cha-
touille les lèvres et l'intérieur des narines avec un
corps léger; on insuffle de l'air dans les poumons,
et on fait respirer des odeurs fortes.

Une fois que le corps commence à se réchauffer,
on place le malade dans un lit bien sec, mais non
bassiné; on administre un lavement irritant; on
donne des boissons acidulées, aussitôt que la dé-

glutition est possible, et des alimens quand le sujet est complètement rétabli.

Quand la congélation n'est que partielle, c'est à dire quand les membres seuls ont été gelés ou menacent de l'être, on a recours au même traitement qu'on localise; ainsi, on ne plonge dans le bain, on ne frictionne que les parties malades, et on donne des sudorifiques à l'intérieur.

§ XIX. *Asphyxie par la chaleur.*

Secours contre cette asphyxie. Placer le sujet dans un lieu frais, le déshabiller, couper tous les liens qui peuvent gêner la circulation du sang, donner des limonades végétales, un lavement d'eau salée, appliquer quelques sangsues sur les régions temporales, faire une saignée du pied ou mieux de la jugulaire, si la respiration est comme anéantie, etc. (Voy. *Asphyxie par le charbon.*)

§ XX. *Asphyxie des nouveaux nés.*

Secours contre cette asphyxie. Si le nouveau né ne pousse aucun cri, si son visage est pâle, si ses membres sont flasques, si la respiration est nulle, on se hâte de l'éloigner de la mère. On coupe donc le cordon, et on fait la ligature. On se gardera, au contraire, de couper, de tirailler le cordon ombilical s'il n'y a point d'hémorrhagie, si le placenta n'a pas encore commencé à se détacher, et surtout si le cordon offre encore de légères pulsations.

Quel que soit l'état du nouveau né, et si les signes de la putréfaction ne sont pas évidens, on placera le corps sur le côté, la tête un peu élevée et la face découverte; on enveloppera les autres parties du corps dans une petite couverture de laine; on s'assurera de la liberté de la bouche et des narines; on détachera tout ce qui pourrait s'opposer à l'entrée de l'air dans les poumons; on insufflera de l'air dans ces derniers, non avec un soufflet de cuisine ou d'appartement qui contient toujours de la cendre ou de la poussière, mais avec un petit soufflet destiné aux asphyxiés, ou bien encore avec un petit tube en gomme élastique ; on pratiquera des frictions sèches sur le dos et la plante des pieds ; on frottera les autres parties du corps avec des linges imbibés de vin ou de liqueur aromatique ; on exercera de légères pressions sur le cordon ombilical, le ventre et la poitrine ; on donnera un quart de lavement très légèrement irritant, préparé avec le vinaigre ou quelques grains de sel.

Si tous ces moyens sont sans succès, on plongera le sujet jusqu'aux aisselles dans un bain d'eau tiède, auquel on ajoutera du vin à la température de vingt-quatre ou vingt-huit degrés.

§ XXI. *Asphyxie par les fleurs.*

Secours contre cette asphyxie. (Voy. *Asphyxie en général.*)

§ XXII. *Rhumatisme de la Tête.*

Comme le plus souvent les rhumatismes sont longs et obstinés, il faut nécessairement réitérer plusieurs fois les purgations que j'ai expérimentées, et que j'expérimente tous les jours, dit M. du Bé.

Prenez une racine de Brione, fraîche et coupée en rouelles minces ; faites-la bouillir dans de l'huile d'olives jusqu'à ce qu'elle soit toute sèche ; retirez les morceaux de racine avec une écumoire, ou passez le tout au travers d'un linge. Frottez chaudement la partie avec cette huile, après l'avoir frottée devant le feu avec un linge chaud pour ouvrir les pores, et enveloppez-la d'une serviette bien chaude ; réitérez jusqu'à guérison.

Prenez environ trois poignées de raiforts, coupez-les en rouelles épaisses ; mettez-les dans une poêle sans eau, faites-les cuire doucement ; ensuite, ayant étendu de la filasse de la grandeur de la partie douloureuse, mettez dessus les raves ou raiforts que vous saupoudrerez de poudre grossière d'Encens; réitérez ce remède sept ou huit fois. Pilez une bonne quantité de feuilles de raves, dites raiforts à Paris; étant en pâte, appliquez-en sous la plante des pieds du malade, depuis le talon jusqu'au bout des doigts; enveloppez-les bien, et couvrez le malade qui doit s'être couché chaudement auparavant. Cela provoque une sueur copieuse qui produit d'ordinaire la guérison.

Fomentez chaudement la partie avec la décoction de petite Sauge, faite à petit feu pendant un quart d'heure dans du vin rouge.

Appliquez sur la partie douloureuse des limaçons pilés avec leurs coquilles, et par dessus un linge plié en quatre doubles et trempé dans de l'eau-de-vie.

Se couvrir la tête d'une calotte de flanelle, et mettre par dessus celle-ci une autre calotte de taffetas gommé; éviter les courans d'air froid; ne pas travailler la tête découverte; se tenir les pieds chauds, etc. Voyez *Rhumatismes en général.*

§. XXIII. *Membres tremblans.*

Un paysan, disent les Ephémérides de Leipzig, a guéri du tremblement des membres par l'application de l'urine chaude d'un enfant, ou de celle du malade.

Prenez : fleurs de Romarin et de Sauge de chacune demi-once, noix muscades, clous de girofle et racine d'Iris, de chacun trois dragmes; broyez le tout et mettez-le dans une bouteille de verre avec une pinte d'eau-de-vie; laissez en infusion pendant quarante jours, puis frottez-en les membres tremblans.

Forestus dit qu'il a connu un artisan qui se délivra d'un tremblement en faisant usage de bière préparée avec la Sauge, en mangeant de la Sauge crue avec du pain et du beurre, enfin en mettant de la Sauge dans tous ses alimens.

Il est bon de laver souvent le membre dans de l'eau de Sauge, et de le laisser sécher sans l'essuyer.

Avalez le matin à jeun un verre de bon vin rouge dans lequel vous aurez fait bouillir, pendant quelque temps, du Romarin, et ne prenez rien que trois heures après. *Voyez* PARALYSIE.

§ XXIV. *Paralysie* ou *Paraplégie.*

Faites usage de saignées, s'il est nécessaire, de purgatifs, de vésicatoires, de remèdes sudorifiques le matin et le soir.

Faites prendre des bains de vapeurs avec l'eau, l'esprit de vin, etc. Les bains se prennent dans des tonneaux ou dans des chambres bien closes. Sortant du bain, mettez-vous au lit et prenez un léger potage.

Prenez une pinte d'esprit de vin ou de bonne eau-de-vie; faites-y infuser pendant vingt-quatre heures deux poignées de feuilles de petite Sauge coupées grossièrement; faites passer cette liqueur au travers d'un linge, et dans la colature faites fondre une livre de beurre; remuez et battez le tout jusqu'à ce qu'il devienne comme de la crême, puis vous ferez une friction sur la partie malade, avec un linge chaud et imbibé du mélange ci-dessus. Ce remède a été employé avec succès sur des gens perclus depuis long-temps.

Broyez l'Agripaume ou Cardiaque; frottez-en les membres paralytiques; et vous guérirez quelquefois.

Quelques uns ont heureusement rappelé le sentiment à la partie paralysée, dit M. du Bé, en la touchant souvent et doucement avec les feuilles d'orties vertes; en la piquant de la sorte; ils ont réveillé la faculté assoupie: vous pourriez aussi avec succès appliquer sur la même partie le vieux levain mêlé avec de la poudre de graine de moutarde et un peu de vinaigre, que vous laisserez jusqu'à ce que la partie ait de la rougeur : un quart d'heure suffit.

La paralysie n'étant pas toujours d'une seule et même espèce, la médication rationnelle de cette maladie doit varier.

Quand la paralysie est universelle, qu'elle existe chez des jeunes gens forts et vigoureux, on doit la traiter comme l'apoplexie sanguine, c'est à dire qu'il faut saigner, appliquer des vésicatoires, donner des lavemens purgatifs, des potions avec le séné, la manne et les sels neutres, comme le sulfate de potasse, de soude, de magnésie, etc.

Quand la paralysie est également universelle, qu'elle atteint, non plus les jeunes gens forts et vigoureux, mais les vieillards ou les personnes faibles et délicates, alors elle se rapproche de l'apoplexie séreuse, et elle réclame, comme cette dernière maladie, des alimens chauds et atténuans, comme le sont les végétaux aromatiques et épicés, tels que la moutarde, le raifort, le bon vin, le petit-lait aromatisé, l'eau-de-vie étendue d'eau, etc.

On pratique des frictions sèches sur toute la partie affectée avec des brosses dures ou avec la main préalablement chauffée. Les vésicatoires sur les dernières vertèbres lombaires, quand ce sont les jambes qui sont prises, et sur les dernières vertèbres cervicales et les premières dorsales, quand ce sont les bras, sont encore indiqués.

On pourra remplacer les vésicatoires, sinon toujours, du moins quelquefois, par des frictions faites avec le liniment volatil, le baume opodeldoch, ou le baume nerval. L'électricité est également convenable, mais elle ne peut être conseillée qu'aux personnes riches, et d'ailleurs ce moyen de traitement n'est pas plus infaillible que beaucoup d'autres.

L'émétique en lavage, ou pour exciter le vomis-

sement, est bon contre la paralysie des vieillards;
nous en dirons autant des sternutatoires , du tabac, de la poudre de muguet, de la flagellation
avec les orties sur les parties lésées , des bains,
des douches avec les eaux minérales chaudes, etc.

Quand la paralysie est universelle , qu'elle simule une affection spasmodique , qu'elle provient
d'une métastase ou d'une surabondance d'humeurs, qu'elle fait suite, en un mot, à l'asthme, à
l'hémoptysie , à des éruptions cutanées rentrées,
à des évacuations sanguines ou autres supprimées, etc., etc., on a recours aux purgatifs doux,
à quelques évacuations sanguines légères , à des
boissons sudorifiques , antispasmodiques , relâ-
chantes , etc. ; à des potions avec le laudanum,
quelques gouttes de liqueur d'Hoffmann, d'eau de
fleurs d'oranger, etc.

Quand la paralysie a son siège dans les muscles,
qu'elle n'est autre chose , ou du moins qu'elle se
rapproche beaucoup des affections locales ou générales appelées rhumatismes, les eaux thermales
(eaux minérales chaudes) sont ici d'un grand secours , soit à l'intérieur , soit à l'extérieur , mais
surtout à l'extérieur. On les administre dans ce
cas sous forme de bains , de douches , de lotions, etc.

Les bains de marc de raisin remplacent avantageusement les bains d'eaux minérales chaudes.
La facilité de s'en procurer, surtout dans les pays
vignobles , les rend très utiles à la classe indigente.

Quand la paralysie n'est pas universelle, qu'elle
n'occupe qu'une moitié du corps, qu'elle constitue
enfin ce que l'on appelle en pathologie générale
une *hémiplégie*, le traitement repose presque tout
entier sur l'emploi des eaux de Bourbonne ou de
Balaruc : on donne ces eaux en boissons, en bains
et en douches.

La langue est-elle affectée ? On gargarise le
malade avec de l'eau-de-vie dans laquelle on a

3

mis macérer de la moutarde , ou bien on lui fait
fondre de temps en temps dans la bouche un morceau de sucre imbibé d'esprit de lavande. L'infusion de sauge, de valériane, convient également.
Cette infusion se fait dans de l'eau ou dans du vin,
à la dose de demi-gros de substance par verre de
vin, et on renouvelle la même quantité trois ou
quatre fois par jour.

Le malade se trouvera bien de mâcher des substances âcres chaudes , comme la moutarde , la
cannelle, le gingembre, etc.

La paralysie du sphincter de l'anus, de la vessie, se traite comme la paralysie générale. On peut
encore avoir recours aux fomentations avec les
feuilles de mélisse, d'origan, de serpolet, de pouliot, de thym, de romarin, etc.

Pour la paralysie des jambes ou des bras , on
frottera les parties avec des brosses douces., ou
bien avec la main enveloppée de flanelle sèche ou
imbibée de linimens rendus irritans soit avec
l'ammoniaque liquide , soit avec la teinture de
cantharides, ou tout autre liquide alcoolique ou
acide. Des vésicatoires volans promenés le long
des membres paralysés sont, assez souvent, d'un
très bon effet.

Si la paralysie, soit générale, soit partielle, dépend d'un vice scorbutique, d'un vice syphilitique,
dartreux ou autre , on commence par traiter la
cause première.

La guérison ou l'amélioration apportée dans le
traitement de toutes espèces de paralysie, se maintiennent par l'usage plus ou moins prolongé des
eaux thermales, par les bains chauds, les boissons
chaudes, les alimens peu abondans, l'exercice, les
frictions sèches, les purgations répétées au moins
une fois par semaine, etc.

§ XXV. *Engourdissement des membres.*

Il arrive souvent qu'on a certains membres du
corps engourdis, et qu'on y perd tantôt le senti-

ment et non le mouvement, et tantôt le mouvement et le sentiment tout à la fois, sans qu'il y ait pour cela de la douleur.

Pour traiter cette maladie, prenez des limaces rouges en bonne quantité, mettez-les dans une serviette, couvrez-les avec une assez bonne quantité de sel médiocrement pulvérisé, remuez pendant une heure les limaces et le sel; accrochez la serviette quelque part; mettez au dessous un vase convenable, pour recevoir la liqueur qui en découlera; et, avec cette liqueur, frottez chaudement les parties engourdies.

CHAPITRE II.

MALADIES DES YEUX ET DES PAUPIÈRES.

Les maladies des yeux se traitent ordinairement par les saignées, les purgations, les cautères, les vésicatoires, ou autres remèdes qui peuvent ou épuiser l'humeur dans sa source, ou la détourner.

On évitera le feu, la fumée, la poudre, et l'air trop froid ou trop chaud; on se gardera de pleurer long-temps, de lire, de trop veiller, de beaucoup boire de vin et de manger le soir; on portera des coiffures à visière verte.

Pour les remèdes qu'on applique sur les yeux ou à l'entour, ils doivent être généralement appliqués froids ou peu chauds.

On croit l'Eau Ophthalmique meilleure lorsqu'elle est préparée avec l'eau de neige ou de pluie qu'avec celle de fontaine ou de rivière.

Pour appliquer utilement les eaux ophthalmiques, dit Etmuller, on se mettra sur le lit à la renverse et la tête basse; on mettra de ces eaux dans une cuiller, ou on en prendra quelques gouttes avec le bout du doigt, qu'on fera couler dans l'œil par l'endroit le plus près du nez, et,

ayant fermé les paupières,¡on tournera l'œil de côté
et d'autre, pour faire répandre l'eau par tout l'œil.

§. I. *Inflammation des Yeux.*

Prenez Couperose blanche en poudre, deux
dragmes, Vert-de-Gris en poudre, un dragme :
les ayant mêlés ensemble, mettez-les dans une
terrine qui puisse aller sur le feu, et jetez dessus trois pintes d'eau bouillante de fontaine, de
rivière, ou mieux de neige, de citerne ou de
pluie; remuez le tout ensemble avec une spatule
de bois jusqu'à ce que l'eau soit froide. Cette eau
convient contre les inflammations, les taies nais-
santes, les fistules lacrymales, etc.

On emploie ce collyre ordinairement froid. On
l'applique comme nous l'avons dit tout à l'heure,
ou bien à l'aide de compresses imbibées.

Outre la saignée proportionnée aux forces du
malade et à l'intensité de la maladie, on a encore
recours à un régime rafraîchissant et au bain d'eau
tiède, à la purgation quand l'inflammation des
yeux sera diminuée.

Un de mes amis, dit Borel, ayant tenté inutilement une infinité de remèdes pour ses yeux, se
guérit avec de la lessive faite avec des cendres de
bois de sarment, dont il usait en forme de collyre.
Ce que l'on appelle *larmes de la vigne* est bon
pour les yeux.

Prenez huit onces d'eau de fontaine, de pluie ou
de rivière fort claire, versez-les dans un pot à
l'eau, dans lequel vous mettrez aussitôt après deux
pincées d'Iris de Florence en poudre; versez ces
deux ingrédiens dans un autre pot; de ce second
renversez-les dans le premier, continuant ainsi
pendant quelque temps; puis vous placerez sur
une pelle de fer rougie au feu gros comme une
noisette de Vitriol blanc; lorsqu'il commencera à
se fondre, faites-le tomber dans le pot, et continuez de les changer d'un pot dans un autre,

comme auparavant; laissez reposer ensuite ce mélange dans l'un des deux pots, pendant cinq ou six heures. Au bout de ce temps, versez doucement ce qu'il y aura de plus clair dans une bouteille de verre que vous tiendrez bien bouchée. Au besoin, versez-en un peu dans le creux de la main, et, du bout du doigt, étant couché sur le dos, mouillez-en tout le tour de l'œil malade, en sorte qu'une ou deux gouttes entrent dedans; réitérez la même chose de trois en trois heures, jusqu'à parfaite guérison.

Un mal d'yeux opiniâtre a été guéri en se lavant les yeux avec de l'Oxicrat.

Prenez : Vitriol de Chypre, Nitre ou Salpêtre purifié, et Alun de Roche, de chacun quatre onces. Il faut mettre ces trois drogues en poudre, les faire fondre dans un petit pot neuf de terre vernissée, d'abord à un petit feu, et puis l'augmenter jusqu'à ce que tout soit fondu; ensuite jetez dans cette matière, qui est très chaude, un gros de Camphre en poudre; remuez bien tout cela avec une spatule de bois, et lorsque le Camphre sera bien fondu et bien incorporé avec les autres drogues, couvrez le pot de son couvercle, et luttez ce couvercle avec de la pâte de farine. Laissez refroidir tout cela pendant vingt-quatre heures, au bout duquel temps vous casserez le pot, et vous trouverez une pierre qu'il faut séparer proprement des morceaux du pot, et la conserver dans une fiole de verre bien bouchée, pour empêcher l'évaporation de ce qu'il y a de plus volatil.

Pour vous en servir, mettez dans une bouteille huit onces d'eau de rivière ou de fontaine avec vingt-quatre grains de la pierre : fermez la bouteille d'un bon bouchon de liège. Cette eau servira pour les grands maux d'yeux. Le soir en se couchant, et le matin en se levant, on mettra sur une assiette de terre environ une cuillerée de ladite eau, qu'on fera chauffer tant soit peu; il faut avoir soin de bien reboucher la bouteille, et avec une

compresse de linge fin, trempée dans ladite eau,
s'en frotter le front, les tempes, et tout l'extérieur
des yeux; ensuite, ayant la tête penchée en arrière,
en faire entrer dans la capacité de l'œil malade
quatre ou cinq gouttes, remuer les paupières, et le
soir laisser sur l'œil la compresse mouillée ; le
matin et à midi on en fera de même. Pour les petits maux des yeux, comme sont ceux des enfans et
des personnes d'une complexion faible, il suffira
de se servir deux fois par jour d'une dose de dix-
huit grains seulement de la pierre dissoute dans
huit onces d'eau.

Mettez un blanc d'œuf dans un vase, avec une
pierre d'Alun : faites une pommade que vous appliquerez sur l'œil malade.

L'inflammation des yeux pouvant reconnaître
plusieurs causes, nous devons, pour compléter, ou
plutôt pour mettre ce chapitre au niveau de la
médecine moderne, rapidement passer ces causes
en revue, indiquer les modifications diverses qui
doivent être apportées dans le traitement de cette
affection.

L'inflammation des yeux est-elle essentielle,
c'est à dire une ophthalmie franche, sans cause
maladive appréciable autre qu'une irritation arrivée par suite de coups, de chute, d'ordures
entrées dans les yeux, de suppression de quelque
évacuation accoutumée; par la guérison impru-
dente ou trop prompte de dartres, d'ulcères,
l'exposition au froid, au serein du soir, aux vapeurs métalliques, à la poussière, à la grande chaleur; un excès dans le travail du soir, de la nuit,
de la journée; un excès dans les plaisirs de la
table, de l'amour; le fait d'une épidémie, etc., etc.?
on fera ce qui se trouve en tête du chapitre; on
proportionnera la quantité du sang tirée par les
saignées à la force du sujet; les saignées seront
appliquées aux tempes, aux paupières ou derrière
les oreilles; les vésicatoires seront remplacés très
avantageusement par un séton à la partie postérieure et moyenne du cou.

Les cataplasmes, laudanisés ou non, avec la mie de pain, la farine de lin, l'eau ou le lait, sont également convenables dans les ophthalmies simples.

Quand la douleur ophthalmique est passée, c'est alors qu'on peut avoir recours aux collyres résolutifs avec le sulfate de zinc, l'extrait de saturne, la fleur de sureau, les pommades ophthalmiques dites de Grand-Jean, du Régent, de Desault, etc., pommades dans lesquelles il entre tantôt de la tuthie préparée, du sucre candi, du précipité rouge, etc; tantôt du cérat blanc, de la graisse de porc, du beurre frais, etc.

Cinq à six gouttes d'eau-de-vie dans un demi-verre d'eau font un bon collyre pour les ophthalmies anciennes; de l'eau de rose, de plantain, employées seules ou mélangées, conviennent également.

L'eau de guimauve, de mélilot, de pavot, est utile dans les ophthalmies aiguës ou douloureuses.

L'ophthalmie est-elle symptomatique? dépend-elle du vice vénérien, dartreux ou scrophuleux? on s'occupe tout à la fois du traitement général, du vice morbifique et de celui de l'ophthalmie qui alors prend les noms d'ophthalmie vénérienne, d'ophthalmie dartreuse, scrophuleuse, etc.

§ II. *Congestion sanguine vers les yeux.*

Prenez des sommités de branches d'Absinthe, pilez-les avec du blanc d'œuf et de l'Eau de rose, et appliquez ce mélange, le soir en vous couchant, au dessus de l'œil où le sang est répandu.

Une saignée du bras, des sangsues derrière les oreilles ou aux tempes, des bains de pieds avec de la moutarde, du sel de cuisine ou des cendres, suffisent le plus souvent, et ce traitement est beaucoup plus rationnel.

§ III. *Meurtrissures des yeux par chute ou par*
             coup.

Bassinez aussitôt la partie d'un mouchoir trempé
dans de l'eau froide.

L'Aigremoine, froissée entre les mains et mise
sur l'œil blessé, avec une compresse, guérit quelquefois en peu de temps. D'autres mêlent un blanc
d'œuf avec l'herbe pilée.

Aussitôt le coup reçu, appliquez dessus l'œil un
corps froid pour répercuter et empêcher le sang
de s'extravaser.

Pilez des sommités de branches d'Hysope, ren-
fermez-les dans un nouet de linge, faites-le bouillir
dans de l'eau, et appliquez-le sur l'œil.

Pour contusion, enflure, rougeur, douleur, démangeaison des yeux, appliquez dessus un morceau de chair de bœuf, de veau ou de mouton
nouvellement tués. Ce remède est très bon, selon
Etmuller.

Les cataplasmes de mie de pain et de lait conviennent quand la douleur est vive. Il est quelquefois nécessaire aussi de recourir aux sangsues, soit
aux tempes, soit derrière les oreilles, ainsi qu'aux
bains de pieds avec du sel ou des cendres.

§ IV. *OEil blessé par l'Eau Forte* (Acide Nitrique).

Une goutte d'Eau Forte ayant rejailli sur la pau-
pière d'un chimiste, lorsqu'il travaillait, causa une
douleur, une inflammation et une tumeur à l'œil,
qui guérirent parfaitement en y appliquant des
linges trempés dans une dissolution de Sel de Saturne, faite dans de l'eau commune. *Voyez*
OPHTHALMIE.

§ V. *Traitement des yeux le matin, au réveil.*

Il ne faut pas s'exposer trop subitement à une
grande clarté au moment de son réveil. Il ne faut
pas non plus se frotter trop rudement les yeux avec

les doigts : il vaut mieux les laver avec une éponge
légèrement mouillée.

§ VI. *Soins des yeux pendant la journée, du-*
rant le travail.

Il faut choisir l'appartement le mieux éclairé ,
ne pas se placer en face de la croisée, mais de côté,
de manière que la lumière du soleil arrive de
gauche à droite. Les mêmes soins seront observés quand on voudra s'éclairer de la lumière artificielle d'une chandelle, d'une bougie, d'une lam-
pe, etc.

Les artisans qui travaillent à un feu de charbon
ardent, comme les forgerons, les taillandiers, les
fondeurs, etc., doivent se laver souvent les yeux
avec de l'eau fraîche pendant la durée de leur
travail. Nous ferons la même recommandation aux
personnes exposées aux ardeurs du soleil , comme les jardiniers, les rouliers, les fermiers, les
moissonneurs, etc.

Les cardeurs, les matelassiers, les boulangers ,
les menuisiers , les tailleurs de pierre, les sculp-
teurs, etc., se conduiront comme nous venons de
le dire il n'y a qu'un moment.

Les personnes qui ont une vue faible ne peuvent se dispenser, pendant leur travail de jour et
de nuit, sous peine des accidens les plus graves ,
de se reposer souvent, et surtout de porter des
visières de couleur verte ou bleue, mais surtout
de couleur verte.

Les appartemens trop chargés de dorures, trop
brillans, ornés de beaucoup de glaces, de ta-
bleaux , sont plus dangereux à la vue que les appartemens de couleur foncée ou rembrunie.

Il faut éviter une lumière trop vive , des vêtemens trop serrés, surtout autour du cou ; ne pas
rester trop long-temps au milieu des vapeurs irritantes, des vents secs et violens, des lieux trop
obscurs; enfin les travaux trop prolongés dans la
nuit sont nuisibles à la vue.

§ VII. *Soins de la vue selon les différens âges.*

Les enfans et les vieillards ne doivent pas se
livrer trop long-temps à l'exercice de la vue pendant le cours de la même journée. Les uns et les
autres ont besoin, au contraire, de beaucoup de
repos, de beaucoup de ménagemens dans des
travaux où la vue est principalement mise en action. Ainsi les momens de repos seront plus fréquens chez eux que chez les adultes, et les variations dans les travaux seront également une bonne
chose.

§ VIII. *Usage des lunettes.*

Pour être bonnes, c'est à dire appropriées à la
vue de la personne qui fait usage de ces sortes
d'instrumens d'optique, les lunettes ne doivent
jamais, surtout dans le début de leur emploi,
trop grossir les objets; ceux-ci doivent également
tre perçus très clairs, très nets, en un mot tels
qu'ils sont.

On doit pouvoir lire avec des lunettes aussi
facilement qu'on le faisait sans lunettes.

Les verres de lunettes doivent être sans glo-
bules, sans rayures, sans étoiles, d'une épaisseur
égale dans toutes leurs parties, d'une transparence
parfaite et uniforme, d'un grossissement (quand
le grossissement est nécessaire) exactement pareil, d'une courbure également semblable, etc.
Toutes ces qualités dans les verres de lunettes sont
de la plus haute importance.

§ IX. *Traitement des yeux pendant et après la
petite-vérole.*

Dès que la petite-vérole commence à sortir, qu'il
y ait ou non de l'enflure aux paupières, on lavera les
yeux plusieurs fois par jour avec un collyre composé de quatre onces d'eau de rose, un dragme de
mucilage de gomme arabique, et trente gouttes de
laudanum de Sydenham.

Survient-il de l'enflure aux paupières, et de leurs bords suinte-t-il une sérosité gluante qui les ferme en se desséchant? on bassine souvent les paupières avec le collyre ci-dessus ; on fait en sorte de tenir les paupières entr'ouvertes. Toutefois il ne faut pas séparer forcément les paupières ; il suffit de les ouvrir un peu, et injecter derrière elles un peu de collyre composé comme nous l'a vons dit il n'y a qu'un instant.

Si le milieu de l'œil (la cornée) est trouble, si le pourtour (la sclérotique) est rouge, on appellera de suite un chirurgien, car la maladie de l'œil peut devenir sérieuse.

Quand l'humeur des paupières est très épaisse, très tenace, il faut faire souvent des injections entre les paupières, en plaçant le bout de la petite seringue dans le petit angle de l'œil, c'est à dire de dehors en dedans de la figure. On essuie ensuite l'humeur avec un linge de toile fine et très propre.

§ X. Ordures ou autres corps étrangers dans les yeux.

Un jeune homme s'étant approché de trop près de gens qui faisaient le mortier avec la chaux et le sable, il rejaillit de ce mortier dans ses yeux ; on lui rendit la vue à l'aide de cataplasmes de feuilles, récemment cueillies, de Trèfle des prés. Arnault de Villeneuve dit que le jus de Trèfle des prés est bon aux taches de l'œil. De plus Lobel a remarqué qu'on fait entrer le Trèfle taché dans les décoctions et les collyres qu'on prépare pour les yeux, et que cette plante est aussi bonne que l'Euphraise.

Lorsqu'il entre dans les yeux de la chaux, du plâtre, du mortier dans lequel il y a de la chaux, il ne faut point laver les yeux avec de l'eau ou autre liqueur, il faut préférer quelques gouttes d'huile d'olive.

Quand la poussière ou autre chose entre
dans les yeux, on doit se hâter de les retirer avec
un instrument convenable, et traiter l'inflammation
qui peut survenir.

La semence d'Orvalle, tant cultivée que sauvage, mise dans les yeux, et roulée autour, en
tire les ordures qui s'y attachent.

S'il tombe dans l'œil un fétu ou une paille, on
prendra un morceau d'Ambre jaune, ou de cire
d'Espagne, bien frotté contre du drap, et on attirera ainsi le corps étranger.

Les pailles de fer ou d'acier tombées dans les
yeux en sortent aussitôt qu'on approche un bon
aimant de l'œil ouvert.

§ XI. *Ophthalmie invétérée.*

Rivière dit que plusieurs personnes ont été guéries de l'Ophthalmie, même invétérée, par l'usage
du vin pur en lotions.

Borel rapporte qu'une ophthalmie, rebelle aux
autres remèdes, fut guérie par l'application d'un
blanc d'œuf battu avec un morceau d'Alun, et
appliqué sur la partie malade.

Cueillez au printemps des feuilles de Coignassier, faites-les sécher à l'ombre, et conservez-les
soigneusement. Au besoin, faites-en cuire une
poignée dans de l'eau très claire, et bassinez de
temps en temps les yeux avec cette décoction.

Rivière dit que les ophthalmies purulentes guérissent assez bien à l'aide de plumasseaux de coton placés tous les soirs entre le bord libre des
paupières.

L'ophthalmie invétérée réclame souvent les saignées générales et locales, les bains de pieds, les
lavemens, la diète, le repos, etc. *Voyez* OPHTHAL-
MIE ESSENTIELLE.

§ XII. *Yeux chassieux.*

Appliquez dessus, dit Arnault de Villeneuve, le jus tiré des tendres sommités de la Ronce, et mêlé avec l'Eau-Rose et le blanc d'œuf.

Le même auteur ordonne d'appliquer sur le front la Poirée pilée avec un peu d'Alun, ou le suc de Pariétaire mêlé avec un blanc d'œuf.

L'injection du jus de Pourpier, de Plantain ou de grande Joubarbe est encore bonne.

Le temps guérit souvent la chassie des yeux. Quand cette maladie est invétérée, c'est qu'elle tient souvent à l'âge du sujet, et surtout à quelques affections dartreuses, scrophuleuses ou vénériennes. Il faut dans ce cas s'occuper d'abord d'un traitement général et approprié aux complications.

§ XIII. *Larmes involontaires* ou *Larmoiement.*

Une goutte d'urine du malade dessèche puissamment les larmes, et guérit la démangeaison des yeux.

Appliquez un emplâtre de Poix de Bourgogne de la grandeur de la main entre les deux épaules, laissez-le tant qu'il y pourra tenir. On peut réitérer l'application trois ou quatre fois.

Lavez les yeux avec de l'eau fraîche, dans laquelle on aura ajouté une cuillerée d'Eau-de-Vie par verre d'eau; ou bien encore avec un collyre contenant, par verre d'eau de Sarment, de Rose ou de Plantain, deux ou trois grains de Couperose blanche.

Les révulsifs, tels que vésicatoire au cou, bains de pieds, lavemens purgatifs, sont encore très convenables.

§ XIV. *Fluxions sur les yeux* ou *Yeux gorgés de sang, Rougeur des yeux.*

Prenez Roses rouges, Tabac en feuilles, graines d'Anis et de Fenouil, de chaque parties égales.

4

Pilez ensemble les Roses et le Tabac, ajoutez les graines, emplissez-en une pipe que vous allumerez, tirez la fumée par la bouche, et soufflez-la aux yeux du malade. Ce remède a réussi plusieurs fois.

Prenez douze onces d'eau de Chaux vive filtrée, dissolvez-y un dragme de sel ammoniac en poudre, versez la dissolution dans une bassine de cuivre; quand la liqueur est devenue bleue, filtrez-la et conservez-la. Ce collyre est un des meilleurs remèdes qu'on puisse préparer pour toutes les maladies des yeux; il les nettoie de leur sanie; il dessèche les petits ulcères qui y viennent. Remarquez que si, au lieu d'eau de fontaine, on se sert, pour éteindre la chaux, de quelque eau ophthalmique appropriée, ce remède sera beaucoup plus efficace, surtout pour les ulcères des yeux. On applique cette eau seule, ou si elle est un peu trop âcre, on la peut tempérer avec quelque autre eau appropriée, comme celle de Plantain ou de Roses.

Les saignées générales ou locales, les fomentations émollientes ou résolutives, suivant qu'il y a ou qu'il n'y a pas de douleur, des lavemens purgatifs, des bains de pieds, des boissons laxatives, telles que l'eau de Veau, l'eau de Pruneau, le Petit-Lait, sont employés avec succès dans cette sorte d'affection des yeux.

§ XV. *Enflures des Yeux avec douleur.*

Faites bouillir des feuilles de Laurier dans du vin, pilez-les, et appliquez-les sur les yeux.

Prenez un blanc d'œuf, et gros comme une amande d'Alun de roche; faites-en une pommade à laquelle vous mêlerez demi-dragme d'Aloès Succotrin en poudre. Injectez une ou deux gouttes de ce mélange dans l'œil.

§ XVI. *Taches* ou *Taies des Yeux.*

Faites durcir un œuf, coupez-le en deux, ôtez le jaune, et remplissez le vide de Couperose blanche en poudre ; suspendez le tout au dessus d'un vaisseau qui recevra la liqueur qui en découlera : quelques gouttes de cette liqueur seront mises dans l'œil.

Mettez dans une tasse ou bouteille de verre une once et demie d'eau de grande Eclaire, autant de celle d'Euphraise, avec un scrupule de Vitriol blanc en poudre, ou plus ou moins, selon que le malade le pourra supporter : filtrez, et conservez pour l'usage.

Le suc de Mouron à fleur bleue est fort recommandé sous forme de collyre ou appliqué avec un linge, surtout si on mêle un dragme de Miel Rosat par once.

Il faut bien frotter du Sucre en poudre sur de l'étain, jusqu'à ce qu'il soit bien coloré, et en mettre dans l'œil comme on y mettrait de la Tutie. Une dame a guéri parfaitement en peu de temps avec cette poudre.

Prenez une once d'Eau-Rose, demi-once d'eau de Fenouil, un dragme de Sel de Saturne, mêlez le tout ensemble dans une petite bouteille, agitez un peu pour faire fondre le sel. Pour s'en servir, il faut tremper un linge dans cette eau, et s'en mouiller les coins et les paupières des yeux ; s'il y a une grande chaleur dans les yeux, on laisse dessus pendant la nuit deux morceaux de linge trempés dans cette eau ; le lendemain matin il faut laver les yeux avec de l'eau de rivière ou de fontaine, ou enfin avec du lait tiède.

Quand les taches ou taies sont légères, superficielles, on les fait assez souvent disparaître à l'aide du Calomel préparé à la vapeur, du Sucre Candi réduit en poudre fine, du sulfate de Zinc (Vitriol blanc) également rendu très fin, etc., que l'on insuffle entre le bord libre des paupières.

Les bains, les lavemens, les bains de pieds, les boissons laxatives, acidules, etc., conviennent généralement, quand les taies sont peu prononcées et qu'elles ne datent pas de longtemps.

§ XVII. *Ulcères des Yeux.*

Je ne vois point de remède plus puissant, dit
M. du Bé, pour guérir les ulcères des yeux, que
le fiel des animaux, mêlé avec de l'eau d'Euphraise, de Rue, ou de fleur de Souci; un petit plumasseau, trempé dans du jus de Plantain, convient
aussi.

Faites bouillir de l'urine d'homme avec un peu
de Miel; passez-en au travers d'un linge, et faites-
en instiller tous les jours deux fois quelques gouttes
dans les yeux.

§ XVIII. *Fistule du coin de l'OEil.*

Frottez-la avec de l'huile de noix non falsifiée
vieille.

Pilez des feuilles de Mauve avec un peu de Sel,
mêlez-les ensuite avec un peu de Miel, et appliquez le tout sur la tumeur fistuleuse. Quand il y a
cicatrice, ces topiques ne conviennent plus.

Le meilleur remède est l'opération faite par un
chirurgien habile.

§XIX. *Vue faible et trouble.*

Mettez deux dragmes de Safran des métaux dans
une grande fiole de verre, versez dessus six onces
d'eau de Fenouil ou d'Euphraise. Mettez la fiole
au soleil ou sur le sable un peu chaud, pour y
laisser la matière en digestion pendant trois jours,
l'agitant de temps en temps; filtrez ensuite la liqueur, ou bien laissez-la toujours sur la poudre qui,
par sa pesanteur, se tiendra précipitée au fond de la
fiole. Cette eau est bonne pour nettoyer les yeux
de leur sanie.

M. du Bé prépare l'Eau Ophthalmique Antimo-
niale de cette manière. Prenez deux dragmes de
verre d'Antimoine pulvérisé, ou pareille quantité
de *Crocus metallorum* que vous mettrez dans un
matras, avec demi-dragme de racine d'Iris de
Florence, et trois clous de Girofle réduits en pou-

dre ; versez dessus des eaux de Rue, d'Euphraise et de Fenouil, de chacune trois onces ; mettez-le tout infuser au bain-marie, ou au soleil en été, et agitez le vaisseau pendant les quinze jours que l'infusion se fera ; gardez soigneusement cette eau qui convient pour guérir les taches, ulcères, cuissons et démangeaisons des yeux.

Le suc de Mouron à fleur rouge, cuit avec du Miel, convient également.

Prenez une once de suc de Lierre de Terre, et autant de celui de Fenouil, exposez-les au soleil pendant trois jours, dans un vaisseau d'airain, et au bout de ce temps mettez-en dans les yeux.

Mettez des foies ou les intestins de goujons de rivière dans une bouteille de verre exposée à la douce chaleur du soleil, ils se convertiront en une liqueur jaune, huileuse, qui est un remède excellent pour la faiblesse de la vue.

§ XX. *Goutte Sereine ou Amaurose.*

Une femme âgée de trente ans recouvra la vue, après s'être servie des remèdes généraux, de l'Eau Ophthalmique préparée avec six onces de vin blanc dans lequel on avait fait infuser, à une chaleur modérée, un dragme de *Crocus metallorum* réduit en poudre fine.

On purgera le malade avec des bols mercuriels de Béloste ; on le saignera, s'il est fort et vigoureux ; on appliquera des ventouses sèches ou scarifiées (selon les cas) sur la partie postérieure et inférieure de la tête ; on aura recours encore aux vésicatoires, aux cautères, aux pilules de mercure, dont une friction sur le front avec l'onguent napolitain ; on donnera des boissons sudorifiques ; on engagera le malade à se tenir chaudement ; enfin on fera subir un traitement approprié si le malade a des dartres, des humeurs froides, s'il est atteint du vice syphilitique, etc.

§ XXI. *Cataracte.*

Il faut confier le malade à un chirurgien habile pour faire l'opération ; et au chirurgien seul appartient le droit et le pouvoir de décider ou non de l'opportunité de l'opération.

§ XXII. *Myopie* ou *Vue courte.*

Aux personnes à vue courte on conseille l'usage des verres concaves.

§ XXIII. *Presbytie* ou *Vue longue.*

Les verres convexes conviennent aux personnes qui ont la vue longue.

§ XXIV. *Strabisme* ou *Action de loucher.*

A ce défaut, qui peut dépendre du spasme, d'une paralysie, de l'épilepsie ou d'une mauvaise habitude, on oppose un masque que l'enfant doit toujours porter, qui n'a que deux ouvertures correspondantes aux yeux, et qui force l'enfant à diriger sa vue directement en face de ces ouvertures.

§ XXV. *Perte de la Vue.*

Prenez une pinte d'eau commune, une chopine de vinaigre et ce qu'il faudra de farine de fèves pour faire du tout une bouillie que vous appliquerez chaude sur le front du malade, et que vous continuerez tous les soirs.

Prenez des feuilles de Lierre de Terre, de Trèfle à fleurs rouges, de grande Eclaire, broyez-les à part ; réunissez-les, exprimez ; mettez le suc dans une bouteille de verre ou dans une bouteille de grès ; bouchez bien, de peur que le jus ne s'évente : puis matin et soir appliquez-en dans les yeux malades, avec une plume.

§ XXVI. *Orgeolet, ou petite tumeur de la Paupière.*

Un grain d'orge mâché à jeun, et appliqué sur

l'orgeolet, sert à le mûrir, à l'ouvrir et à le résoudre.

§. XXVII. *Enflures ou boursouflures des Paupières.*

Prenez Miel pur et Aloès, de chaque une once, Myrrhe demi-once, Safran un dragme, Noix de Cyprès et de Galles, de chacune deux dragmes; faites bouillir le tout dans une pinte d'eau jusqu'à réduction de moitié. Dans cette décoction, trempez une petite éponge neuve et enveloppée dans un petit linge délié, appliquez le tout sur les paupières, lorsque le malade voudra se coucher, et laissez jusqu'au lendemain matin; continuez ainsi quelques jours.

§ XXVIII. *Démangeaison des Paupières.*

Lavez les paupières avec un mélange de deux cuillerées de vin blanc et d'une d'Eau-Rose.

Prenez un demi-setier de vin blanc et un dragme de sel, mettez-les dans un bassin bien net et couvert, laissez-les cinq ou six jours en remuant une fois chaque jour; frottez ensuite les paupières avec cette liqueur.

Pour démangeaison des paupières, prenez vin blanc et Eau-Rose, de chaque une once et demie, Aloès hépatique en poudre un dragme; mêlez le tout ensemble; trempez de petits linges fins dans cette liqueur tiède, et appliquez-les sur les yeux.

CHAPITRE III.

MALADIES DES OREILLES.

§ I. *Bruits et tintemens d'Oreilles.*

Le suc de Rue cuit dans une écorce de Grenade est bon ainsi que la fumée de la décoction aqueuse de Lierre de Terre : ces topiques sont reçus dans l'oreille à l'aide d'un entonnoir.

Il faut se remplir la bouche de fumée de tabac, puis bien fermer les lèvres, et faire le plus d'efforts qu'il est possible pour chasser cette fumée dans la cavité de l'oreille. Ce remède est très bon.

Tous les remèdes recommandés dans la surdité conviennent aussi.

§ II. *Surdité.*

Mettez de la semence d'Anis vert sur des charbons ardens, recevez la fumée dans l'oreille avec un entonnoir de papier ou de fer-blanc, et réitérez le même remède de temps en temps.

Remarquez que dans l'usage des remèdes topiques pour la surdité, il faut qu'ils soient tièdes et non froids; qu'il n'en faut point appliquer de nouveaux que l'oreille ne soit nettoyée des précédens, et qu'ayant instillé la liqueur, il faut boucher l'oreille avec du coton musqué, si on en peut avoir. Rivière dit avoir guéri plusieurs personnes avec le musc.

Un homme sourd a été guéri par la fumée de Tabac qu'on fit entrer dans son oreille, et avec du fiel d'anguille délayé dans de l'alcool.

Les Éphémérides de Leipzig rapportent qu'un chirurgien a guéri plusieurs sourds par la méthode suivante. Il faisait entrer assez avant dans l'oreille du malade une pipe à tabac par le bout le plus délié, et mettant sa bouche à l'autre bout où on place ordinairement le tabac pour fumer, il attirait sourdement en suçant.

Prenez une chopine d'eau tiède que vous injecterez peu à peu dans la cavité de l'oreille avec une petite seringue que vous introduirez le plus avant que vous pourrez; cette eau en sortant de l'oreille tirera beaucoup d'ordures qui bouchent le conduit.

§ III *Surdité catarrhale.*

Broyez deux ou trois feuilles de Chardon bénit dans votre main, mettez-les dans l'oreille malade en forme de tente, le plus avant que vous pourrez ; couchez-vous sur l'autre côté, renouvelez ce remède jusqu'à guérison.

Sans nier en aucune manière la bonté et l'efficacité des moyens que nous venons d'indiquer contre la surdité, nous ne pouvons nous dispenser de faire remarquer que les maladies de l'oreille, comme celles des yeux, exigent la plus grande prudence, l'habileté la plus consommée ; un chirurgien seul doit et peut se charger de leur traitement.

En attendant les succès et les conseils du médecin ou du chirurgien, nous disons que les personnes affectées de surdité doivent se tenir la tête chaude, quelle que soit la cause de l'affection.

Le musc, l'ambre gris, ont réussi, avons-nous dit, contre la surdité : mais ces médicamens sont bien chers pour les malheureux, et on peut les remplacer par des douches d'eau chaude, ou des infusions aqueuses faites avec des herbes aromatiques.

§ IV. *Parotides.*

Appliquez : la farine de Fèves avec miel ;

La fiente de chèvre de montagne cuite avec le vin et le vinaigre ;

Le Plantain pilé avec de la vieille graisse ;

La Verveine pilée.

Deux ou trois jaunes d'œufs durcis et mêlés avec parties égales de sain-doux ; réitérez cette application autant qu'il en sera besoin.

Le meilleur est de faire mûrir les parotides, dit Etmuller, avec un emplâtre de Diachylon gommé.

Dans les parotides, symptômes avantageux par lesquels quelques maladies graves se terminent, on se contente le plus ordinairement de garantir

du froid les parties affectées, de faire observer
aux malades le repos, la diète, et on les met à l'usage
des boissons adoucissantes. Si l'inflammation est
très vive, on la combat par des cataplasmes
émolliens, des saignées, des sangsues. Si les parotides rentrent ou disparaissent trop promptement, on a recours aux vésicatoires sur les parties
qui étaient le siège de la maladie; puis enfin aux
linimens résolutifs, aux emplâtres de Savon , de
Vigo , si les glandes parotides restent engorgées.

§ V. *Oreilles purulentes.*

Injectez l'urine chaude d'un enfant ;
Le jus de feuilles de Saule ;
Le jus ou la décoction de Chanvre.

§ VI. *Oreilles ulcérées.*

Injectez le fiel de porc, l'huile, où auront bouilli
les blancs de Poireaux et des vers de terre; l'huile
d'œufs seule suffit encore.
Galien dit avoir guéri de ces ulcères invétérés
avec du Mâche-fer mis en poudre très fine et
cuit avec du vinaigre bien fort, jusqu'à ce qu'il soit
devenu épais comme du Miel.

§ VII. *Oreilles puantes.*

Injectez dans l'oreille du vin pur ou du vin mêlé
avec quelques gouttes de suc de Lierre, de petite
Centaurée, de Sauge, de Menthe, de feuilles de
Pêcher, d'Absinthe, ou autres plantes semblables.

§ VIII. *Oreilles humides.*

Frottez-les avec de la poudre d'Alun brûlé, ou
avec de la poudre de Vitriol.

§ IX. *Oreilles meurtries.*

Le Soufre avec le vin et le miel guérissent les
contusions des oreilles.

§ X. *Oreilles douloureuses.*

Instillez dedans du suc de Concombre sauvage.

Mêlez du fiel de brebis avec un peu de miel commun et de l'eau, et instillez-en dans l'oreille.

Le jus de Chou rouge instillé dans l'oreille apaise souvent les douleurs.

Un peu de coton trempé dans l'esprit de Soufre, et mis dans l'oreille, réussit également.

Il est presque inutile de recommander la plus grande propreté dans les maladies que nous venons de citer; on remplira cette indication à l'aide d'injections très souvent répétées dans l'organe de l'ouïe; ces injections seront faites avec de l'eau tiède pure ou chargée des principes émolliens de la guimauve, de la graine de lin, des principes calmans du pavot, etc.

§ XI. *Grillon, Puce, Punaise, Fourmi, Moucheron, etc., entrés dans l'Oreille.*

Un Grillon étant entré dans l'oreille d'un paysan, fut tué par de l'huile d'olive.

Pour tirer une puce, Rivière ordonne de faire une petite pelote de poil de chien que l'on introduit dans l'oreille avec un stylet; la Puce se jette sur les poils, et on tire le tout ensemble.

Pour les Punaises, Fourmis, Moucherons et Perce-Oreilles, on les tuera en instillant de l'huile ou du vinaigre dans l'oreille.

§ XII. *Eau ou autres corps étrangers entrés dans l'Oreille.*

S'il est tombé de l'eau dans l'oreille, il faut avoir un petit tuyau de quelque matière que ce soit, et mettre un des bouts dans l'oreille, et par l'autre bout on sucera et on tirera l'eau; ou on mettra une petite seringue vide dans l'oreille, puis on tirera le piston à soi, et la seringue par ce moyen attirera l'eau.

Un petit morceau d'éponge bien attaché à un fil et laissé quelque temps absorbe l'eau.

S'il était tombé dans l'oreille un pois, une fève, ou autre légume qui s'enflât toujours, ou une petite pierre, on essaiera de retirer le corps étranger avec un cure-oreille, ou avec un petit bâton autour duquel on aura roulé un peu de laine imbibée de Térébenthine.

CHAPITRE IV.

MALADIES DU NEZ.

§ I. *Hémorrhagie nasale.*

Jetez une demi-once de poudre de Vitriol vert (Sulfate de fer) dans un demi-setier de bon vinaigre; faites bouillir le tout, et l'ayant retiré de dessus le feu, faites arriver la fumée dans les narines du malade, jusqu'à ce que l'hémorrhagie soit arrêtée.

Attirez par le nez, en manière de Tabac, après vous être bien mouché pour ôter le sang grumelé, quelques unes des poudres suivantes : poudres de feuilles de Sureau, de mousse de Chêne ou de Charme, de Pois chiches, de Coquilles d'œufs, de Cannelle, de charbon de Chêne, d'Alun, de Noix de Galle, d'Encens, etc.

Appliquez tout le long de l'épine du dos des linges trempés dans de l'oxicrat; renouvelez-les souvent.

Appliquez sur les testicules, chez les hommes, et sur les mamelles chez les femmes, un linge plié en trois ou quatre doubles, et trempé de fort vinaigre. D'autres trempent le linge seulement dans de l'eau bien froide, et l'appliquent comme ci-dessus.

Remarquez que l'eau commune peut tout aussi

bien arrêter une autre hémorrhagie que celle du nez.

Un homme ayant saigné pendant trois jours et trois nuits, sans que je pusse arrêter le sang, dit Arnault de Villeneuve, une vieille femme proposa d'appliquer au front et autour du cou des linges trempés dans du fort vinaigre, et elle réussit à arrêter le sang. *Voyez* HÉMORRHAGIE EN GÉNÉRAL.

§ II. *Rhume coulant par le Nez, dit* Coryza. *Voyez* RHUME DE CERVEAU ET RHUMES EN GÉNÉRAL.

§ III. *Eternument excessif.*

Il se guérit quelquefois en grattant la plante des pieds et la paume des mains, par les frictions des yeux, des oreilles, du front, du cou ; en plongeant les mains dans l'eau chaude.

La feuille ou le jus de Basilic mis dans le nez arrête l'éternument.

§ IV. *Ulcère, ou Chancre au nez. (Ozène.)*

Faites amortir des Orties ou du Romarin dans du beurre frais que vous aurez fait fondre ; appliquez de ce mélange chaud sur le mal.

Faites bouillir du jus de Tabac avec partie égale d'huile d'olive, jusqu'à la consomption du jus ; oignez-en le mal soir et matin ; si ce dernier persiste, frottez-le avec un mélange de deux onces d'huile rosat et de dix grains d'orpiment.

L'ozène est-il simple, n'est-il entretenu par aucun vice dartreux, scrophuleux ou vénérien ? le traitement le plus simple, comme la propreté, les lotions avec l'eau de graine de lin, de guimauve, de sureau, de mélilot, les topiques d'huile de lis, d'amandes douces, les fumigations d'eau chaude, etc., suffisent pour le guérir. Quelquefois cependant il faut recourir à des moyens un peu plus actifs, surtout après la chute des croûtes formées dans le nez. On a recours alors à des injections avec l'eau d'orge miellée, l'eau de sureau mélangée avec un peu d'extrait de saturne, avec la liqueur de Van-Swiéten, l'infusion de roses de Provins, la décoction d'écorce de chêne, etc.

L'ozène est-il dartreux, scrophuleux, vénérien, on doit faire subir au malade, avec les moyens ci-dessus, un traitement approprié et général.

§ V. *Enchifrenement.*

Lorsqu'il est récent et léger, l'enchifrenement ne demande que la chaleur douce des appartemens; lorsqu'il est plus considérable, on emploie la vapeur d'eau chaude, les fumigations de sureau, les bains de pieds.

Si l'enchifrenement est habituel, il faut se tenir chaudement, se couvrir habituellement de flanelles, faire usage de boissons chaudes faites avec la fleur de mauve, celle de violette ou de bourrache; appliquer un vésicatoire à l'un des bras ou au cou.

Les sternutatoires, tels que la poudre de tabac, de muguet, d'ambre, ne sont pas toujours convenables; ils font au contraire le plus souvent du mal que du bien.

§ VI. *Polype.*

Le suc de Cresson de fontaine ou de rivière est bon contre le Polype, mal qui peut causer la suffocation ou dégénérer en ulcère chancreux, ou en gangrène, lorsqu'on le traite mal.

Les sucs d'*Arum* ou *Azarum* peuvent être substitués au suc de Cresson, parce qu'ils ne renferment pas moins de sel volatil âcre. On peut remplacer ces sucs par celui de Morelle qui est excellent.

On croit généralement que les dernières portions de suc de Morelle sont préférables aux premières. On applique ce suc soit par aspiration, soit par tamponnement.

Toutefois, disons que de tous ces remèdes et beaucoup d'autres, tels que sétons, vésicatoires, etc., dont nous ne parlons pas, le meilleur est l'extraction du Polype par la main d'un chirurgien.

§ VI. *Puanteur du nez.*

Mêlez ensemble parties égales du jus de Rue et de Menthe; attirez souvent ce jus par le nez.

Usez de Marrube blanc en poudre, en forme de Tabac.

Attirez par le nez du suc de Lierre bien épuré.

Faites infuser dans du gros vin rouge des noix muscades concassées, attirez de ce vin par le nez.

CHAPITRE V.

Maladies des Joues, Fluxions.

Faites fondre deux onces de beurre frais dans une écuelle, sur un peu de feu; ajoutez-y une ou deux cuillerées d'Eau de Roses, mêlez le tout ensemble, et graissez-en la partie enflée.

Remarquez qu'il faut souvent saigner et donner des lavemens.

CHAPITRE VI.

MALADIES DE LA BOUCHE ET DE LA LANGUE.

§ I. *Bouche puante, Haleine forte.*

La racine d'Iris de Florence tenue dans la bouche est excellente, ainsi que le Clou de Girofle, la Cannelle, etc.

§ II. *Aphthes dans la bouche, improprement appelés Chancres.*

Mettez au bout d'un bâton un peu de coton, ou de linge fin, ou de charpie, trempez-les dans de l'Eau seconde, ou dans de l'esprit de Vitriol, touchez-en les lèvres deux ou trois fois par jour.

Faites toucher vos Aphthes avec une pierre de Vitriol de Chypre une ou deux fois, l'ayant auparavant mouillée avec votre salive.

Se gargariser avec la décoction de feuilles ou sommités de Ronces faite avec de l'eau ou du vin. On peut ajouter du miel à la décoction ; une cuillerée à bouche par tasse.

Lavez la bouche avec la décoction de Consoude ou de Verge-d'Or.

Frottez les aphthes de la langue et du palais avec du Miel Rosat.

Tenez dans votre bouche le jus de Plantain, ou mâchez ses feuilles et ses racines cuites.

Il n'y a pas de meilleur gargarisme pour les aphthes de la bouche que le vin et l'eau, ou le vin seul, ou la décoction aqueuse de Cresson.

Touchez souvent l'aphthe avec le Baume de Samaritain, baume préparé avec quatre onces d'huile, autant de vin, et une once de sucre : le tout bouilli à la consomption du vin.

Prenez huit ou neuf feuilles de Chicorée, autant de celles de Plantain, et autant de celles de Rue, que vous ferez bouillir ensemble pendant un quart d'heure, dans de l'eau de fontaine, avec une cuillerée de miel, passez, et employez comme gargarisme.

Un gargarisme de décoction de Scolopendre peut également convenir.

Prenez un verre d'eau dans lequel vous mettrez gros comme une noix d'Alun de Roche, douze ou quinze feuilles de Ronce, une cuillerée d'Orge, et une once de Miel Rosat ; faites bouillir le tout ensemble lentement, jusqu'à diminution de moitié : vous aurez là un gargarisme excellent.

Pour les aphthes chez les enfans. *Voyez* MALADIES DES ENFANS.

Pour les aphthes ou chancres vénériens. *Voyez* SYPHILIS.

§ III. *Salive trop abondante.*

Mâcher de la cannelle, ou se gargariser avec la décoction aqueuse ou vineuse de Roses, de Plantain, etc.

§ IV. *Salive, la provoquer.*

Mâcher du Gingembre, de la Sauge, de la Bétoine ou du Mastic, le matin à jeun.

§ V. *Bouche amère.*

Donnez un ou deux grains, trois ou quatre si deux ne suffisent pas, d'émétique, dans une tasse d'eau chaude pour faire vomir le malade. Faites prendre ce vomitif en trois fois à un quart d'heure de distance, afin de ne pas fatiguer le malade; ordonnez ensuite la diète pendant quelques jours, et une boisson acidule et laxative, telle que des limonades, du petit-lait, etc.

§ VI. *Langue sale.*

Faites laver la bouche avec de l'eau légèrement vinaigrée; donnez un vomitif, si la bouche est mauvaise, la langue jaune verdâtre, l'appétit perdu ou diminué.

§ VII. *Langue enflée.*

Recourir aux émolliens, à la saignée de la langue, aux incisions de cet organe, etc.

Gargariser la bouche avec la décoction vineuse de Lavande, de Sauge, ou de Romarin.

§ VIII. *Langue desséchée et fendue, dans les fièvres ardentes.*

Le jus de Joubarbe tenu sur la langue diminue la sécheresse, calme la douleur des fissures, et les consolide doucement.

§ IX. *Langue sèche, brûlée et noire.*

Le jus de la grande Joubarbe mêlé à du sel Ammoniac, et employé comme gargarisme, déterge la langue; mais si ce gargarisme ne suffit pas, il faut mettre une couenne de lard sur la langue, et l'y laisser quelque temps: la langue se ramollira, et la matière qui se trouve dessus se lève comme une croûte.

§ X. *Langue ulcérée.*

Un homme avait la langue couverte d'ulcères; il fut guéri en se lavant la bouche soir et matin, avant de manger, avec une décoction chaude de Plantain.

Le Plantain entre ordinairement dans toutes les décoctions pour les ulcères des amygdales, de la luette, de la gorge et des parties voisines.

Pour les ulcères et glandes de la langue, se gargariser avec le jus de feuilles de Moutarde, mêlé avec un peu d'eau et de Miel.

§ XI. *Paralysie de la Langue.*

Détrempez des clous de Girofle dans du jus de Menthe; ajoutez-y un peu de vin, et faites boire de ce mélange au malade.

Gargarisez la bouche avec une décoction de Sauge.

Ruland ordonne d'avaler une once d'Esprit de Vin, dans lequel on aura fait infuser de la Lavande.

Broyez ensemble parties égales de Sauge et de Persil; faites-les cuire dans du vin blanc; gargarisez-vous avec cette décoction, et appliquez les herbes cuites sur la gorge.

Voyez PARALYSIE PARTIELLE OU HÉMIPLÉGIE, ET PARALYSIE UNIVERSELLE.

CHAPITRE VII.

MALADIES DES DENTS ET DES GENCIVES.

§ I. *Douleurs de Dents.*

Gargarisme avec la décoction de Jusquiame dans de l'Eau-Rose et du vinaigre, ou dans l'Eau simple ordinaire, ou dans de la décoction de Noix de Galle faite dans le vinaigre.

Il faut absolument saigner et rafraîchir, soit avec les lavemens, soit avec le Petit-Lait et la Casse; se gargariser avec du suc de Plantain ou de Pourpier, de Laitue, et un peu de vinaigre, etc.

Faites bouillir de la seconde écorce de Sureau dans le vinaigre, et tenez chaudement ladite écorce sur la dent malade.

Ratissez la racine de la grande Consoude, mettez la Pulpe sur de la toile ou sur de la peau, et appliquez sur la tempe, du côté de la douleur.

Tenez dans la bouche du vin bouilli avec une écorce de Grenade.

Mettez sur la dent un peu de Gingembre en poudre, délayé avec de l'Eau-de-Vie, un peu de poudre de Gayac infusée dans de l'Eau-de-Vie, un clou de Girofle ou de l'Eau-de-Vie pure, de l'Opium, etc.

Gargarisez-vous avec la décoction aqueuse, chaude, de bois de Sapin.

Une douleur de dents a été apaisée en mettant de la Bétoine dans le nez, ou bien sur la dent un petit morceau de Tabac du Brésil.

Faites infuser sur des cendres chaudes de l'écorce d'Orme à feuilles larges dans de l'Eau-de-Vie, et gargarisez la bouche avec cette infusion.

Faites cuire sous les cendres une gousse d'Ail, mettez-la sur la dent le plus chaudement que vous pourrez l'endurer, mettez-en également dans l'oreille.

Fumez de la Sauge ou du Tabac avec une pipe.

De tous les remèdes ci-dessus il n'en est pas de meilleur, quand la dent est gâtée, et que les douleurs qu'on éprouve sont dues à la carie, d'avoir recours à l'évulsion ou extraction de la dent par un homme de l'art. Toutefois une dent bien plombée peut être conservée long-temps sans qu'elle cause de la douleur.

§ II. *Hémorrhagie dentaire.*

Mêlez de la poudre de Vitriol avec autant de celle de Sang-Dragon, et appliquez de cette poudre sur la gencive avec du coton.

L'Alun en poudre appliqué comme ci-desus, ou bouilli dans de l'eau, est très souverain pour le même cas, ainsi que la Gomme Arabique en poudre. *Voyez* HÉMORRHAGIE EN GÉNÉRAL.

§ III. *Dents agacées.*

Frottez les dents et les gencives avec de la magnésie calcinée.

§ IV. *Dents engourdies par le Froid.*

Frottez-les avec de l'Esprit-de-Vin.

Mâchez du pain chaud, ou un jaune d'œuf durci et encore tout chaud, ou bien encore frottez les dents avec de la Thériaque.

§ V. *Dents des Enfans, les faire percer.*

Oignez les gencives avec un mélange de Miel et de Beurre.

§ VI. *Dents branlantes, les raffermir.*

Lavez-les d'une décoction de Sauge, faite dans du vin.

Ou bien lavez souvent votre bouche d'une dissolution d'un dragme ou de quatre scrupules d'Alun
dans trois demi-setiers d'eau.

§ VII. *Gencives enflées.*

Mâchez du Pourpier pendant quelque temps.

Frottez les gencives sujettes aux fluxions avec
le jaune du dedans de la Rose, ou avec du vinaigre dans lequel vous aurez fait tremper un peu
de Mastic ou d'Alun.

§ VIII. *Gencives ulcérées* ou plutôt *aphtheuses.*

L'Aloès avec le Vin et le Miel les dessèche.

Détrempez avec du Miel du jus de feuilles de
Vigne, et frottez-en les gencives et la langue.

L'herbe de Cochléaria ou de Cresson, mise en
infusion et employée en gargarisme, guérit la
pourriture des gencives.

Une personne ayant un ulcère aux gencives
fut guérie, dit Rivière, en y appliquant le baume
suivant :

Prenez Myrrhe et Sucre Candi, de chaque parties égales, pulvérisez, et mêlez avec le blanc d'un
œuf cuit. *Voyez* APHTHES.

§ IX. *Scorbut.*

Faites manger, avec la nourriture ordinaire,
de la Moutarde pulvérisée et mêlée avec de l'eau
de mer, ou avec de l'eau dans laquelle on aura fait
dissoudre du sel ordinaire. On peut encore manger du Cresson en salade.

J'ai trouvé, dit Bernard Bellow, les vertus de
la Vermiculaire dans le Scorbut si efficaces, que
je ne doute pas qu'elle n'emporte le prix sur tous
les anti-scorbutiques, pourvu que le vomissement
s'ensuive. Je faisais bouillir huit poignées de cette
herbe bien lavée dans huit livres de vieille bière,
jusqu'à réduction de la moitié, puis je donnais
trois ou quatre onces de cette décoction tiède, à
jeun, tous les jours, ou de deux jours l'un, selon

les forces du malade. Pour ceux qui avaient les gencives corrompues, ou les dents branlantes, ce qui était assez ordinaire, je leur faisais rincer la bouche plusieurs fois le jour avec la même décoction chaude, dans laquelle on avait dissous de l'Alun et du Miel Rosat, suivant l'exigence du mal. Les ulcères sur les jambes, d'une très difficile guérison, étaient bassinés avec avantage de cette décoction, pendant qu'on en usait intérieurement. Tous les autres symptômes cédaient facilement aux remèdes, quand on avait donné auparavant de cette décoction.

Faites infuser la racine de Raifort sauvage, le Cochléaria et le Cresson d'eau dans du vin, et buvez de cette infusion.

Un bon remède pour le Scorbut est de manger souvent du Cresson pour affermir les dents, et d'avaler deux onces de jus de Sénevé, ou de Cresson d'eau, avec autant de vin blanc.

Lindanus a guéri plusieurs scorbutiques avec la décoction de Sauge, dont il faisait gargariser les gencives enflées et ulcérées.

Buvez, dix ou douze jours de suite, le matin à jeun, quatre ou cinq onces de jus de feuilles de Sénevé, avant qu'il soit monté en graine.

Bien que le scorbut soit une maladie plus particulière aux habitans du Nord, aux personnes qui séjournent dans les lieux bas et humides, qui vivent auprès des étangs, des marais, on voit cependant quelques personnes sédentaires, mélancoliques, hypochondriaques, etc., y être sujettes. Les gens de mer sont principalement atteints du scorbut, et ces malades sont en général plus difficiles à traiter et à guérir que ceux qui contractent la même maladie sur terre.

Le scorbut a été divisé en *scorbut constitutionnel*, en *scorbut accidentel* et en *scorbut mixte* ou *intermédiaire*. Le premier tient évidemment à la constitution vicieuse du sujet; le second reconnaît pour cause l'usage des boissons corrompues ou trop salées, l'exposition à un air infect, le séjour dans des lieux bas ou humides, la privation de végétaux frais, l'alimentation avec des viandes salées, l'emprisonnement, le casernement, etc.; enfin, le scorbut mixte participe, comme son nom l'indique, de la première et de la deuxième espèce.

Le scorbut se guérit en suivant un régime opposé à celui qui l'a occasionné. On commencera donc par changer de lieu d'habitation et de nourriture; on se livrera à l'exercice, aux travaux de la campagne et du jardinage, si la maladie tient à une vie sédentaire, aux chagrins, à l'ennui, etc.

On fera usage de végétaux frais, de fruits acidules, de limonades avec les citrons, les oranges, l'acide tartrique, le vinaigre, etc.

Parmi les plantes fraîches, le Cresson, le Cochléaria, le Beccabunga, seront bons à mâcher le matin à jeun, ou à manger en salade.

Le lait, le pain frais, la bière nouvelle, sont principalement recommandés. Nous en dirons autant du Cidre, du Poiré, de la décoction de Bourgeons de sapins, de l'eau de Goudron, des infusions de Lierre terrestre, de petite Centaurée, de Houblon, des Eaux sulfureuses, des Eaux ferrées.

Les taches scorbutiques ne demandent aucun traitement.

Les ulcères scorbutiques se traitent avec un gargarisme composé d'eau d'Orge, de Miel Rosat et de quelques gouttes d'esprit de Cochléaria. (Voyez la PHARMACIE DES PAUVRES.)

Toutes les plantes potagères, telles que l'Oseille, les Épinards, la Laitue, le Céleri, la Chicorée, les Raves, etc., conviennent aux malades atteints du scorbut au premier degré.

CHAPITRE VIII.

MALADIES DE LA GORGE.

§ I. *Goître ou grosse Gorge.*

Prenez une éponge fine un peu plus grosse que le poing, imbibez-la d'autant de bonne Eau-de-Vie qu'elle en pourra contenir, placez-la au milieu d'une tourtière de cuivre étamée, et entourez-la avec une bonne poignée de racines ou barbes de poireaux; couvrez ensuite votre tourtière, et faites un grand feu dessus et dessous, que vous continuerez jusqu'à ce que votre matière soit réduite en charbon, puis mettez-la dans un chaudron, avec deux pintes et une chopine d'eau de rivière et deux onces de Soufre commun; faites bouillir le tout pendant une heure ou deux, filtrez la liqueur par le papier gris, et gardez-la dans une bouteille bien bouchée. Son usage consiste à en prendre, pendant le temps du déclin de la lune, deux cuillerées le matin à jeun, et pareille quantité quatre heures après le repas, observant de recommencer la même chose dans le mois suivant, si la tumeur n'était pas tout à fait dissipée.

Prenez deux poignées de Sauge, faites-les bouillir dans deux pintes d'eau commune, jusqu'à la réduction de la moitié; passez ensuite cette décoction, et mêlez-la avec une livre de miel de Narbonne; puis faites cuire ce mélange en consistance de sirop, que vous garderez pour l'usage ci-après marqué.

Prenez d'ailleurs deux ou trois éponges fines, faites-les calciner dans un creuset couvert, en sorte qu'elles ne soient réduites qu'en charbon, et non en cendres; pulvérisez ce charbon; et l'ayant passé par le tamis de soie, réduisez-le en consistance de pilules, par l'addition du sirop ci-dessus.

Donnez-en deux scrupules, ou au plus un dragme, à l'heure du sommeil.

C'est un bon remède contre le Goître, que de prendre, durant plusieurs matins, un demi, ou un dragme de cendre de Liège dans un verre d'eau.

Ainsi qu'on vient de le voir, beaucoup de remèdes ont été proposés contre le Goître. Cependant nous allons encore en indiquer, et ceux-là sont les plus rationnels.

Si le malade reste dans un pays où la maladie existe habituellement, il faut qu'il s'éloigne, qu'il aille dans un pays plus sain.

Si le climat du pays habité ne peut être la cause du Goître, il faut s'enquérir de ce qui a pu lui donner naissance, et combattre ces circonstances.

On donne à l'intérieur des boissons faites avec les plantes amères un peu aromatiques, telles que la petite Centaurée, le Houblon, la Douce amère, etc. On ajoute par pinte de tisane un gros ou deux de Sous-carbonate de potasse ou de Sous-carbonate de soude; un gros ou deux de Sel ammoniac. Les Eaux minérales sulfureuses conviennent encore.

On applique autour du cou un petit sachet contenant un mélange pulvérulent fait avec une partie de Sel ammoniac, deux parties de Chaux éteinte et quatre parties de Tan (écorce de chêne). On renouvelle les sachets tous les huit ou quinze jours, et on les applique renfermés dans un morceau de linge fin ou une cravate de mousseline claire.

La compression, les frictions avec le savon mou, l'onguent mercuriel double, l'axonge contenant une partie d'iode sur vingt-quatre, ont souvent réussi à faire diminuer, sinon à faire disparaître complètement le Goître.

Les Eaux minérales artificielles préparées avec l'iode constituent un bon moyen de traiter le Goître; mais ces préparations, ainsi que celles dont nous avons parlé il n'y a qu'un instant, ne peuvent être ordonnées et administrées que par une main exercée, par un médecin ou un chirurgien.

§ II. *Gorge enflée, Maux de Gorge, Gonflement des Amygdales, Esquinancie fausse.*

Appliquez un Cataplasme fait avec mie de Pain, Miel, et du jus d'Ache.

L'eau de l'infusion des éponges qu'on trouve au pied du Sureau, appelées vulgairement Oreilles de Judas, convient contre toutes les tumeurs de la Gorge.

Faites une fumigation par la bouche, avec la fumée d'Ambre Jaune jeté sur des charbons allumés.

Après avoir saigné le malade, soufflez-lui dans le gosier de la poudre de feuilles de Plantain sèches, et réitérez s'il est besoin.

Faites bouillir du Plantain, des roses de Provins et de l'Orge, de chacun une poignée, dans une bonne pinte d'eau, jusqu'à réduction du tiers, et donnez en gargarisme.

Appliquez autour de la gorge un linge trempé dans du jus de Joubarbe, et renouvelez-le quand il sera sec.

Pour amollir et mûrir l'abcès, s'il y en a un, il faut prendre une livre de nids d'hirondelles, en faire un cataplasme avec de l'huile d'amande douce, ou de camomille, ou de lis blanc, et l'appliquer tout chaud sur la gorge.

Prenez fiente de cheval et autant de son de froment : faites-en un cataplasme, avec suffisante quantité de Miel, que vous appliquerez chaud sur le mal.

La boisson ordinaire doit être une décoction d'orge, mêlée ou non avec du cidre bien dépuré.

Gargarisme avec le lait, le jus de Pariétaire, le jus d'Orties, le Vinaigre, l'Oxicrat, le jus de Mûres, la décoction de Figues sèches, le jus de Laitue, l'Eau de Rose ou de Plantin.

Pour l'inflammation des amygdales prenez une

once de jus de feuilles de Prunier et autant de Miel; mêlez-les ensemble et faites-les bouillir un moment sur le feu; laissez-les refroidir, et donnez en gargarisme.

Lindanus dit que le remède du vulgaire, dans l'inflammation des amygdales, c'est d'appliquer des bas de laine sur les glandes de la gorge. On peut mettre de la cendre chaude dans les bas.

Un vieillard ayant un mal de gorge depuis long-temps, en a été parfaitement guéri en vingt-quatre heures, avec un gargarisme composé d'un demi-setier de jus de Joubarbe, dans lequel on avait fait dissoudre demi-dragme de Cristal minéral.

Faites une tisane d'Orge, que vous passerez dans un linge blanc, et à laquelle vous ajouterez du Miel Rosat; battez le tout ensemble, et donnez en gargarisme.

Prenez pour deux sous de farine de seigle, faites-la bouillir dans un demi-setier de lait pendant un demi-quart d'heure, puis jetez-y deux ognons de Lis; faites bouillir, et faites du tout un cataplasme pour appliquer tiède sur la gorge.

§ III. *Esquinancie inflammatoire, Inflammation de la Gorge, ou Angine.*

Ce que nous allons dire du traitement et du régime à suivre dans cette maladie peut et doit même être préféré à une grande partie de tout ce que nous avons dit plus haut pour les maux de gorge simples.

Les alimens des personnes affectées d'Angine seront légers et donnés en petite quantité; les boissons seront abondantes, mucilagineuses ou légèrement acidulées avec le suc de Citron, le Verjus et le Vinaigre.

Le malade se tiendra tranquille; il jouira de tous ses mouvemens, ne parlera que très peu, évitera les secousses violentes de corps et d'esprit. La tête sera tenue un peu élevée dans le lit; le cou sera constamment enveloppé d'un morceau de flanelle ou de drap de laine.

On fera usage de gargarisme préparé avec une cuillerée d'Orge par demi-pinte d'eau, et deux onces de Miel Rosat. La décoction de feuilles de Ronce édulcorée avec le Miel simple convient également comme gargarisme.

Les bains de pieds, les lavemens, sont encore très utiles dans cette maladie.

L'Angine est-elle grave, le malade se plaint-il de douleur vive dans la gorge, on pratiquera une saignée du bras ou mieux de la jugulaire; on répétera ces évacuations, si le cas l'exige, deux ou trois fois dans les vingt-quatre heures.

On secondera les bons effets de la saignée ou des sangsues, par la diète, le repos, le silence absolu, les bains de pieds, les lavemens, les boissons légèrement laxatives, telles que l'eau de Prunier, l'eau de Tamarin, le Petit-lait, etc.

Si un abcès survient dans la gorge, il faut se hâter de le faire ouvrir par un chirurgien, ou hâter la maturité de la tumeur, en appliquant autour du cou des cataplasmes de mie de pain et de lait; ou bien en faisant gargariser le malade avec du lait qui aura bouilli avec des Figues grasses.

Enfin si, malgré tous les soins apportés avec intelligence et promptitude, la maladie fait des progrès; si les jours du malade sont en danger, un chirurgien sera appelé et décidera ou non de l'opportunité d'une opération appelée *Bronchotomie*.

§ IV. *Luette enflammée.*

Les moyens curatifs que nous avons indiqués pour l'esquinancie inflammatoire conviennent également contre la luette enflammée, et sont plus rationnels que les suivans :

La fumée d'Ambre jaune mis sur des charbons ardens, reçue par la bouche, est le spécifique de Ruland. Il en est de même de la décoction de l'herbe

ou de la racine de Pissenlit, employée en gargarisme.

Le Chenevis légèrement cuit dans l'Oxicrat, et
employé en gargarisme, est également bon.

La Rue de muraille, pilée et appliquée en
guise de cataplasme, convient encore.

Si la Luette est très enflammée, faites bouillir
de la Pervenche ou de la Véronique mâle dans de
l'eau commune, et servez-vous de la décoction en
guise de gargarisme. Le temps propre pour cueillir
la Pervenche est vers le quinze de septembre. Le
gargarisme de Pervenche est aussi très bon dans
l'alongement de la Luette.

Mêlez une once de Miel Rosat avec six onces
d'eau de Plantain pour faire un gargarisme, dont
le malade usera le matin, à midi et le soir. Ruland assure avoir guéri avec ce gargarisme une
luette et des amygdales enflammées, ulcérées, enflées, avec enrouement et difficulté de respirer.

§ V. *Luette relâchée et tombée.*

Placez sur la luette de la poudre de noix de Cyprès ou de Poivre.

L'eau-de-vie mise dans les oreilles, avec du coton, est souveraine contre la chute de la luette.

§ VI. *Catarrhe de la Trachée-artère, des bronches*, ou plutôt *Angine trachéale.*

Recommander au malade une position assise, soit
dans son lit, soit sur une chaise ou sur un fauteuil; un silence absolu; appliquer des sangsues
au cou, en nombre subordonné à l'âge et à la force
du sujet, et à la gravité de la maladie.

Ordonner des fumigations, des sinapismes aux
pieds, des vomitifs, la diète, des boissons mucilagineuses.

La fumée des feuilles sèches de Pas-d'Ane, tirée
par la bouche, convient dans cette maladie.

Ou bien, on mêle ces feuilles, hachées en forme
de tabac, avec de l'Ambre jaune en poudre, et

de la semence d'Anis pour fumer dans une pipe.
Fumez de la Sauge sèche dans une pipe.

§ VII. *Enrouement. Voyez* RHUME COMMENÇANT.

§ VIII. *Ulcères simples du Gosier*, ou plutôt *Esquinancie maligne ou gangréneuse.*

Touchez l'ulcère d'un peu de jus de Lierre Terrestre avec un peu de sel, ou bien touchez-le avec de l'eau bien salée.

Pour les ulcères, maladies et inflammations de la gorge, prenez plein le creux de la main de Chenevis, concassez-le dans le mortier, mettez par dessus une chopine de Verjus; gargarisez la gorge.

M. Belloste a guéri un ulcère invétéré qui environnait toute la base de la luette, en le touchant deux fois le jour avec un petit linge attaché au bout d'une sonde, et trempé dans le baume du Samaritain, baume composé de quatre onces d'huile d'olive, autant de Vin, et d'une once de Sucre, bouillis ensemble, jusqu'à la réduction du vin.

Comme régime, et surtout, comme traitement plus rationnel que l'usage des remèdes ci-dessus indiqués, nous conseillerons le repos au lit, le silence absolu, quelques alimens farineux, comme le gruau, la bouillie; nous conseillerons encore les gelées de viandes de veau ou de poulet; nous ordonnerons les gargarismes acidules avec le jus de citron, le verjus ou le vinaigre, et l'une ou l'autre des plantes suivantes : aigremoine, ronce, roses rouges, sauge, écorce de chêne, de saule, etc.

§ IX. *Esquinancie membraneuse, Angine membraneuse ou couenneuse. Voyez* CROUP (Maladie des enfans).

§ X. *Sangsue attachée au Gosier.*

Le vinaigre avalé est bon, ainsi qu'un Gargarisme avec le vinaigre, le poivre et le sel. L'Ail mangé, l'eau salée bue, conviennent encore.

Si la sangsue est à l'entrée ou au milieu du gosier, il faut se gargariser plusieurs fois de vinaigre
dans lequel on aura délayé un peu de moutarde.
Si elle est près de l'orifice de l'estomac, il faut
avaler peu à peu de l'huile avec un peu de vinaigre.

Si elle est descendue au fond de l'estomac, on
fera boire au malade une quantité d'eau tiède avec
l'huile ; si elle ne veut pas quitter prise, on y mê-
lera un peu d'Aloès, ou quelque autre chose amère,
et par ce moyen elle sera détachée et vomie; puis
on donnera quelque chose d'astringent pour étancher le sang de la morsure.

§ XI. *Corps étrangers arrêtés au Gosier.*

Si le corps arrêté au gosier est un os ou une
arête , il faut faire ouvrir la bouche, et si le corps
se voit, le tirer avec des pinces courbes ; si on
ne le peut retirer, il faut faire avaler un morceau
de navet à demi cuit, ou un gros morceau de pain
mollet. Quelques uns font avaler un petit morceau
d'éponge couvert de Térébenthine ou sans Térébenthine, attaché à un filet bien fort, et le retir-
rent précipitamment.

D'autres se font vomir en enfonçant leurs doigts
dans la gorge.

§ XII. *Fer, Epingle, Verre ou Aiguille dans la Gorge ou dans l'Estomac.*

Lorsqu'on a avalé du cuivre ou du fer, la tisane
de Mauve ou de semence de Lin, bue en grande
quantité, adoucit les intestins, ainsi que les médicamens qui purgent doucement.

Une petite croûte de pain mangée avidement,
chasse et fait passer l'épingle arrêtée dans l'œsophage, et qu'on ne peut retirer avec une pince.

Pour faire sortir une épingle ou du verre, on
donnera au malade de la bouillie épaisse de farine de Riz, de Froment, etc.

Lorsque quelque corps étranger est arrêté au
gosier, il faut faire prendre de l'huile d'Amandes

douces et du Sucre, en forme d'électuaire avant le repas. L'Huile sert pour diminuer la douleur, le Sucre pour déterger l'ulcère qu'il peut y avoir.

CHAPITRE IX.

DES HÉMORRHAGIES EN GÉNÉRAL.

§ I. *Sang caillé dans l'Estomac ou la Poitrine, après une chute.*

Aussitôt que vous serez tombé, avalez un verre d'Oxicrat, ou, mieux, faites-vous saigner.

Si tout le corps est meurtri, faites prendre un bain, et gardez le repos au lit. Bassinez les endroits douloureux avec de l'eau de Sureau, ou de l'Eau Blanche, ou du vin miellé.

§ II. *Crachement et vomissement de Sang.*

Il arrive assez souvent que, par les efforts de la toux, on crache plus ou moins de sang : si le sang est noir, il provient de l'estomac; s'il est rouge, écumeux, il vient de la poitrine. — Faites-vous saigner, gardez le repos; ne parlez pas.

Le suc de grande Ortie pris intérieurement, depuis deux onces jusqu'à trois ou quatre, arrête quelquefois le vomissement et crachement de sang.

La décoction des feuilles et des semences de Plantain dans de l'eau ferrée servira de tisane ordinaire.

Faites cuire de l'Amidon ou de la farine de Froment avec de l'eau, en forme de bouillie, et mangez-en le matin à jeun.

Mettez de la poudre d'Alun dans de la Conserve de roses rouges; mangez-en à jeun, et le soir en vous couchant; continuez jusqu'à guérison.

Le jus de Pourpier arrête merveilleusement le crachement de sang.

La décoction de Millepertuis dans le vin convient également, ainsi que le suc de Pervenche, bu jusqu'à deux onces dans du vin rouge.

Les boissons froides sont employées avec beaucoup de succès dans le crachement de sang (hématémèse) peu abondant; nous en dirons autant des topiques froids dans le creux de l'estomac, sur les pieds, sur les mains.

Si l'hématémèse est active, c'est à dire si le sang sort avec abondance et fréquemment, alors on a recours au traitement des hémorrhagies proprement dites.

L'hémoptysie, ou perte de sang par les voix pulmonaires, se traite comme le crachement de sang peu abondant, quand elle est peu active, et comme les hémorrhagies actives, quand la perte de sang est considérable et souvent répétée.

§ III. *Traitement des hémorrhagies en général.*

L'Alun est un remède spécifique contre toutes les hémorrhagies. Il agit également dans les crachemens et dans les vomissemens de sang; il guérit le flux des hémorrhoïdes, et l'écoulement du sang qui provient de l'ouverture de quelque veine. Il arrête le saignement de nez, et celui qui se fait par le conduit des urines, et par toute autre voie; mais on doit laisser agir la nature dans les hémorrhagies qu'on présume être critiques. On emploie l'Alun ainsi qu'il suit : prenez de l'Alun de Roche, formez-en des pilules de la grosseur d'un gros pois, faites-en prendre au malade le poids d'un demi-gros dans du pain à chanter; faites-lui avaler par dessus un verre de tisane faite avec l'une ou l'autre des substances suivantes : grande Consoude, Aigremoine, Chiendent, feuilles de Plantain, Renouée, Orties, Quintefeuille, Millefeuille, Pourpier, Bourse à Berger, Pervenche, Bistorte avec sa racine, fleurs de Grenades, Roses rouges, fruits d'Epinevinette, Sumac. Il faut réitérer la prise de ce remède de deux heures en

deux heures, dans les cas pressans. On commence d'ordinaire à s'apercevoir de la diminution du mal après quatre ou cinq prises. Il n'y
a point d'hémorrhagie, de quelque nature qu'elle
soit, nous en exceptons cependant celles qui proviennent de blessures ou d'ouvertures de vaisseaux, qu'on ne guérisse entièrement dans trois ou
quatre jours au plus. Lorsque l'hémorrhagie est
apaisée, on ne donne plus du remède que de quatre
en quatre heures, et quand la perte de sang est
entièrement cessée, on continue encore l'usage
des pilules pendant cinq ou six jours, mais le malade n'en doit plus avaler qu'une le matin, et une
autre le soir.

Dans les pertes et dans les hémorrhagies nouvelles et peu considérables, il suffit de donner un
demi-dragme du remède le matin à jeun, et autant
le soir. Ce qu'il y a d'avantageux dans l'usage de ce
remède, c'est qu'on ne le peut jamais donner mal à
propos, et qu'il n'y a aucun contre-temps à craindre, en quelque état ou en quelque disposition que
soit le malade. J'en ai donné depuis plusieurs années à un si grand nombre de personnes, que j'en
puis parler avec assurance, et jusqu'à présent je
n'ai point connu de remèdes plus spécifiques et
dont les effets fussent plus prompts, plus sûrs et
plus doux. Si les malades se trouvent agités la
nuit par la toux, ou par l'insomnie, on peut leur
donner un peu d'Opium.

Pour le saignement de nez, on avale les pilules
dans le temps ordonné ci-dessus, et en même
temps on réduit des mêmes pilules en poudre fine
avec autant de poudre d'yeux d'Écrevisses; on
en met un peu au bout d'une grosse tente de charpie qu'on fourre dans le nez, et qu'on y laisse aussi
long-temps qu'on le juge à propos. Pour l'ôter il faut
respirer un peu d'eau tiède par le nez, afin
que cette tente soit humectée, et qu'on puisse la
retirer facilement. Il y en a qui mouillent la tente
de blanc d'œuf, afin que la poudre s'y attache

plus commodément. Si l'on n'a point de poudre d'yeux d'Ecrevissse, la seule poudre d'Alun peut suffire.

La perte de sang par les hémorrhoïdes est très difficile à guérir, à cause des efforts qu'on fait en allant à la selle. On réussit quelquefois à suspendre cette hémorrhagie. Il suffit de prendre de l'Alun en poudre, d'y mêler autant de farine, et d'en faire un suppositoire avec le mucilage de Gomme Adragant. Il faut mettre un de ces suppositoires le matin, l'autre le soir, et le garder deux heures. Il faut observer pendant le temps de la maladie un bon régime diététique, et préférer l'usage du Riz à toute autre nourriture. Après la guérison, les malades doivent prendre selon le besoin, des lavemens rafraîchissans.

Toutes les grandes hémorrhagies sont presque toujours suivies de dégoûts, de lassitude, de battemens de cœur, de douleurs de tête, et de quelque mouvement de fièvre; mais le malade ne doit pas s'inquiéter, car ces accidens ne durent guère plus de quinze jours ou trois semaines, et la Fièvre diminue peu à peu, sans qu'il soit nécessaire d'employer aucun fébrifuge. L'usage du lait est très convenable pour rétablir promptement les malades.

On emploie encore avec succès dans les hémorrhagies les herbes vulnéraires dont nous allons parler.

Ces herbes sont universellement bonnes et d'une utilité très grande dans les chutes, les coups, et contre les efforts violens et extraordinaires. Elles sont très bonnes aussi dans les abcès, dans les fistules, et dans les plaies récentes et invétérées, tant à l'intérieur qu'à l'extérieur. On en fait user aux personnes attaquées de fièvres lentes. Ces herbes sont aussi d'un excellent usage dans les dysenteries, et dans les cours de ventre opiniâtres, entretenus par des ulcères dans les intestins. Elles soulagent les paralytiques, les

goutteux, et ceux qui sont sujets à la Gravelle;
elles sont utiles dans les hydropisies nais-
santes; elles fortifient l'estomac, facilitent la digestion, et font cesser les dégoûts. Ceux même
qui jouissent d'une parfaite santé peuvent en user
pour se la conserver, et n'en doivent jamais craindre aucun mauvais effet; car ces plantes sont toutes
balsamiques, et n'ont aucune qualité nuisible.
Pour en user, prenez le poids de demi-gros de
vulnéraires assortis, mettez-les dans un pot de
terre vernissé, mettez-y par dessus un demi-setier
de bon vin, ou d'eau, ou de Petit-Lait tout bouillant, ou de bouillon fait avec le veau ou le poulet;
couvrez le pot exactement, et laissez infuser
jusqu'à ce que les feuilles soient tombées au fond;
versez ensuite la liqueur tout doucement dans une
tasse, y ajoutant du sucre à volonté. On prendra le
matin à jeun une tasse de cette infusion chaude,
comme on prend du Thé, et deux ou trois autres
prises dans la journée entre les repas. On en continuera l'usage plus ou moins long-temps, selon la
maladie, augmentant ou diminuant la dose des herbes selon le besoin; on en peut appliquer le marc
très utilement sur les plaies ou sur les parties douloureuses. On se sert de différentes liqueurs pour
les faire infuser selon les différentes maladies pour
lesquelles on les prend. Ceux qui ont besoin d'être
fortifiés doivent employer le vin; ceux qui doivent
être rafraîchis se servent d'eau de fontaine ou de
Petit-Lait.
Les herbes vulnéraires sont : le Pied-de-Lion,
l'Angélique sauvage, la Verge-d'Or, la Sanicle,
la Petite Pervenche, la Bugle, la Véronique mâle,
l'Aigremoine, le Scordium, la Millefeuille, le Chamædrys ou Germandrée, le Lierre-de-Terre. Il
les faut cueillir chacune dans leur force, avec
leurs feuilles et fleurs, et les faire sécher séparément, à l'ombre, dans une chambre, entre
deux linges, et ensuite les mêler ensemble en parties égales, et les conserver dans un sac de papier,
dans un lieu sec et à l'abri du soleil.

Le traitement rationnel de toutes les hémorrhagies est celui que nous allons indiquer, en y joi-
gnant le régime qui convient aux malades. Bien
entendu que nous traiterons séparément chaque
espèce d'hémorrhagie.

Le traitement des hémorrhagies, comme celui
de beaucoup d'autres maladies, doit être subordonné aux causes qui l'ont fait naître.

L'hémorrhagie vient-elle d'une trop grande
force, d'une trop grande vigueur chez le sujet,
d'une trop grande abondance de sang, la saignée
générale, les purgatifs doux, la diète, ou au moins
le régime végétal, sont nécessaires, indispensables
même.

L'hémorrhagie tient-elle à un vice scorbutique,
on s'occupe du traitement de cette cause. *Voyez*
SCORBUT.

L'hémorrhagie se fait-elle par le nez, on y
fera peu attention si elle a lieu chez des jeunes
gens forts et vigoureux, et si d'ailleurs elle n'est
pas abondante, pas souvent répétée; la perte de
sang dans ces cas est plutôt un bien, une médication naturelle, qu'un mal.

Le saignement de nez a-t-il lieu par suite ou
dans le courant d'une fièvre inflammatoire, il est
alors *critique*, d'un effet avantageux, et on doit
l'entretenir tant qu'il n'affaiblit pas le malade.

Quand le saignement de nez est trop fréquent,
trop abondant, qu'il diminue les forces du malade,
qu'il peut compromettre sa vie, on cherchera à
suspendre un moment la circulation générale en
appliquant autour des membres du sujet des liens
plus ou moins serrés; on introduira dans le nez
des bourdonnets de charpie saupoudrés de colophane ou de gomme arabique pulvérisées, on plongera les pieds et les mains dans de l'eau très
froide, on appliquera, par surprise, des corps très
froids sur le dos et sur les bourses, on insufflera
dans les narines de la poudre d'alun, etc.

Les remèdes internes sont ici d'un bien faible

7

secours; cependant on pourra donner quelques tasses d'eau à la glace, quelques verres d'eau froide aiguisée de vinaigre, de jus de verjus, de citron, etc.

Quand le sang d'une hémorrhagie nasale ne coule plus à l'intérieur, qu'on peut présumer qu'il est arrêté, il faut s'assurer si le sang ne tombe pas dans l'arrière-bouche, en faisant cracher le malade, et ne pas discontinuer les secours, car le danger n'aurait pas cessé. Une compression méthodique des artères et des veines du nez à l'aide des tamponnemens, est indispensable : ce tamponnement ne saurait être fait plus sûrement et d'une manière plus tranquillisante que par un chirurgien.

Le sang vient-il de la bouche, de l'estomac, de la poitrine? *Voyez* CRACHEMENT DE SANG, HÉMOPTYSIE, SCORBUT.

Le malade pisse-t-il du sang. *Voyez* PISSEMENT DE SANG.

Quand le malade va à la selle, rend-il du sang avec ses excrémens? *Voyez* DYSENTERIE, LIENTERIE.

Le sang coule-t-il en abondance des parties génitales de la femme. *Voyez* MALADIES DES FEMMES, PERTE DE SANG, ou seulement PERTE.

L'hémorrhagie est-elle la suite d'une plaie, d'une blessure ouverte, il faut, en attendant un chirurgien pour savoir de quelle nature est la lésion, quel vaisseau est rompu, se hâter de tamponner la plaie, de la comprimer pour arrêter ou au moins diminuer l'écoulement du sang. *Voyez* PLAIES, BLESSURES. (Chirurgie des pauvres.)

Pour nous résumer sur le traitement des hémorrhagies, disons que, dans tous ces cas morbides (nous n'exceptons que le saignement de nez qui, quelquefois, est une voie par laquelle la nature se débarrasse d'un excédant de plénitude), il faut avoir recours de suite à la saignée générale, si l'hémorrhagie est abondante, à l'exposition du malade au frais, à l'application des topiques

froids sur les mains, les pieds, les testicules, etc.,
aux révulsifs sur les jambes, au repos absolu, à
la diète, à l'usage des boissons froides.

CHAPITRE X.

Maladies de poitrine.

Les maladies de poitrine, maladies fort graves,
fort sérieuses, ordinairement mortelles quand on
les abandonne à elles-mêmes, sont *héréditaires,
occasionnelles* ou *accidentelles.* Les premières
sont le plus souvent au-dessus des ressources de
l'art; les secondes sont susceptibles d'être guéries, ou du moins d'être enrayées dans leur marche, quand on réclame aussitôt leur début les
secours de la médecine, et souvent ceux de l'hygiène.

Bien que la plupart des maladies de poitrine
dites *accidentelles* doivent leur origine à un rhume
négligé, à une toux d'abord légère, mais continue,
et qui devient peu à peu intense, plus incommode
et plus fatigante, nous ne suivrons pas l'ordre dans
lequel les affections de poitrine se succèdent pour
passer du peu de gravité de leur début aux résultats funestes de leur durée et de leur persistan-
ce. Cela d'ailleurs est de peu d'importance en médecine pratique, où les malades se présentent à
toutes les époques des affections pour lesquelles
ils viennent réclamer les secours de l'art.

§ I. *Amaigrissement du corps, ou Marasme,
faisant suite à la Pulmonie ou à la Phthisie.*

Plusieurs auteurs, dit Deckers, préfèrent la
Conserve et le Sucre Rosat à tous les autres remèdes, et Rivière assure que ce sucre seul a guéri
une infinité de phthisiques. Un jeune homme
d'environ vingt-cinq ans, dit le même Deckers,

fort maigre, affecté d'une fièvre continue et d'une
grande insomnie, rejetant des crachats purulens
et sanguinolens, fut guéri avec des pilules de Cy-
noglosse, un Loock pectoral, et une décoction de
Chou rouge, dans laquelle on mettait dissoudre un
peu de Sucre Rosat.

La fumée du Tussilage ou Pas-d'Ane est souveraine dans la Phthisie et les ulcères des poumons.
On fait brûler sur les charbons une quantité suffisante de feuilles et de racines de Tussilage bien
desséchées, et le malade en tire la fumée par la
bouche, à l'aide d'un entonnoir renversé. Dios-
coride dit que ce remède guérit la toux sèche, la
difficulté de respirer. M. de Mayenne observe que
plusieurs personnes préfèrent la vapeur du Tussilage à la fumée; on prend, dit-il, la plante entière,
fraîche cueillie, on la met dans un vaisseau de terre,
et après l'avoir bien bouché avec de la pâte, on le
met dans le four, et on le laisse le temps qu'il faut
pour que l'herbe cuise; ensuite, ayant retiré et dé-
bouché le vaisseau, le malade en reçoit dans la
bouche la vapeur par le moyen d'un entonnoir.

Les escargots des bois, bien lavés et nettoyés
de leur bave, cuits dans du lait de vache, avec
l'herbe de Pas-d'Ane, sont une bonne nourriture pour les phthisiques.

Un paysan, dit Rivière, a guéri un phthisique
avec un bouillon, continué quelques jours, dans
lequel il faisait cuire des limaces rouges, nettoyées, éventrées et lavées dans l'Eau de Rose, ou
autre liqueur.

Trois ou quatre filles menacées de Phthisie
s'en sont préservées en usant de lait de vache mêlé
de moitié d'eau d'orge.

Une cuillerée de jus d'Agripaume, pris tous les
matins à jeun, avec un peu de sucre, est un très
bon remède pour les pulmoniques.

Quand le marasme, la *consomption* ou la *cachexie*, comme on l'appelle encore, est arrivé à
son plus haut point de développement, il n'y a plus

guère de moyens à employer pour sauver les jours des malades. Il faut alors se contenter d'un régime doux, de soins hygiéniques bien entendus, et attendre la fin de la maladie.

Le séjour dans les lieux habités par les animaux, comme les étables, les bergeries, mais surtout les étables, a été conseillé aux malheureux phthisiques tombés dans le marasme. Mais si ce moyen est efficace dans le début de la maladie de poitrine, il est absolument nul dans le cas dont il s'agit ici.

§ II. *Poumon affecté*, Pulmonie, Phthisie.

Il faut prendre gros comme la tête de Pulmonaire attachée sur l'écorce des vieux chênes, la bien laver et éplucher, mettre dessus trois pintes d'eau, dans une cruche de terre non vernissée, faire bouillir le tout jusqu'à réduction de moitié, et le passer dans un linge blanc, et sur chaque chopine de décoction mettre demi pinte de Miel blanc, ou de Narbonne ; on fera bouillir la décoction avec le Miel un demi quart-d'heure, et on l'écumera. Qu'on en prenne un bon verre tous les matins, jusqu'à parfaite guérison. On ne mangera que trois heures après cette dose de tisane ; le soir on en prendra autant trois heures après le souper : qu'on ne boive point de vin, ou très peu, qu'on le trempe du moins avec la tisane d'Orge. *Je tombai malade à vingt-deux ans*, dit une religieuse, qui a communiqué ce remède au public, *j'ai été fort mal huit à neuf ans, je crachais du pus et du sang, j'avais une toux continuelle. Les remèdes ordinaires, comme le Lait d'Anesse et autres, ne me soulageaient point ; j'ai usé de cette tisane un an ; au bout de deux mois je fus fort soulagée, et au bout de huit mois et demi j'ai été parfaitement guérie.* Les personnes qui ont la poitrine faible, et qui sont menacées de Pulmonie, peuvent se guérir en faisant usage de cette tisane tout le mois de mai et tout le mois de septembre. Il y a deux sortes de Pulmonaires,

7.

savoir : celle de Chêne, qui est la meilleure, et l'autre qui est une herbe qui a les feuilles parsemées de taches blanches, et qui vient dans les bois ; au défaut de celle de Chêne, on peut se servir de celle-ci.

Faites bouillir des feuilles de Pulmonaire, d'Ache, d'Alleluia, de chacun une poignée, et demi-poignée de fleurs sèches de Pas-d'Ane, avec quatre pintes d'eau, à la réduction du quart ; et usez de cette tisane pendant quelque temps.

Prenez dix ou douze livres de farine d'Orge, la plus belle, la plus fine et la plus blanche que vous pourrez trouver ; emplissez-en un sac de coutil, ou de quelque bonne toile neuve bien serrée, tassez bien cette farine, et ensuite faites coudre le sac à petits points ; attachez deux petites brides aux deux bouts, l'une pour le suspendre, et l'autre pour y attacher un poids de fer, afin qu'étant suspendu dans l'eau d'un chaudron, il ne touche point au fond ; faites bouillir pendant quinze heures, en ayant soin de remplacer l'eau qui s'évapore. Au bout de quinze heures retirez le sac, faites sécher le tout à une chaleur lente. Avec une cuillerée de cette farine sèche et râpée, faites une bouillie claire avec un demi-setier de lait de vache, dans laquelle vous mettrez le poids d'un gros de Sucre Rosat. On prend cette bouillie en se couchant, quatre heures après avoir soupé. On en continue l'usage pendant trois ou quatre mois. Les pulmoniques, trouvent là un bon aliment et un bon médicament.

Prenez des feuilles de Pulmonaire, d'Ache et de Véronique mâle, de chacune une poignée, faites-les bouillir dans trois pintes d'eau, à la réduction du tiers, passez et mêlez dans la colature une livre de bon Miel blanc. Prenez un verre de cette liqueur le matin à jeun, et autant trois heures après le dîner ; continuez jusqu'à quarante jours, s'il est besoin.

De toutes les maladies de poitrine, la pulmonie

est sans contredit la plus grave, la plus dangereuse et malheureusement la plus fréquente. Il n'est donc pas inutile de dire encore quelque chose sur le traitement et sur le régime qui conviennent aux personnes qui en sont menacées ou atteintes.

Aux premières apparences de la pulmonie, le malade quittera sa demeure, s'il vit dans une grande ville, pour aller demeurer à la campagne, dans un endroit où l'air soit pur, sec, et où il circule librement. Là, il prendra tous les jours un peu d'exercice, celui du cheval par exemple, ou celui de la voiture. Nous insistons sur ce point, qui est capital dans le début de la pneumonie, et qui doit amener du soulagement dans l'état du malade.

Les voyages d'une certaine étendue sont également convenables, mais ils ne peuvent être ordonnés qu'à la classe riche de la société.

Le malade ne mangera que des choses faciles à digérer ; ses boissons seront prises parmi les liquides émolliens et adoucissans, tels que l'eau de gomme, l'eau de guimauve, de fleur de bouillon blanc, etc. Le lait, et surtout celui d'ânesse, sera pris de temps en temps dans la journée ; mais surtout le matin à jeun. S'il n'était pas digéré, pris dans son état naturel, on le couperait avec de l'eau pure ou un liquide émollient quelconque, et on varierait la proportion du liquide ajouté selon les cas et circonstances qui se présenteraient.

On remarque que le lait pris à sa température naturelle, sortant des organes de l'animal, et avant le lever du malade, agit beaucoup mieux que dans tout autre moment de la journée.

S'il arrivait que le lait donnât lieu à quelques évacuations alvines, on y ajouterait un gros ou deux d'yeux d'écrevisse en poudre (phosphate de chaux), ou bien une quantité égale de conserve de roses.

Quand on n'aura pas d'ânesse à sa disposition, le lait de vache ou de jument peut être également ordonné, mais le premier est bien préférable.

Les crèmes de riz, les bouillies de gruau (avoine mondée), celles de farine de froment, de fécule de pomme de terre, sucrées au goût des malades, seront administrées comme nourriture ordinaire, ou du moins la plus fréquente des personnes attaquées de la poitrine. Nous en dirons autant des légumes frais, des fruits bien mûrs, que l'on aura fait cuire et qu'on aura plus ou moins sucrés, selon le goût du malade.

L'ennui, l'isolement, la solitude, les habitudes trop sédentaires, les plaisirs nocturnes, l'excès du travail, ceux de la table, de l'amour, etc., seront avantageusement évités dans le début et la durée de la phthisie.

Les remèdes du premier degré de la pulmonie se trouvent dans la classe des médicamens dits émolliens. A leur tête se trouve tout naturellement la gomme arabique, les plantes dites mauve, guimauve, bouillon blanc, les dattes, les jujubes, les figues grasses, la consoude, etc., toutes substances avec lesquelles on prépare des tisanes, des sirops pour les maladies de poitrine.

Viennent ensuite les écrevisses, les colimaçons des vignes, la gélatine, le veau, le poulet, etc., qui entrent dans la composition ou qui font la base de bouillons dits pectoraux.

Les pâtes de Jujube, de Réglisse, de Datte, de Lichen, la Gomme arabique bien mondée et concassée, etc., mise dans la bouche des malades, souvent et en petite quantité, adoucissent la toux plus ou moins fréquente qui a lieu dans toutes les irritations de poitrine.

Les bas, les caleçons et les gilets de flanelle doivent faire partie de l'habillement d'hiver et d'été des phthisiques.

Dans la soirée, pour préparer une nuit de repos et un peu de sommeil aux malades, on leur donne avec avantage un looch blanc additionné de quelques cuillerées à café de sirop de pavot blanc, ou tout simplement un mélange fait avec une tasse d'infusion de fleur de pavot rouge, une once de sucre et une demi cuillerée à bouche d'huile d'amandes douces.

Quand l'irritation de la poitrine est devenue moins intense, que les crachats se détachent facilement, que le malade n'éprouve plus de frisson le soir ou dans la nuit, le matin ou dans la journée, on peut conseiller une tisane faite avec le lierre terrestre, le lichen d'Islande, la pomme de reinette, etc., dans laquelle on ajoute une ou deux cuillerées à bouche de miel scillitique, de sirop de Tolu, etc.

Quand les crachats sont épais, purulens, fétides, on se trouve bien de quelques petites tasses dans la journée d'une infusion légère de quinquina ou d'écorce de saule, de chêne, etc.

Le malade a-t-il des sueurs nocturnes, de la diarrhée, de l'insomnie ou du délire dans la nuit, on le met à l'usage de la conserve de rose ou de cynorrhodon (FRUITS DU ROSIER SAUVAGE, ÉGLANTIER, ROSA CANINA); on lui donne quelques tasses de limonade nitrique ou sulfurique, quelques pilules avec le cachou, l'extrait d'opium et le sucre de saturne. Toutefois, on sait qu'arrivée à ce degré la maladie est presque généralement au dessus des ressources de l'art. Le malade doit se résigner à son sort, et les assistans se borner aux soins de l'amitié et de l'humanité, c'est à dire à ceux qui n'ont pour but que de rendre la fin du malheureux qui leur est confié ou qui leur est attaché, moins triste et moins déplorable, en cédant à tous ses goûts, à tous ses caprices.

§ III. *Asthme, ou Courte Haleine.*

Prenez Bétoine, Hysope, de chacune gros comme un œuf, et un peu moins de Pas-d'Âne, deux onces de Réglisse ; faites bouillir le tout dans deux pintes d'eau, jusqu'à réduction de la huitième partie de l'eau, ôtant de temps en temps l'écume ; étant reposé, il en faut boire deux verres le matin à jeun, et autant en se couchant, et continuer quelque temps.

Plusieurs asthmatiques ont été beaucoup soulagés par un cautère appliqué au bras.

Mangez le matin, à jeun, deux ognons blancs cuits sous la cendre, avec Huile et Sucre.

Avalez tous les matins un dragme de Cristal minéral dans un jaune d'œuf frais, médiocrement cuit.

Enveloppez une cinquantaine, ou environ, de cloportes vivans, dans un linge clair; mettez-les ainsi infuser vingt-quatre heures dans du vin, puis, au bout de ce temps, exprimez le nouet de linge, et avalez le liquide exprimé.

Prenez un dragme de poudre de feuilles d'Hysope ou de Véronique mâle séchées à l'ombre, incorporez cette poudre dans une once de Miel chaud et liquéfié; faites-en quelques pilules, que vous avalerez le matin à jeun, trois heures après le dîner et trois heures après le souper, et continuez plusieurs jours.

Recevez souvent dans la bouche, avec un entonnoir renversé, la fumée des feuilles de Pas-d'Ane, de Jusquiame, de Stramonium, ou de Tabac non préparé.

On peut aussi fumer les mêmes substances dans une pipe.

Ou bien prenez une once de feuilles de Pas-d'Ane sèches, trois dragmes de feuilles de Romarin, deux dragmes de Tabac du Brésil, et demi-once de poudre d'Ambre jaune. Mêlez le tout ensemble, et fumez-en avec une pipe, le matin à jeun, et loin du repas, quand la difficulté de respirer existe.

Les alimens des asthmatiques doivent être légers et de facile digestion. On préférera les viandes bouillies aux viandes rôties, ceux des jeunes animaux surtout. On évitera tous les végétaux venteux, tels que choux, haricots, etc. Parmi les fruits, on prendra les plus mûrs, et on les mangera rarement sans les avoir préalablement soumis à la cuisson.

Les liqueurs fortes, la bière, le cidre, le café, le thé, etc., seront défendus.

Les repas du soir, quand le malade ne pourra pas se dispenser d'en faire, seront encore plus légers que ceux de la journée. On évitera la constipation, on portera des habits chauds, on respirera un air pur, on choisira pour habiter ordinairement, et surtout pour coucher, des pièces vastes, élevées, et bien aérées, on fuira les grandes réunions, les salles de bals, de spectacle, etc.

Le séjour de la campagne convient beaucoup mieux aux asthmatiques que les villes; les plaines sont également préférables aux lieux élevés, aux lieux trop bas et aux lieux humides. Bref, le changement brusque de température, les courans d'air vif et froid, sont nuisibles aux asthmatiques, ainsi qu'un sommeil trop prolongé, un coucher trop doux, trop moelleux, des oreillers trop mous, trop peu élevés.

Les vêtemens de flanelle sur la peau sont indiqués dans l'affection dont il s'agit.

On ne guérit pas les personnes qui sont en proie aux accès, aux fatigues incessantes de l'asthme; on les soulage quelquefois, et voici à quoi doit tendre le traitement que nous allons proposer.

Le malade est-il habituellement constipé? on lui donne des lavemens purgatifs et des boissons laxatives, telles que l'eau de pruneaux, l'eau de veau, le petit-lait. Est-il pléthorique? on lui pratique une ou deux saignées du bras, proportionnées à sa force, à son âge. Y a-t-il quelque symptômes nerveux, quelques complications convulsives? on conseille des pilules avec l'assa-fœtida, la gomme ammoniaque, la valériane, l'opium, etc.

L'oppression, la difficulté de respirer, l'anxiété en un mot, est-elle forte, souvent répétée, de longue durée? on couvre la poitrine de cataplasmes émolliens, ou mieux de fomentations émollientes, on fait respirer des vapeurs aqueuses et légèrement balsamiques.

Observe-t-on que l'expectoration soulage, diminue les accès ? ou prescrit l'usage du miel ou oxymel scillitique, à la dose de quelques cuillerées à café dans la journée. Le sirop d'ipécacuanha est également convenable et aux mêmes doses.

Les fumigations aqueuses conviennent dans l'asthme dit *sec*; les expectorans dont nous venons de parler (miel et oxymel scillitiques, sirop d'ipécacuanha, auxquels nous pouvons ajouter la gomme ammoniaque, le kermès, etc.), seront ordonnés contre l'asthme humide.

L'usage de la teinture éthérée ou alcoolique de digitale (celle-ci est préférable), à la dose de quelques gouttes sur un morceau de sucre, l'entretien d'un séton, d'un vésicatoire ou d'un cautère à la poitrine ou sur l'un des bras, sont d'un secours avantageux dans toutes les affections asthmatiques.

Si l'asthme était causé ou entretenu par des dartres, une gale, ou toute autre maladie cutanée, supprimée trop tôt, comme cela s'est vu quelquefois, il faudrait se hâter de rappeler l'éruption, ou d'y suppléer par un exutoire quelconque.

Enfin, l'asthme peut encore avoir pour origine des hémorrhagies supprimées, une menstruation peu régulière ou trop peu abondante. Ces circonstances seront prises en considération avant que de rien faire de très actif pour l'asthme en lui-même.

§ IV. *Toux*.

La toux, considérée d'une manière générale, prend différens noms, selon son intensité, le siège qu'elle occupe, les symptômes, les complications qui l'accompagnent, etc., etc.

Quand la *Toux* est légère, toute simple, toute commençante, qu'elle n'a lieu que parce que le fond de la gorge est légèrement irrité, on lui donne le nom de *Rhume*; c'est la maladie la plus

ordinaire et la plus commune des saisons froides
et humides.

Quand l'irritation qui donne lieu à la Toux occupe une plus ou moins grande étendue des bronches, on a alors un véritable Rhume, ou plutôt
une *Bronchite*, ou un *Catarrhe bronchique*,
comme on le dit encore. La Bronchite peut être
simple ou compliquée, peu aiguë, peu douloureuse, ou très aiguë, très pénible, très fatigante
pour le malade.

Enfin, quand le point enflammé se communique
de la gorge dans les bronches, des bronches dans
la poitrine, que les poumons sont irrités, que le
sang y est accumulé en quantité plus grande que
dans l'état normal, qu'il y a Toux fréquente, qu'un
peu de sang est mêlé aux crachats, etc., etc., le malade est sous le début, ou d'une *pneumonie*, ou
d'une *péripneumonie*, etc.; son état, alors, est
grave, sérieux, et les secours de la médecine lui
sont indispensables. Bien qu'on soit dans l'habitude de croire quelquefois dans le vulgaire qu'un
Rhume bien soigné dure quarante jours, tandis
qu'un *Rhume pour lequel on ne fait rien ne dure
que cinq à six jours*, voici ce que nous conseillons de faire, et de faire très promptement, comme
étant plus sage et surtout plus prudent, dès le
début de toute affection des voies aériennes, connue sous les noms de : *Enrouement, Toux, Rhume,
Bronchite, Catarrhe, Pulmonie*, etc. Mais
avant, laissons parler l'auteur de la Médecine
des pauvres (édition antérieure à celle que nous
publions aujourd'hui): Nous donnerons ensuite un
traitement beaucoup plus simple, beaucoup plus
rationnel et plus au niveau de la médecine ac-
tuelle.

Prenez une once de Pouillot et trois onces de
Sucre Candi en poudre, mêlez ensemble, et
donnez-en une cuillerée le matin à jeun, et le soir
en se couchant.

Remarquez que, dans tous les remèdes qu'on

8

prépare pour la poitrine et pour les poumons, il faut préférer la Cassonade au Sucre en pain.

La décoction d'Orvale, ou sa poudre incorporée avec le Miel, a guéri en peu de temps de vieilles toux.

Avalez, en vous couchant, une cuillerée de bonne huile d'Olive avec du Sucre.

Lorsque la toux se manifeste, avalez trois ou quatre cuillerées d'Eau de Rose et autant d'eau-de-vie mêlées ensemble. Une vieille toux de trois ou quatre ans a été guérie par ce remède.

Un certain médecin, dit Etmuller, guérissait toute sorte de toux avec une pomme cuite sur la braise, remplie de Miel Rosat, et mangée vers le soir. Vous ne trouverez point de meilleur remède contre la toux sèche que l'usage du lait de vache.

Pour la toux violente, surtout la nuit, pilez trois têtes d'Ail, avec une suffisante quantité de graisse de Porc, pour en faire un onguent, dont on oindra les plantes des pieds, le soir en se couchant: et, étant au lit, on s'en fera oindre un peu l'épine du dos. Ce même remède est bon aussi pour l'enrouement.

Mettez du Sucre blanc ou du Sucre Candi, dans une tasse d'argent ou de terre vernissée, et par dessus, de bonne eau-de-vie dans laquelle vous aurez mis infuser, auparavant, des plantes pectorales, comme feuilles de Marrube blanc, d'Hysope, de Lierre de Terre, de Véronique mâle, de Scabieuse, ou les fleurs de ces plantes; mettez-y le feu avec un morceau de papier allumé; et, lorsqu'il se sera éteint de lui-même, conservez cette liqueur pour la toux et autres affections du Poumon un peu anciennes.

Pour la Toux et la difficulté de cracher, mettez dans un pot une pinte d'eau commune, avec une bonne cuillerée de Miel; faites-le écumer sur le feu, et ôtez l'écume tant qu'il s'y en formera: quand il n'écumera plus, ôtez-le du feu, laissez-le refroidir, et conservez cette liqueur dans une bouteille, pour boisson ordinaire.

Prenez le matin deux verres d'eau tiède sucrée, autant trois heures après le dîner, et autant en vous mettant au lit; cela fait souvent passer promptement le Rhume.

Prenez une tasse d'eau-de-vie, la moitié d'une muscade râpée, et gros comme un œuf de poule de sucre en poudre; mettez le tout dans une bouteille de verre, battez-le bien ensemble, et avalez ce mélange en trois ou quatre soirs en vous couchant.

Faites tremper pendant un ou deux jours, dans un vase clos contenant de l'eau-de-vie, de la Cannelle concassée grossièrement; passez l'infusion; ayez du Sucre en poudre, dans une écuelle en terre vernissée; versez dessus votre eau-de-vie, faites-les un peu chauffer sur les cendres, puis mettez-y le feu avec un papier allumé, remuez bien le tout avec le manche d'une cuiller bien nette, jusqu'à ce que l'eau-de-vie ne brûle plus; conservez cette liqueur pour les catarrhes et rhumes un peu anciens.

Prenez trois pommes de reinette; pelez-les, coupez-les par tranches fort minces, mettez-les dans une casserole avec une pinte d'eau, demi-once de Jujubes et autant de raisins de Damas; faites bouillir le tout à la réduction de la moitié; passez à travers un linge, et ajoutez-y quatre onces de bonne cassonade; faites bouillir de nouveau jusqu'à ce qu'il soit réduit à demi-setier, et ensuite conservez-le dans une bouteille de verre pour en donner une cuillerée ou deux, le soir et le matin à jeun.

Ce sirop a guéri plusieurs personnes attaquées de Rhume inflammatoire.

On fait une Eau de Pomme, très bonne pour le Rhume, en mettant cinq ou six pommes en morceaux, sans en ôter la peau, dans deux pintes d'eau toute bouillante, avec trois ou quatre onces de bonne cassonade.

Le traitement rationnel de toute affection de poitrine commençante a déjà été indiqué au paragraphe PNEUMONIE ; nous y ajouterons cependant quelque chose à l'occasion de la *Toux*, sujet de ce paragraphe.

La Toux simple, le Rhume commençant, l'Enrouement, sont tous des cas de peu d'importance ; un peu de diète, de repos, quelques boissons chaudes, garder la chambre, prendre le matin à jeun une ou deux onces de Manne en larmes dans un verre d'eau ou de lait, suffisent le plus ordinairement pour ramener la santé. Si, contre toute attente, et malgré les premiers soins, les symptômes inflammatoires persistent, si la Toux augmente, le régime diététique et le traitement curatif ci-dessus seront également tenus et continués plus sévèrement.

Les tisanes tièdes de Mauves, de Guimauve, de Violettes, sucrées avec le sirop de gomme, seront données en abondance au malade. L'eau de Gomme sucrée conviendra également, ainsi que du lait sucré coupé avec moitié d'eau.

Le malade gardera la chambre, et celle-ci sera tenue chaudement et dans une température toujours égale. L'exposition à l'air froid, les courans d'air, seront évités. Un gilet de flanelle sera posé sur le corps du malade, et si cette addition aux vêtemens ordinaires ne suffit pas, on y joindra les bas et le caleçon également de flanelle.

Enfin un vésicatoire sera appliqué à l'un des bras, et entretenu pendant un temps assez long pour voir l'état du malade s'améliorer, et la santé prête à se rétablir. Il est inutile de dire qu'une saignée sera faite, que des sangsues seront appliquées sur la poitrine, si l'un des côtés de celle-ci est douloureux, et si chaque respiration donne lieu à ce que l'on appelle vulgairement un point de côté. (*Voyez* PNEUMONIE.)

§ V. *Péripneumonie, Fluxion de Poitrine.*

Saignez les malades s'ils peuvent l'être, donnez-leur des boissons tièdes et sucrées; mettez-les à la diète, au repos au lit et dans un lieu dont la température soit tiède. *Voyez* PNEUMONIE, TOUX, PLEURÉSIE.

§ VI. *Point, ou douleur de Côté. Pleurésie commençante.*

Prenez deux poignées de feuilles, avec les racines, de Violiers de Mars, et une pinte de vin blanc; pilez le tout ensemble, après avoir nettoyé les feuilles et lavé les racines de Violiers, passez le tout par un linge, et avalez demi-verre de ce jus, réitérant plusieurs fois, si la douleur ne passe pas.

Donnez au malade, dans du vin blanc ou dans du bouillon, autant de fiente sèche de pigeon ou de poule, qu'il en pourra tenir sur un écu.

Avalez, avec un demi-verre de vin blanc, le jus d'une poignée de Cerfeuil; et soyez ensuite deux heures sans manger, vous tenant bien couvert, et appliquez sur le côté, le plus chaud que vous le pourrez endurer, un cataplasme de poireaux fricassés avec du sel, et ce qu'il faudra de vinaigre pour les empêcher de brûler.

Appliquez sur le côté douloureux des sangsues ou un sinapisme (bouillie faite avec de la farine de moutarde et de l'eau), ou bien un sachet plein de cendres chaudes, ou bien faites cuire de l'Avoine et du Millet dans une poêle, avec un peu de sel, appliquez le mélange chaud et renfermé dans un sachet.

§ VII. *Pleurésie.*

Faites d'abord comme ci-dessus, puis recourez aux moyens suivans :

Appliquez sur le côté où la douleur se fait sentir un Cataplasme fait avec une demi-douzaine

de blancs d'œufs battus et étendus sur des étoupes,
sur lesquels on met une demi-once de Poivre Noir,
et autant de Gingembre en poudre. Au défaut de
blancs d'œufs, on fait bouillir de la mie de pain
dans du vinaigre, l'on y met de même le Poivre et
le Gingembre par dessus. On couvrira bien le Malade pour le faire suer. On aura soin d'entretenir la sueur pendant quelques heures, ou jusqu'à
ce qu'on s'aperçoive de quelque faiblesse ; alors il
faudra ôter le Cataplasme, et laver le côté avec de
l'eau-de-vie un peu tiède, changer le Malade de
linge, l'essuyer et lui faire prendre un bouillon.
S'il ne sue pas aisément, on lui donnera une tisane
chaude, telle que celle de violette ou de bourache miellée. On peut réparer les forces du
malade par une cuillerée ou deux de vin chaud,
et de petits bouillons. Pendant que la sueur
a lieu, il faut bien se donner de garde de l'interrompre en se découvrant, parce qu'il surviendrait
un rhumatisme, ou d'autres accidens fâcheux.

Il est important de s'occuper du malade dès le
commencement de la Pleurésie ; sans quoi la vie
est en danger.

Vanhelmont conseille, dans la Pleurésie et dans
la Péripneumonie, un verre de jus de Chicorée
sauvage, ou de petites marguerites rouges de jardin.

Le traitement rationnel de la pleurésie est le
suivant : au début une saignée assez copieuse ; le
lendemain ou le soir même du premier jour, une
autre saignée ; enfin il est quelquefois nécessaire
de faire saigner le malade le troisième jour de
l'invasion de la maladie, s'il ne l'a pas été trois
fois dans les premières trente-six heures.

Dans cette maladie, il faut, comme dans d'autres, tenir compte de l'âge et de la force du sujet
avant de saigner ou d'appliquer des sangsues sur
les points douloureux de la poitrine (cette application de sangsues a lieu souvent en sus des saignées générales) ; mais ici cette précaution sera

prise en considération un peu moins que dans toute autre affection.

Le repos absolu, la diète la plus sévère est ici de la plus haute importance; un écart de régime peut tuer le malade. Avec de la prudence, des soins biens entendus, sagement et promptement administrés, on est presque toujours certain de sauver le malade.

Les boissons émollientes, un peu sudorifiques, données en abondance, tièdes et souvent, sont d'une grande utilité dans le traitement de la pleurésie.

Les vésicatoires sur les régions douloureuses de la poitrine sont également très utiles, mais il faut que l'acuité de la maladie ait beaucoup diminué, sinon disparu entièrement.

Les fomentations chaudes, les cataplasmes émolliens, viendront seconder les bons effets des saignées ou l'application des sangsues, etc.; des boissons douces et sudorifiques.

Quelques lavemens huileux seront donnés, s'il y a difficulté ou rareté dans les selles.

Nota. Les habitans des campagnes ont souvent l'habitude, au début d'une pleurésie, d'une pneumonie, de prendre, le soir en se couchant, une forte tasse de vin chaud très sucré et très aromatisé avec de la cannelle. Ce moyen, tout à fait perturbateur, qui réussit quelquefois, est bien dangereux; et certes, il a fait plus de victimes qu'il n'a procuré de guérisons durables et sans accidens secondaires. Nous conseillons donc à nos lecteurs de faire tous leurs efforts pour empêcher une manière de faire aussi peu raisonnable, et si féconde en accidens funestes.

La pleurésie est la maladie des ouvriers ou artisans, sujets exposés à l'intempérie des saisons, à la rigueur et aux variations atmosphériques, et, il faut le dire, coupables de la plus grande imprudence dans la majorité des cas. En effet, quel est celui d'entre eux qui, étant en sueur, sait éviter

un courant d'air, ne pas boire froid, changer de
linge, lors même qu'ils le peuvent facilement?

Combien de bons ouvriers, de pères de famille,
sont enlevés à leur femme, à leurs enfans, par suite
des imprudences que nous venons de consigner!
Combien de maladies seraient évitées, d'argent et
de temps économisés, si les précautions que nous
venons d'indiquer, et qui peuvent être comprises
par l'intelligence la plus commune, étaient régu-
lièrement et sagement observées!

§ VIII. *Poitrine faible et malade*, ou *Début de la
Phthisie.*

Une femme qui avait une fort mauvaise poitrine, et qui avait usé inutilement de plusieurs remèdes, s'est rétablie par l'usage d'une tisane
faite avec la Sanicle et la Bugle.

Avalez le matin, à jeun, vingt ou vingt-cinq
baies de Genièvre en forme de pilules.

Les feuilles de Pas-d'Ane sèches, fumées avec
la pipe, sont bonnes pour la poitrine faible.

Pour la faiblesse de poitrine, faites bouillir
dans une pinte d'eau de fontaine ou de rivière,
quatre racines de Scorsonère, et après l'avoir
passée, faites-y bouillir et écumer deux onces de
bon Miel blanc, avec un gros de Cannelle concassée; prenez un verre de cette tisane soir et
matin. *Voyez* PNEUMONIE.

§ IX. *Poitrine oppressée*, ou *Épanchement plus
ou moins abondant dans la Poitrine.*

Quand il y a un épanchement dans la poitrine,
par suite de la pleurésie ou de toute autre cause,
que le liquide épanché est du pus ou de l'eau, que le
traitement ordinaire de la pleurésie ou de la cause
qui a donné naissance à l'épanchement n'a amené
aucun amendement dans l'état du malade; quand
enfin les saignées, les sangsues, les vésicatoires,
les purgatifs, les tisanes diurétiques faites avec le
Chiendent, le Sel de nitre, les potions contenant

de la teinture de Scille et de Digitale, l'esprit de Mindérérus (acétate d'ammoniaque), le Sirop des cinq racines, etc., ne laissent aucun espoir de sauver le malade, il faut décider celui-ci à subir, comme seul moyen de guérison qui reste à employer, une opération appelée *empyème*, et qu'un médecin ou un chirurgien peuvent seules se permettre de faire.

Hydropisie de poitrine. Voyez HYDROPISIES EN GÉNÉRAL.

CHAPITRE XI.

MALADIES DU CŒUR.

§ I. *Palpitations de Cœur.*

Flairez fréquemment des clous de Girofle.

Usez de temps en temps de la décoction aqueuse d'Agripaume.

Appliquez à la région du cœur un Cataplasme de pain détrempé dans du bon vin; ajoutez poudre de Roses, de Marjolaine, de noix Mucades et de Girofle.

Faites un breuvage avec deux onces de jus de Buglosse ou de Bourache clarifié au feu, et deux dragmes de sucre blanc. Donnez de ce breuvage un verre tous les soirs.

Dans les violentes palpitations, la saignée est le meilleur remède.

L'introduction dans les bronches de vapeurs aqueuses chargées de principes balsamiques convient encore contre les palpitations, ainsi que l'usage du Sirop de pointes d'asperges.

§ II. *Syncope ou défaillance.*

La Syncope peut être soulagée par un peu de bonne Eau-de-Vie, introduite dans la bouche, ou appliquée sur les tempes. On peut aussi donner un peu de bon vin à boire, dans lequel on délaiera un dragme d'écorce d'Orange ou de Citron râpée ou mise en poudre.

De quelque cause que provienne la Syncope, il est bon de coucher le Malade sur le dos, de lui jeter de l'eau froide sur le visage, lui souffler quelque poudre dans le nez pour le faire éternuer, lui faire de fortes frictions, ou lui appliquer des ventouses.

Quand la syncope survient après la saignée, on rappelle quelquefois le malade à lui-même en le couchant la tête basse, lui fermant la veine avec le doigt pour un moment, et lui faisant avaler un verre d'eau.

Dans la Syncope qui survient dans la saignée, il n'y a point de remède plus puissant que l'air, les frictions, les odeurs fortes, telles que celles de vinaigre, de l'ammoniaque liquide, etc.

§ III. *Anévrysme, Hypertrophie du cœur.*

L'Anévrysme et l'Hypertrophie du cœur sont des maladies au dessus des ressources de l'art, du moins dans la majorité des cas, et surtout quand, dès le début de ces affections, on a négligé de prendre et de suivre les conseils de la médecine.

Les malades menacés d'une affection organique du cœur devront se soumettre à un régime débilitant des plus énergiques et des mieux entendus, c'est à dire diminuer peu à peu la quantité d'alimens qu'ils prennent chaque jour étant en bonne santé, et se contenter à l'avenir de légumes, de fruits, de viandes blanches, et de celles qui proviennent de très jeunes animaux.

Le malade se fera saigner très souvent dans le cours de l'année; il se fera appliquer sur la région du cœur des linges trempés dans de l'eau très froide, dans de l'eau et du vinaigre, de l'eau et de l'éther, etc.

Si l'Anévrysme a son siège sur un organe ou un membre qui puisse permettre une compression méthodique, graduelle, on exercera cette compression.

Enfin, si une opération devenait nécessaire, on en confierait le soin à un chirurgien habile.

CHAPITRE XII.

MALADIES DE L'ESTOMAC.

§ I. *Des Empoisonnemens.*

On appelle *poison*, toute substance qui, prise intérieurement ou appliquée de quelque manière que ce soit sur un corps vivant, altère ou détruit entièrement la vie.

La cupidité, la vengeance et la méchanceté ont fait, de l'usage des poisons, le moyen le plus terrible et en même temps le plus lâche, puisqu'il s'applique dans l'ombre, que possèdent les hommes pour donner la mort à tout ce qui nuit à leur ambition, à leurs intérêts. Heureusement que la médecine, sauvegarde de la conservation et de la santé publique, a considéré l'étude des poisons comme partie ensentielle des nombreuses et vastes connaissances qu'elle doit posséder, et, que, éclairée du flambeau de la chimie, elle peut suivre le crime pas à pas, et l'atteindre dans ses derniers retranchemens. Que celui qui ne reculerait pas devant la pensée et l'exécution d'un empoisonnement, sache donc que son crime ne peut rester ignoré, et que les lois sont toutes prêtes à le frapper !

§ II. *Signes généraux d'un Empoisonnement.*

On devra soupçonner un empoisonnement toutes les fois qu'appelé près d'un malade, celui-ci se plaindra d'une odeur nauséabonde et infecte, ou d'une saveur désagréable, acide, alcaline, stypti-

que ou amère; d'une chaleur âcre ou brûlante dans
le gosier et l'estomac; que la bouche sera sèche
ou écumeuse, l'haleine fétide, la gorge frappée
de constriction; que la langue et les gencives seront livides, d'un jaune citron, blanches, rouges
ou noires; qu'une douleur plus ou moins vive,
plus ou moins fixe, se fera sentir le long du tube
digestif ou dans l'un de ses points plus que dans
tout autre; qu'il y aura des rapports, des nausées,
des vomissemens plus ou moins fréquens de matières muqueuses, bilieuses ou sanguinolentes,
blanches, jaunes, vertes, bleues, rouges ou brunâ-
tres, bouillonnant sur le carreau, rougissant ou
verdissant le sirop de violettes; qu'on observera des
hoquets, de la constipation ou des déjections alvines
plus ou moins abondantes, avec ou sans ténesme, de
couleur et de nature différentes; que la respiration
sera difficile; le pouls fréquent, petit, serré, irrégulier, souvent insensible, ou fort et régulier; la
soif ardente; les frissons fréquens; la peau et les membres inférieurs glacés ou dévorés par une chaleur
brûlante, une éruption douloureuse; que les sueurs
seront froides et gluantes; l'émission des urines
difficile, très rare ou brûlante, et les boissons
rejetées de l'estomac aussitôt qu'elles auront été
ingérées.

On tiendra compte encore de l'altération de la physionomie, de la couleur pâle, livide ou plombée
de la face; de la perte de la vue et de l'ouïe; de la
rougeur et de la siccité des yeux, de la contraction
ou de la couleur de la pupille; de l'agitation générale, des cris, du délire, des convulsions générales ou locales; des contorsions; du rire sardo-
nique, du trismus; de la stupeur, de la syncope,
de la pesanteur de tête, de la somnolence, des
vertiges, des paralysies locales ou générales, de la
prostration des forces, de l'altération de la voix,
du priapisme, etc. Enfin le médecin constatera s'il
y a cessation, ou retour plus ou moins régulier des
différents symptômes que nous venons d'énumérer;

§ III. *Traitement général d'un Empoisonnement.*

Les indications à remplir varient selon le temps qui s'est écoulé depuis l'empoisonnement. Ainsi, le poison est-il avalé depuis peu de temps? Se trouve-t-il encore dans l'estomac, ou en d'autres termes, est-on appelé à la *première époque* des accidens? On cherchera à chasser le poison, soit par le haut, soit par le bas, à l'aide des évacuans; ou bien on neutralisera ses propriétés vénéneuses en les combinant avec une substance appelée *Contre-Poison*.

La substance délétère est-elle avalée depuis un certain laps de temps? Les symptômes de l'empoisonnement sont-ils manifestes? On combattra la maladie par des moyens généraux appropriés à la nature des symptômes, à l'état du sujet et des organes affectés, au genre de poison, etc, après avoir eu la précaution, toutefois, de s'assurer si toute la substance vénéneuse a été rejetée par les vomissemens.

Les évacuans mis en usage dans la première période de l'empoisonnement sont l'eau chaude et en grande quantité, la titillation de la luette, les boissons mucilagineuses et adoucissantes.

Les *Contre-Poisons* ou *antidotes*, sont des substances capables de décomposer ou de neutraliser les poisons en se combinant avec eux. A la tête de ces substances que l'on doit pouvoir prendre en grande quantité sans danger, et dont l'action doit être prompte et indépendante des sucs gastrique, muqueux, bilieux, etc., renfermés dans l'estomac, sont : *voyez* chaque poison en particulier.

§ IV. *Classification des Poisons.*

Les poisons sont partagés en quatre classes. Dans la première se trouvent les poisons appelés *irritans, corrosifs* ou *escharotiques*, et qui déterminent l'inflammation des parties qu'ils touchent. La seconde classe renferme les poisons *narcoti-*

ques ou *stupéfians;* ceux qui paralysent les fonctions du système nerveux. Dans la troisième sont les poisons *narcotico-âcres,* poisons qui participent des deux premières espèces, c'est à dire qui produisent le narcotisme et l'irritation. Enfin les poisons *septiques* ou *putréfians,* ceux qui altèrent ou putréfient les humeurs ou les liquides animaux, constituent la quatrième et dernière classe.

Les moyens de reconnaître les poisons sont de deux sortes : ou bien on les reconnaît par leurs effets toxiques, c'est à dire par l'ensemble des phénomènes morbides auxquels ils donnent lieu, ou bien on a recours aux agens dits réactifs chimiques. Nous ne nous occuperons pas ici de ces derniers.

Les effets toxiques des poisons de la première classe sont généraux ou particuliers, suivant qu'on les considère en masse ou isolément.

§ V. *Effets généraux des Poisons de la première classe.*

Tous ces poisons enflamment plus ou moins les tissus ou parties avec lesquels ils ont été mis en contact. Les uns (les acides et les alcalis concentrés, la pierre infernale, etc.) corrodent à la manière du feu rouge, et déterminent la mort absolument comme le ferait la brûlure la plus profonde. Les autres, tels que le sublimé corrosif, l'arsenic, etc., tuent par la promptitude avec laquelle ils sont absorbés et portés dans toute l'économie, où ils paralysent les propriétés vitales du cœur, des poumons, du cerveau, et de tout le système nerveux.

§ VI. *Effets particuliers des acides concentrés.*

Signes de l'empoisonnement par un acide. Saveur acide, brûlante et désagréable; chaleur âcre au fond de la gorge et dans l'estomac, qui ne tarde pas à se propager jusque dans l'abdomen ; — fétidité de l'haleine; — rapports fréquens; — en-

vies de vomir; — vomissemens fréquens, d'une
couleur variable, quelquefois mêlés de sang, avec
amertume dans la bouche, bouillonnant sur le
carreau; — hoquet, constipation, ou plutôt selles
copieuses et plus ou moins sanguinolentes; — sensibilité excessive de l'abdomen; — douleurs de
poitrine, difficulté de respirer; pouls fréquent et
régulier; — soif ardente; — frisson; — extrémités froides; — sueurs froides et gluantes; — difficulté d'uriner; — agitation continuelle; — mouvemens convulsifs généraux; — prostration extrême; physionomie devenant peu à peu pâle,
livide; — fonctions intellectuelles ordinairement
intactes; — intérieur de la bouche et des lèvres
noir si ce poison est de l'huile de vitriol, jaune si
c'est de l'eau forte, blanc si c'est de l'esprit de sel
(*acide muriatique* des anciens, *hydrochlorique*
des modernes).

Nota. La même coloration peut être observée
sur les mains, le visage, le cou, etc.

§ VII. *Effets particuliers des alcalis concentrés.*

Signes de l'empoisonnement par les alcalis.
Saveur âcre, caustique, urineuse; — vomissemens verdissant l'infusion de violettes, ne bouillonnant pas sur le carreau; — convulsions horribles, surtout si le poison est de l'alcali volatil.

§ VIII. *Effets particuliers des préparations mercurielles, arsenicales, antimoniales, de cuivre, d'étain, d'or, d'argent, etc.*

*Signes de l'empoisonnement par ces substan-
ces.* Saveur âcre, métallique, plus ou moins analogue avec celle de l'encre; — sentiment de brûlure au fond de la gorge, mais moins prononcé
qu'avec les acides; — resserrement à l'arrière-
bouche, dans l'estomac et les intestins; — douleurs augmentant très promptement et devenant
insupportables; — envies de vomir et vomissemens
plus ou moins fréquens; — vomissemens de cou-

leurs variables; quelquefois sanguinolens, sans action sensible sur la teinture de violettes et ne bouillonnant pas sur le carreau ; — constipation ou diarrhée ; — rapports fréquens et souvent fétides ; — hoquet, difficulté de respirer, presque de la suffocation ; — pouls accéléré, petit, serré, quelquefois inégal ; — soif inextinguible ; — difficulté d'uriner ; — crampes ; — extrémités glacées ; — convulsions horribles ; — prostration complète ; — face décomposée ; — délire.

Signes de l'empoisonnement par le sel de nitre et le foie de soufre. Vomissemens opiniâtres, souvent sanguinolens ; — inflammation vive de l'estomac et des intestins ; — trouble des fonctions du système nerveux ; — production de l'ivresse, de la paralysie des membres ; — convulsions.

Signes de l'empoisonnement par le sel ammoniac. Vomissemens ; — mouvemens convulsifs ; — raideur général du corps ; — décomposition des traits de la face.

Signes de l'empoisonnement par les sels de baryte. Vomissemens ; — convulsions ; — paralysie des membres ; — hoquet ; — douleurs abdominales ; — décomposition des traits de la face.

Signes de l'empoisonnement par l'Eau de Javelle, le Phosphore. Voyez ce que nous avons dit pour les acides.

Signes de l'empoisonnement par les Cantharides et leurs préparations pharmaceutiques. Odeur nauséabonde et infecte ; — saveur âcre, très désagréable ; — chaleur brûlante dans le gosier, l'estomac et les intestins ; — envies de vomir ; — vomissemens fréquens et sanguinolens ; — douleurs atroces dans le ventre et surtout dans l'estomac ; — priapisme opiniâtre et très douloureux ; — ardeur de la vessie ; — difficulté et quelquefois impossibilité d'uriner ; — pouls fréquent et dur ; — mâchoires tellement resserrées que le malade ne peut rien avaler ; — convulsions affreuses ; — raideur générale ; — délire.

Signes de l'empoisonnement par le verre et l'émail pilés. Douleurs vives et aiguës dans l'estomac, les intestins ; — sentiment de piqûres et de déchirement.

Signes de l'empoisonnement par les préparations de plomb. Saveur sucrée, astringente, métallique, désagréable ; — resserrement à la gorge ; — douleurs plus ou moins vives dans l'estomac ; — envies de vomir ; — vomissemens opiniâtres, douloureux, souvent mêlés de sang ; — constipation opiniâtre. Voyez ce que nous avons dit pour le Sublimé corrosif.

Signes de l'empoisonnement par les substances végétales irritantes, telles que les Anémones, les Clématites, la Coloquinte, la Staphysaigre, le Garou, etc., etc. Saveur âcre, piquante, plus ou moins amère ; — chaleur brûlante ; — grande sécheresse dans la bouche ; resserrement douloureux de la gorge ; — envies de vomir, vomissemens plus ou moins copieux, plus ou moins douloureux ; — selles plus ou moins copieuses ; — douleurs d'estomac et des intestins ; — pouls fort, fréquent et régulier ; — respiration gênée et accélérée ; — démarche chancelante : — prunelle dilatée, contractée ou naturelle ; — abattement général ; — convulsions plus ou moins violentes ;—douleurs dans les membres.

§ IX. *Effets toxiques généraux des poisons narcotiques* (DEUXIÈME CLASSE), *tels que l'Opium et ses préparations, la Jusquiame, la Morelle, la Laitue vireuse, la Douce-amère, etc., etc.*

Signes de l'empoisonnement par ces substances. Stupeur ; — engourdissement ; — pesanteur de tête ; — envies de dormir ; — sorte d'ivresse ; — regard hébété ; — prunelle très ouverte, resserrée ou naturelle ; — délire furieux ou gai ; — douleurs, convulsions dans quelques parties du corps ; — paralysie des jambes ; — pouls variable, mais en général petit et fort dans le début de l'ac-

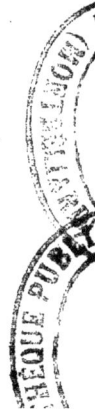

9.

cident; — respiration quelquefois un peu accélérée; — vomissement, surtout lorsque le poison a
été appliqué sur une plaie quelconque.

§.X. *Effets toxiques des poisons de la troisième
classe.*

1° *Signes de l'empoisonnement par la Noix
vomique, les Fèves Saint-Ignace, le Camphre, la fausse Angusture, la Coque du Levant,* etc., etc. Excitation du cerveau et de la
moelle épinière; — tête renversée en arrière;
— respiration difficile; — asphyxie imminente.

2° *Signes de l'empoisonnement par le Tabac,
la Belladone, la Pomme épineuse, la Digitale
pourprée, le Laurier-rose, la Rue, les Ciguës,
l'Aconit, les Ellébores, la Scille, le Vin,* etc., etc.
Agitation; — cris aigus; — délire plus ou moins
gai; — convulsions de la face, des mâchoires, des
membres; — dilatation ou contraction de la prunelle, ou bien encore état naturel de cet organe;
— pouls fort, fréquent, régulier, ou petit, lent,
irrégulier; — envies de vomir; — vomissemens
opiniâtres; — selles avec douleurs de ventre plus
ou moins aigües; — quelquefois une sorte d'i-
vresse (si c'est du vin qui a été pris en excès,
l'ivresse est complète), un grand abattement, de
l'insensibilité, envies de vomir.

3° *Signes de l'empoisonnement par le Seigle
ergoté donné en petite quantité.* Sensations in-
commodes aux pieds, espèce de fourmillement;
— douleur vive à l'estomac; envies de vomir; —
contractions des doigts; — cris aigus; — chaleur
brûlante dans les mains et les pieds; — pesanteur
de tête; — sorte d'ivresse; — éblouissemens, vertiges; — altérations des facultés intellectuelles;
manie, mélancolie ou assoupissement; — augmentation de tous les symptômes de l'ivresse; —
corps renversé en arrière; — bouche écumeuse,
sanie sanguinolente, jaune ou verdâtre; — convulsions horribles dans lesquelles la langue est sou-

vent déchirée ; — gonflement de la langue au point
que la respiration est souvent suspendue ; — faim
canine, souvent, après tous ces symptômes.

4° *Signes de l'empoisonnement par le Seigle
ergoté donné en grande quantité.* Douleur très
vive avec chaleur intolérable aux orteils : cette
douleur monte peu à peu, s'empare du pied, gagne la jambe. Le pied devient bientôt froid,
pâle, livide. La jambe devient également froide,
très douloureuse; le pied, au contraire, est devenu insensible ; — douleur plus vive la nuit que
le jour ; — soif très prononcée ; appétit soutenu ;
fonctions ordinaires de la vie régulières ; mouvemens et sustentation impossibles ; taches violettes,
ampoules, gangrène depuis le pied jusqu'au genou ; — chute de la jambe ; plaie vermeille, qui se
guérit promptement si le malade est placé dans
des conditions hygiéniques et thérapeutiques convenables.

§ XI. *Effets toxiques des poisons de la quatrième
classe.* Voyez *Piqûres et Morsures des vipères, serpens*, etc.

Signes de l'empoisonnement par la Dorade.
Mal de tête ; — envies de vomir ; — taches vermeilles sur la peau ; — démangeaison insupportable ; — resserrement de la poitrine.

Signes de l'empoisonnement par le Congre.
Tranchées ; — vomissemens ; — selles ; — défaillances ; — tiraillemens convulsifs ; paralysie des
membres ; — saveur cuivreuse dans le gosier.

*Signes de l'empoisonnement par le Clupé-Cait-
leu-Tassart.* Convulsions horribles ; — inflammation de l'estomac.

Signes de l'empoisonnement par les Moules.
Frissons irréguliers ; — douleurs de tête et de l'estomac ; — difficulté de respirer ; — inquiétude générale ; — rougeur et gonflement de la face et des
paupières ; — démangeaisons très vives sur le
corps ; — éruption d'ampoules semblables à celles

que produisent les orties ; — convulsions ; — enchifrenement subit.

§ XII. *Contre-poisons.* — *Traitement dans tous les cas d'empoisonnement.*

Contre-poisons des acides. Eau de Savon , eau de Guimauve , eau de Graine de Lin , lavemens de Son , de Fromageot, etc.

Traitement. Le vomissement n'ayant pas eu lieu, ce qui est extrêmement rare, on chatouillera le fond de la gorge avec les barbes d'une plume. Le poison qui n'a pas encore agi étant neutralisé , on aura recours aux fomentations émollientes sur l'abdomen, aux bains tièdes; à une saignée au bras, aux sangsues, si les premiers moyens ne suffisent pas ; aux boissons mucilagineuses, aux sangsues au cou , si la déglutition ne peut se faire.

Une fois maître des accidens, on prescrira une tasse d'Eau de Veau ; on favorisera la convalescence par l'usage du Gruau, des Fécules, des bouillons gras ; on évitera le vin, l'eau-de-vie et les alimens solides ; enfin la convalescence étant confirmée, on permettra des alimens solides, peu à la fois, et d'une digestion facile.

Si, par une cause quelconque, le malade ne peut avaler aucun des médicamens prescrits, on videra l'estomac à l'aide d'une sonde en gomme élastique faite exprès, et qu'on trouve chez tous les marchands d'instrumens de chirurgie.

Contre-poisons des alcalis concentrés. Vinaigre, suc de Citron étendu d'eau (deux cuillerées à café pour un verre); beaucoup d'eau chaude, eau albumineuse. L'eau albumineuse se fait avec 4 à 6 blancs d'œufs pour un verre d'eau.

Traitement. Faire vomir ; ensuite avoir recours aux boissons, fomentations émollientes , cataplasmes, sangsues , etc. Si les accidens ne cèdent pas, faire ce que nous avons dit au traitement de l'empoisonnement par les acides.

Contre-poisons des préparations mercurielles.
Eau albumineuse, Lait étendu d'eau, Farine
délayée dans de l'eau.

Traitement. Voyez *celui de l'empoisonnement
par les Acides.*

Contre-poisons des préparations arsenicales.
Eau sucrée pure ou coupée avec un tiers d'eau de
chaux, potion huileuse, lait, albumine étendue
d'eau, décoction d'écorce de Chêne, de Noix de
Galle, Poudre de Charbon, tritoxide de Fer hy-
draté (on trouve ce sel chez les pharmaciens)
délayé dans de l'eau. Il en faut douze à quinze
fois le poids présumé du poison.

Traitement. Eau de Guimauve, de Mauve, de
Graine de lin, de Veau, etc. Voyez *Acides.*

Contre-poisons des préparations cuivreuses.
Voyez *ceux des préparations mercurielles.*

Traitement. Voyez *de même.*

*Contre-poisons des préparations antimonia-
les.* Eau tiède en abondance. Le vomissement n'a-
t-il pas lieu, on donne plusieurs tasses de décoction
de Noix de Galles, d'écorce de Saule, de Chêne.

Traitement. On combattra le vomissement en
donnant de l'eau sucrée, ou deux ou trois verres
d'eau dans laquelle on aura fait bouillir trois ou
quatre têtes de pavot ; on pourra ajouter un peu
de sucre. Les douleurs, les vomissemens persis-
tent-ils, quelques sangsues sur l'estomac ou autour du cou seront nécessaires si la déglutition est
difficile. Enfin on se comportera comme dans l'empoisonnement par les acides si les douleurs intestinales persistent ou augmentent.

*Contre-poisons des sels d'étain, d'or, de zinc,
de bismuth, etc., etc.* Lait coupé avec de l'eau ;
eau albumineuse.

Traitement. Celui des acides.

Contre-poison de la pierre infernale. Sel de
cuisine dissous dans l'eau, dans les proportions
suivantes : Sel, une cuillerée à café ; Eau, quatre
pintes.

Traitement. Celui des acides.

Traitement de l'Empoisonnement par le Sel de nitre ou salpêtre. Eau chaude en abondance pour faire vomir ; puis combattre les inflammations de l'estomac et des intestins par les émolliens; les symptômes nerveux par les opiacés.

Traitement de l'Empoisonnement par le foie de soufre. Favoriser le vomissement à l'aide d'une grande quantité d'eau chaude ; faire boire de l'eau contenant par verre une cuillerée de chlore liquide (ce chlore liquide se trouve chez les pharmaciens) ; calmer les douleurs de ventre par des sangsues, et se comporter ensuite comme nous l'avons dit plus haut en parlant des acides.

Traitement de l'Empoisonnement par l'eau de Javelle. Provoquer le vomissement, donner de l'eau albumineuse, et se conduire ensuite comme s'il s'agissait d'un acide.

Contre-poisons des préparations de Baryte. Eau de puits; eau tenant en solution deux gros de sel de Glauber par pinte.

Traitement. Eau sucrée, boissons émollientes. Voyez *Acides.*

Contre-poisons du phosphore, du brôme, de l'iode, etc. Voyez *Acides.*

Traitement. De même.

Traitement de l'Empoisonnement par les Cantharides. Eau tiède, eau de Graine de lin, de Racine de Guimauve, de Fromageot, etc., en assez grande quantité pour produire le vomissement; injecter dans la vessie des liquides mucilagineux; frictionner la partie interne des cuisses et des jambes avec de l'huile camphrée; si l'ardeur de vessie et la difficulté d'uriner persistent, ne point donner de liquides huileux qui augmentent les accidens en dissolvant le principe actif des cantharides; ne point provoquer le vomissement, se contenter de quelques verres d'eau sucrée, d'un bain général, de frictions huileuses camphrées, de quelques sangsues, de fomenta-

tions émollientes sur les points douloureux, etc.,
si les cantharides n'ont point été administrées à
l'intérieur, mais seulement appliquées sur la
surface de la peau ou sur des plaies.

*Traitement de l'Empoisonnement par le verre,
l'émail pilés.* Gorger le malade de Bouillie de fécule, afin d'envelopper le poison et diminuer son
action sur la membrane muqueuse de l'estomac;
recourir ensuite aux vomissemens, puis aux mucilagineux, aux adoucissans, aux fomentations,
aux bains émolliens, avec sangsues sur le point
douloureux, etc.

Contre-Poisons des préparations de plomb. Sulfate de soude, ou de magnésie, ou de chaux, dissous dans de l'eau; l'eau de puits.

Traitement. Voyez *Colique de plomb.*

*Traitement de l'Empoisonnement par les végé-
taux irritans, tels que les Ellébores, la Bryone,
la Coloquinte, le Gomme-gutte, le Ricin, la Sabine, les Euphorbes, les Aconits, la Gratiole,
la Joubarbe, les Clématites, les Apocynées, le
Pignon d'Inde,* etc., etc. On conseille des boissons émollientes, des bains et fomentations. Les
douleurs abdominales sont-elles nulles ou peu in-
tenses, les vomissemens fréquens, l'abattement et
la sensibilité très prononcés, on donne quelques
tasses de café à l'eau. Dans le cas contraire, on
se comporte comme nous l'avons dit pour le sublimé corrosif et les acides.

*Traitement de l'Empoisonnement par la Jus-
quiame, la Belladone, la Mandragore, la
Morelle, la Laitue vireuse,* etc. Provoquer le
vomissement à l'aide de deux ou trois grains d'E-
métique, de beaucoup d'eau chaude, et favoriser l'effet de l'un ou de l'autre de ces remèdes, en introduisant les doigts dans la gorge, ou
en chatouillant le gosier avec les barbes d'une
plume; donner après le vomissement, mais après
le vomissement seulement, des boissons acidules
préparées avec le suc de citron, le vinaigre, les

acides végétaux, la crème de tartre, etc; combattre le narcotisme par le café à l'eau, les potions éthérées ou alcooliques. Enfin les frictions sèches sur tout le corps et sur les membres sont encore très utiles, ainsi que la saignée du bras ou de la jugulaire, si le malade est comme frappé d'apoplexie, et si les moyens ordinaires n'ont procuré aucun soulagement.

Quand le poison aura été appliqué à l'extérieur, on se comportera de la même manière, à l'exception des vomissemens dont on s'abstiendra.

Traitement de l'empoisonnement par l'Opium, ses préparations pharmaceutiques, ou ses produits chimiques. Commencer par faire vomir; donner ensuite pour tisane de la Noix de Galle bouillie dans de l'eau, ou du café à l'eau; du reste, se conduire comme dans l'empoisonnement de la Jusquiame, etc.

Traitement de l'Empoisonnement par l'acide prussique, les cyanures de Mercure, d'Or. Faire vomir; faire respirer de l'eau chlorurée : cette eau se prépare chez les pharmaciens avec quatre parties d'eau et une partie de chlore; de l'eau ammoniacale faite avec une partie d'ammoniaque liquide des pharmacies, et douze parties d'eau; verser de l'eau froide sur la tête, la nuque, et tout le trajet de la colonne vertébrale; appliquer de la glace sur la tête; faire une saignée de la jugulaire ou du bras; appliquer des sangsues derrière les oreilles; frictionner les tempes avec de la teinture de Cantharides et l'Ammoniaque; envelopper les pieds de Sinapismes.

§ XIII. *Empoisonnement par les Champignons.*

Traitement. Faire vomir promptement le malade avec l'Émétique, puis administrer, comme purgatif, une once ou deux d'huile de Ricin, ou bien deux ou trois onces de sirop de Nerprun; donner un lavement préparé avec un gros de Séné, une once de sel d'Epsum, et une livre d'eau. On répète cet évacuant deux ou trois fois, et s'il ne produit aucun effet, on le remplace par un lavement de Tabac, préparé ainsi qu'il suit : Tabac, une once; Eau, deux livres; faites bouillir et passez.

Après les vomissemens, presque toujours déterminés par les lavemens de Tabac, on donne quelques cuillerées d'une potion préparée avec : Eau de Fleurs d'Oranger, quatre onces; sirop de Sucre, une once; Éther sulfurique ou gouttes d'Hoffmann, un ou deux gros.

Les accidens font-ils des progrès? on donne de l'eau sucrée, de l'eau de Gomme, de graine de Lin, ou de racine de Guimauve ; on applique des fomentations émollientes sur les points douloureux; on met le malade dans un bain; on pose quelques sangsues; enfin on se comporte selon la nature et la violence des accidens.

Les secours sont-ils arrivés trop tard? La fièvre est-elle très forte, le ventre enflé, très douloureux, etc.? On s'abstiendra des purgatifs, on saignera le malade, on appliquera des sangsues, des fomentations émollientes sur les points douloureux, etc.

Traitement de l'empoisonnement par la Noix vomique, la Fève Saint-Ignace, la Coque du Levant, la Fausse Angusture, le Camphre, etc. On provoque le vomissement par les moyens déjà indiqués; on prévient l'asphyxie en insufflant de l'air dans les poumons (*voyez* ASPHYXIE); on donne quelques cuillerées d'une potion préparée avec deux onces d'eau, deux gros d'Éther sulfurique, deux gros d'huile de Térébenthine, et une demi-once de sirop de sucre.

Le voison a-t-il été appliqué sur une plaie, introduit à l'aide d'un instrument ou d'un corps pointu, etc.? On retire le corps étranger, on cautérise la blessure, et on fait comme nous venons de le dire, à l'exception des vomissemens.

*Traitement de l'empoisonnement par le Ta-
bac, la Belladone, la Ciguë, les Ellébores, la Digitale pourprée, la Rue, l'Aconit, la Scille, etc.*
On fait vomir le malade, on le purge, on lui pratique une saignée à la jugulaire s'il est dans un
état comateux. Quand il a vomi, on lui donne des
boissons acidules; enfin on a recours aux antiphlogistiques.

*Traitement de l'empoisonnement par le Seigle
ergoté.* Les accidens sont ils légers? On se borne
à donner de l'eau vinaigrée, ou de l'eau dans laquelle on a exprimé le jus d'un citron. La gangrène est-elle imminente? On place le malade
dans un appartement sec et chaud, sur un lit bien
chaud, dont on renouvelle souvent les couvertures, etc.

*Traitement de l'empoisonnement par les Mou-
les, les Dorades, etc.* On se hâte de donner des
vomitifs, des purgatifs, de l'Éther sur du sucre,
une potion anti-spasmodique avec l'Éther sulfurique ou la liqueur anodine d'Hoffmann, le laudanum, etc. On donne des boissons acidules; on combat les douleurs de l'estomac par quelques sangsues, etc.

§ XIV. *Maux d'estomac.*

Sous les noms de *mal d'estomac* ou *maux d'estomac*, les gens du monde expriment les douleurs
qu'ils ressentent soit avant, soit après le repas, et
ces douleurs tiennent tantôt à la qualité ou à la
nature des alimens, tantôt à la digestibilité plus
ou moins facile de ceux-ci.

Quand les maux d'estomac tiennent évidemment
à la qualité et à la nature des alimens, il n'y a
qu'une chose à faire, c'est de changer les alimens;
quand les mêmes douleurs proviennent d'une digestion mauvaise, difficile ou incomplète, on
essaiera d'abord d'un vomitif préparé avec deux
ou trois grains d'émétique dissous dans un verre
d'eau. Le verre d'eau sera pris en trois fois, à un

quart d'heure de distance. On prendra beaucoup d'eau chaude pour aider le vomissement. Si les deux premières doses de l'eau émétisée suffisent, on ne prend pas la troisième.

Si ce moyen ne réussit pas, si l'estomac n'est douloureux ni à la pression, ni au simple toucher, on conseillera, le matin à jeun, soit une tasse d'eau de Chicorée, d'eau de Camomille romaine, d'eau de Petit-Chêne, etc., soit de l'eau de Rhubarbe, un petit verre d'Élixir de Longue-Vie, de vin de Quinquina, etc.

Les maux d'estomac tiennent-ils à des rapports aigres, à des flatuosités, etc.? *voyez* RAPPORTS, FLATUOSITÉS; sont-ils la suite de substances âcres, corrosives, vénéneuses, introduites dans l'estomac? *voyez* EMPOISONNEMENT; sont-ils l'effet de la goutte remontée? *voyez* GOUTTE; reconnaissent-ils pour cause la présence de vers? *voyez* VERS, MALADIES VERMINEUSES. a-t-on eu une indigestion? *voyez* ce mot.

Une dernière cause des maux d'estomac, ou plutôt une autre maladie assez commune, surtout chez les jeunes filles encore non réglées chez lesquelles la nature prépare la menstruation, très fréquente aussi chez les femmes mal réglées, affaiblies par les fleurs blanches, etc., c'est la GASTRALGIE, ou maladie nerveuse, névrose de l'estomac. *Voyez* GASTRALGIE.

§ XV. *Estomac faible.*

Faites infuser pendant douze ou quinze heures, dans une pinte d'eau bouillante, un grain ou deux de Noix muscade, filtrez à travers un morceau de laine et conservez dans un vase bien bouché. On en donnera tous les matins un ou deux verres à jeun; on peut y ajouter du sucre.

Une infusion de Marrube blanc dans du vin blanc convient également, à une dose moitié plus faible, chaque matin.

Une rôtie de pain blanc, trempée dans du vin

sucré, est encore bonne contre les faiblesses d'estomac.

L'Hysope en décoction ou en infusion est préférable à l'Absinthe pour fortifier l'estomac.

L'infusion, dans du vin, de la racine de Cariophyllata cueillie vers le 25 mars, et ensuite séchée à l'ombre, rétablit et fortifie l'estomac.

Prenez à jeun deux jaunes d'œufs frais cuits mollets, avec de la poudre de Muscade au lieu de sel.

Avalez le matin à jeun, en forme de pilules, vingt ou vingt-cinq baies de Genièvre, et continuez selon le besoin.

Tels sont les remèdes et les moyens à l'aide desquels on peut combattre les faiblesses d'estomac qui ne tiennent à aucune cause inflammatoire. Si cette circonstance existait, il faudrait d'abord s'attacher à détruire ces causes, avant de recourir à tous les médicamens toniques que nous avons indiqués, et qui, employés mal à propos, causeraient beaucoup plus de mal que de bien. *Voyez* GASTRITE CHRONIQUE et GASTRITE AIGUE.

§ XVI. *Indigestion.*

L'huile de semence de Lin en onction sur la poitrine est bonne pour guérir les maux d'estomac et les indigestions.

Quand l'indigestion est passée, faire usage d'alimens doux et légers.

Ayez dans une bouteille de verre demi-livre de bonne eau-de-vie, et une once de Cannelle concassée; et, dans une autre bouteille, quatre onces d'Eau de Rose, et une once de bonne Cassonade; laissez le tout vingt-quatre heures séparément, les remuant quelquefois, puis au bout de ce temps, mêlez le tout ensemble dans une même bouteille, et prenez-en une cuillerée cinq heures avant le repas. Cette liqueur aide à la digestion, dissipe les vents et empêche les rapports.

Au lieu d'avoir recours, comme on a la malheureuse habitude de le faire, aux liqueurs spiritueuses, à l'Eau-de-Vie, aux Ratafias de ménage, etc., dans les cas d'indigestion, causée le plus souvent par suite d'alimens ingérés en trop grande abondance dans l'estomac, il vaut mieux garder le repos, la diète absolue, et boire beaucoup d'eau tiède, pour exciter le vomissement, puis boire de l'eau de tilleul légère ou du thé légèrement sucré.

Des lavemens préparés avec de l'eau de son et deux cuillerées de sel de cuisine, des bains de pieds sinapisés conviennent encore dans les indigestions.

Il est rare que l'on saigne pour une indigestion. Toutefois on emploiera cette médication si la fièvre est forte, si le malade est très sanguin et très fort, et surtout si les douleurs très vives de l'estomac annonçaient devoir s'étendre jusque dans les intestins. *Voyez* Gastrite, Entérite.

§ XVII. *Estomac malade* (Dyspepsie).

Mettez infuser à froid une once d'yeux d'écrevisses en poudre, l'espace de vingt-quatre heures, dans trois pintes de vin; remuez le tout plusieurs fois le jour. Buvez de ce vin à tous vos repas, en y mêlant de l'eau. Quand ce premier vin est bu, on verse dans la même bouteille, sur la même poudre, autant de vin que la première fois, et l'on fait infuser vingt-quatre heures. Ce vin est très bon pour rétablir l'estomac.

Quand on sent des pesanteurs d'estomac, des douleurs et plénitudes qui procèdent de l'abondance des matières bilieuses, le remède le plus facile et le plus prompt est la diète et les boissons gazeuses.

§ XVIII. *Pesanteur d'Estomac après les repas.*

Voyez ci-dessus Estomac malade, Dyspepsie.

10.

§ XIX. *Estomac trop plein.*

L'abstinence est le premier et le plus souverain remède; et si le vomissement n'a pas lieu, qu'il soit nécessaire, on le provoque en buvant beaucoup d'eau chaude.

§ XX. *Estomac chargé de Pituite.*

Mâchez, après le repas, de la rhubarbe, de la Cannelle, de petites tranches de pain rôties.

Un vomitif a souvent guéri les personnes affectées de pituite.

§ XXI. *Estomac froid.*

Faites cuire du Pouliot dans du vin, buvez de cette décoction, et ayant trempé une éponge dedans, lorsqu'elle est chaude, appliquez-la sur l'estomac.

Faites infuser de la petite Sauge un jour entier dans du bon vin; buvez-en un verre à jeun, et un autre en vous couchant; mangez une rôtie trempée dans ce vin, ou bien usez de la même Sauge séchée à l'ombre en forme de Thé.

§ XXII. *Hydropisie commençante de l'Estomac.*

Prenez une bonne cuillerée d'eau-de-vie, et trois cuillerées de bon Miel, mêlez-les et battez-les ensemble jusqu'à ce que le Miel soit dissous. Faites quatre prises de cette eau, et donnez-en une prise au malade, de deux jours l'un; s'il ne guérit pas dans ces quatre jours, laissez-le reposer huit ou dix jours, puis recommencez comme ci-dessus.

§ XXIII. *Ardeur d'Estomac, dite* Soda *par les Allemands.* — *Pyrosis.*

La conserve de Cynorrodon ou Grattecul, fruit du Rosier sauvage, de la grosseur d'une châtaigne chaque fois, jusqu'à une once, est excellente pour ce mal.

Prenez une once de poudre de vieux Sucre Rosat

et demi-once d'yeux d'écrevisses, mêlez-les ensemble, ajoutez-y un peu de Bol d'Arménie, broyez
le tout, et donnez-en au malade.

Le Pourpier, mangé en salade, convient pour
éteindre l'inflammation de l'estomac.

La poudre de Craie est usitée dans le Soda; on
la prend avec de l'eau, ou du jus de Pourpier.
L'usage du lait, des végétaux frais, des boissons
mucilagineuses guérit assez souvent la Pyrosis.
Quelques sangsues sur la région de l'estomac, une
petite saignée, quelques grands bains ont souvent
été très avantageux dans le traitement des ardeurs
et douleurs violentes de l'orifice supérieur de
l'estomac, ou de l'estomac lui-même.

§ XXIV. *Inflammation de l'Estomac* ou *Gastrite.*

Cette maladie étant assez fréquente, nous allons
indiquer les signes principaux qui la font reconnaître.

Les personnes qui ont une Gastrite ressentent
ordinairement une douleur fixe, une chaleur vive,
brûlante, dans l'estomac. Le sommeil est difficile;
des douleurs plus ou moins grandes se font sentir
dans presque tous les membres. Il y a des vomissemens, ou seulement des nausées (envies de vomir), mais le plus souvent le malade vomit. Il y a
également de la fièvre, et celle-ci peut être faible
ou forte selon l'intensité de l'inflammation. La soif
est grande, souvent excessive, difficile à apaiser.
Les mains et la peau sont froides; l'estomac est
sensible à la moindre pression.

Si le malade veut manger, ce qui est assez ordinaire, car on est généralement porté à croire que
l'état dans lequel on est, que les douleurs qu'on
éprouve, tiennent à un besoin d'alimentation, les
vomissemens ont lieu chaque fois que l'on prend
la moindre nourriture, et ce signe est un des plus
caractéristiques de la Gastrite.

Le régime à suivre dans l'Inflammation de l'estomac consiste à se priver d'abord de toute nour-

riture et de toute boisson âcre, excitante ou irri-
tante. Le vin, les liqueurs, les cordiaux de toute
espèce seront absolument défendus. Les alimens
seront liquides, et l'on choisira de préférence les
Bouillons de Veau, de Poulet, de Colimaçon, etc.
Avec ces bouillons on pourra faire quelques potages très clairs, très peu consistans, avec les
fécules de Riz, de Pomme-de-Terre, de Sagou,
de Salep, etc. Pour boisson de la journée, on prescrira le Petit-Lait, l'eau d'Orge, l'eau Panée,
l'eau miellée, etc.

Comme traitement spécial de la Gastrite, on
commencera par faire une ou deux saignées du bras
selon l'intensité de la maladie. Quelques Sangsues
sur le creux de l'estomac sont également prescrites
par certains praticiens ; mais cette application de
Sangsues est plus avantageuse, selon nous, si on
la fait à l'anus.

Les fomentations émollientes, des cataplasmes
émolliens, des bains généraux, des boissons mucilagineuses seront ordonnés au malade et souvent répétés.

Une once ou deux de Manne fondue dans un
peu d'eau ou de lait a souvent guéri l'Inflammation commençante de l'Estomac. Nous en dirons
autant des Lavemens préparés avec l'Huile de Noix,
l'Eau de Poirée ou l'Eau de Graine de Lin, de
Pavot, de Guimauve, etc.

Ce traitement et le régime ci-dessus doivent
être continués quelque temps, car la maladie est
souvent rebelle. La convalescence demande les
mêmes soins et la même persévérance que la maladie elle-même.

Tel est le traitement de la Gastrite aiguë, ou Inflammation aiguë de l'Estomac.

§ XXV. *Gastrite chronique.*

Les causes de la Gastrite chronique, ou Inflammation ancienne de l'Estomac, sont à peu près les
mêmes que celles qui donnent lieu à la Gastrite

aiguë, c'est à dire qu'elles se trouvent, pour la
plupart, dans les écarts de régime, les excès, les
fatigues de tous genres, les alimens trop irritans,
trop succulens, etc., etc. Ses symptômes, ou plutôt ses signes, caractères sensibles pour tout le
monde, sont une douleur plutôt incommode que
vive à l'Epigastre (creux de l'Estomac), une sorte
de constriction pénible, une barre fixe, un dégoût,
un défaut d'appétit, des digestions pénibles, un peu
de fièvre, des nausées, des régurgitations de gaz ou
de liquides, de mucosités ou d'alimens, des vomissemens après les repas, de la constipation, etc.
Puis enfin, si tous ces phénomènes morbides continuent, le malade pâlit et maigrit ; sa figure se
grippe et se ride, le corps s'affaiblit, la peau prend
une teinte violacée, la fièvre hectique s'allume, et
le marasme commence.

Les Amers, les Aromatiques, les Antiphlogistiques (Saignée, Sangsues, Boissons Mucilagineuses, Diète), constituent le traitement ordinaire
de la Gastrique chronique, et comme ces médications sont entièrement différentes, que de plus les
praticiens eux-mêmes ne sont pas toujours d'accord sur le choix de l'une ou de l'autre, le lecteur
concevra facilement pourquoi nous n'entrons ici
dans aucun détail sur le traitement de la Gastrite
chronique, et pourquoi nous l'engageons à faire
choix d'un bon médecin pour lui recommander le
malheureux qui serait en proie à l'affection dont
il s'agit ici. Par bon médecin, nous entendons un
praticien sage, éclairé par une longue pratique,
très prudent, très confiant dans la nature et les
sciences hygiéniques, et non un partisan outré de
tous les systèmes présens et passés. Celui-ci, nous
le savons, est souvent dit très *habile* par d'autres
également habiles ; il est encore proclamé *grand
Médecin* par la camaraderie et le journalisme ; mais
à coup sûr il est moins utile à l'humanité que le *petit
Médecin* qui guérit, que le *petit Médecin* qui vit
loin du monde et des salons, et qui n'est connu

que des malheureux auxquels il prodigue ses soins, son temps et sa santé.

§ XXVI. *Embarras gastrique.*

Cette affection, qui se reconnaît à la pesanteur que les malades accusent dans le creux de l'Estomac, par la chaleur interne qu'ils ressentent, les étourdissemens qu'ils éprouvent, les nausées, les vomissemens qui les tourmentent, les rapports aigres ou fétides, la perte d'appétit, le dégoût, les crachotemens qu'ils ont, etc., etc., se guérit très souvent par la diète, le repos, les boissons délayantes ou acidules, telles que le Petit-lait, les Limonades, l'eau d'Orge miellée, l'eau Miellée ou Panée.

Il est des cas cependant où l'Embarras gastrique, qui se manifeste encore par la pâleur de la face, les douleur et pesanteur de tête, la fièvre, l'ennui, l'abattement général, la respiration difficile, haletante, un sommeil pénible, etc., est rébelle aux moyens que nous venons d'indiquer. On a recours alors à un vomitif préparé soit avec 15 ou 20 grains de poudre d'Ipécacuanha délayés dans un verre d'eau tiède, soit à 2 ou 3 grains d'émétique dissous dans une tasse d'eau. L'un et l'autre de ces vomitifs se donnent en trois fois, à un quart d'heure de distance, afin de ne pas fatiguer le malade. Celui-ci prendra beaucoup d'eau chaude s'il veut vomir avec plus de facilité. Les laxatifs et les lavemens, les bains de pieds, sont encore convenables dans l'Embarras gastrique.

§ XXVII. Gastralgie ou Gastrodynie.

La Gastralgie, cette maladie quelquefois simple, le plus souvent compliquée, qui est si commune chez les jeunes femmes, chez les jeunes filles surtout qui ne sont pas encore ou qui sont à peine réglées, fait souvent le désespoir des médecins. En effet, cette affection se présente sous des formes si diverses, se manifeste par des signes si étranges,

si bizarres, qu'une longue habitude de voir des
maladies, qu'une plus longue expérience encore
peuvent seules la faire reconnaître. Tantôt la Gastralgie débute et continue par un appétit et des
goûts dépravés; les malades mangent de la cendre,
du charbon, de la farine, de la terre, les bouts où
les barbes de plumes à écrire, etc.; tantôt ce
sont les crudités les plus acides, les plus acerbes,
qu'elles préfèrent aux fruits les plus mûrs et les plus
savoureux. Les unes mangent à chaque instant, et
les choses les plus insolites, les plus étranges, sont
celles qu'elles préfèrent; les autres sont des jour-
nées, des semaines entières, à ne prendre que
quelques tasses d'eau, de lait on de bouillon; encore vomissent-elles les alimens aussitôt qu'ils
sont entrés dans l'estomac.

A tous ces symptômes, ces signes, joignez une
menstruation absente, incomplète ou peu régulière, une débilité générale, la pâleur ou la couleur jaune de la face, la flaccidité de tous les tissus,
une sorte de transparence, de translucidité de
ceux-ci; un affaissement général, un ennui plus
ou moins profond, un caractère chagrin, difficile,
une aptitude presque nulle pour tous les travaux
du corps et de l'esprit, etc., etc., etc. : vous aurez
le tableau à peu près complet, à peu près exact de
la Gastralgie compliquée de chlorose.

Quel est régime à suivre, quel est le traitement
à employer contre une maladie semblable?

Le régime et le traitement seront tout hygiéniques. En effet, excepté les préparations ferrugineuses, telles que l'Eau Ferrée, le Carbonate de
Fer (rouille), les eaux Minérales naturelles ou artificielles contenant du fer, la préparation de
Bismuth appelée sous-nitrate de Bismuth ou *Blanc
de fard*, peu de médicamens ont été employés avec
succès contre la Gastralgie. Et, ces médicamens
n'agissant que fort lentement, leur usage devant
être long-temps prolongé, on pourrait peut-être
se demander si, quand la guérison arrive, la na-

ture n'a pas plus fait à elle seule que l'art lui-même, malgré son savoir, ses moyens, et peut-être aussi malgré ses prétentions. Toutefois, voici ce que nous conseillons en pareil cas.

Il faut un régime diététique régulier, sévère et rationnel, c'est à dire forcer les malades à des repas réglés, leur donner des alimens doux ou légèrement excitans, suivant l'état général de l'économie; boire un peu de bon vin dans lequel on ajoute quelques cuillerées d'eau gazeuse; ne pas toujours ordonner la diète quand des vomissemens surviennent après les repas. En effet, on a vu souvent des malades, qui d'abord ne pouvaient digérer un léger potage au Riz, au Vermicelle, un verre d'Eau, un peu de Bouillon, etc., finir par supporter une côtelette de Mouton ou de Veau, après trois ou quatre jours de persévérance dans cette alimentation.

On défendra les crudités, les légumes secs, farineux, etc. On préférera les fruits cuits, les legumes frais.

Des bains généraux, de l'exercice à cheval, à âne, en voiture, mais surtout à cheval, conviennent dans la Gastralgie.

Quelques sangsues à l'anus quand la tête est pesante, à l'épigastre quand les douleurs d'estomac sont très vives, à la partie interne et supérieure des cuisses quand la menstruation n'est pas suffisante, qu'elle fait défaut, ou qu'elle veut s'établir pour la première fois, sont des moyens curatifs qu'on ne saurait trop recommander et mettre en pratique.

Comme boisson ordinaire on pourra couper le vin dans les repas; on conseillera les eaux minérales ferrugineuses artificielles. Les eaux minérales naturelles seraient préférables à cause du voyage, de l'exercice et des distractions que l'on prend ordinairement dans les lieux où se réunissent chaque année les malades buveurs d'eau, mais surtout les riches et les désœuvrés; malheureusement

nous n'écrivons que pour les pauvres, et ceux-là
ne peuvent jouir que du bien qui se trouve pour
ainsi dire à leur porte, c'est à dire de celui que
leur font toutes les ames vraiment charitables,
vraiment philanthropiques.

§ XXVIII. *Vomissement sur mer, s'en préserver.*

Le Safran a été regardé comme préservatif du
vomissement sur mer. On en prend quelques grains
en poudre dans un peu de vin.

§ XXIX. *Vomissement, l'arrêter.*

Donnez la potion anti-vomitive de Rivière. Voir
la formule à la fin de l'ouvrage.

§ XXX. *Vomissement bilieux.*

Avalez de l'eau froide en quantité; ce remède a
réussi à plusieurs personnes.

Avalez un verre d'Oxycrat, ou un jaune d'œuf
avec du Sucre, et un peu d'eau-de-vie.

Donnez dans un bouillon, ou dans un verre
d'eau de Plantain, depuis six jusqu'à dix gouttes
d'Esprit de Nitre, ou de Vitriol.

Les cendres de noix muscades, au poids d'un
dragme, brûlées dans une cuiller d'argent ou sur
une pelle mise sur les charbons, avalées dans un
œuf frais, ou dans un bouillon, arrêtent, comme
par miracle, le vomissement.

Un émétique est ce qu'il y a de mieux à employer contre cette affection.

§ XXXI. *Vomissement, le provoquer.*

Prenez douze cuillerées d'eau tiède, trois ou
quatre cuillerées d'huile d'olive, ou une ou deux
onces de beurre fondu, mêlez-les ensemble et avalez, mettant quelque temps après le doigt dans la

gorge, en cas que le vomissement ne vienne pas
assez tôt. L'eau tiède seule suffit le plus ordinairement.

§ XXXII. *Estomac, le fortifier après le vomis-*
sement.

Donnez soir et matin, deux heures avant le repas, deux clous de Girofle en poudre, avec une
cuillerée de jus de Menthe ou Baume de Jardin,
ou demi-cuillerée de poudre de feuilles de Rue
avec un peu de vin.

§ XXXIII. *Douleur violente vers l'orifice supé-*
rieur de l'Estomac, dite Cardialgie.

La Cardialgie est une douleur violente qu'on
sent vers l'orifice supérieur de l'estomac, accompagnée de palpitation de cœur, de défaillance,
d'envie de vomir. Beaucoup de causes la déterminent, et quelquefois aussi la présence des vers.

Le vin d'Absinthe est bon, ainsi que le vin dans
lequel on a fait infuser de la Muscade.

L'eau de Camomille distillée, bue jusqu'à trois
onces, ou la décoction aqueuse de la même plante,
convient aussi.

La Cardialgie reconnaissant beaucoup de causes, voyons ces causes, et modifions son traitement
selon la nature de celles-ci.

Quand la Cardialgie tient à une trop grande
abondance d'alimens gras introduits dans l'Estomac, les malades se trouvent bien d'un petit verre
d'Eau-de-Vie ou de liqueur pris après chaque
repas. Il est entendu qu'on diminuera ensuite la
quantité de ces alimens. On boira dans la journée
quelques tasses de Limonade citrique ou vineuse.

La Cardialgie est-elle accompagnée de rapports
acides? on donnera un peu de Craie délayée dans
de l'eau; les rapports sont-ils amers, fétides? on
donnera un vomitif, et on fera subir une diète plus
ou moins rigoureuse. *Voy.* ARDEUR D'ESTOMAC.

§ XXIV. *Oppression nocturne, appelée vulgaire-*
ment CAUCHEMAR.

Se coucher la tête haute, ne pas manger, surtout le soir.

§ XXXV. *Goût perdu et dépravé.*

Le Raifort, mangé avant le repas, aiguise le
goût.

Le suc d'Oseille est recommandé contre le goût
perdu, ainsi que le Sirop fait avec le Sucre et le
jus d'Oseille et de Pourpier. *Voyez* EMBARRAS
GASTRIQUE.

§ XXXVI. *Appétit perdu.*

Une rôtie au vin au Sucre, et à la Cannelle,
excite l'appétit.

Le vin d'Absinthe pris tous les matins est très
bon.

Pour les dégoûts d'estomac, on pourra donner
le poids de quinze ou vingt grains de poudre d'é-
corce d'Orange, ou de Citron, ou de Sarriette, ou
de Menthe, ou d'Hysope, ou un verre de vin dans
lequel on aura fait tremper du soir au matin un
peu d'Absinthe, ou bien jusqu'à un dragme de la
poudre des herbes stomacales ci-dessus.

Prenez feuilles d'Aigremoine, d'Absinthe, de petite Centaurée, de chacune demi-poignée ; faites
une décoction du tout dans une chopine d'eau, à
la réduction de la moitié, que vous avalerez avec
une once de Sucre pendant sept ou huit jours.
Voyez EMBARRAS GASTRIQUE.

§ XXXVII. *Faim canine ou excessive.*

Buvez du vin pur à jeun. Mangez du Riz préparé
avec beaucoup de lait, ou de la bouillie faite avec
farine de froment, et mangez peu à la fois.

Le vin de Sauge, les jaunes d'œufs durcis, la
mie de pain trempée dans du bon vin, le beurre

pris en quantité, conviennent contre la faim canine ou fringale.

Un homme attaqué de cette maladie fit fondre
une livre de graisse de bœuf dans une livre d'huile,
et, étant bien incorporées ensemble, il mangea le
tout, qui lui causa un si grand dégoût, qu'il fut
cinq jours sans pouvoir manger, et par ce moyen
il se guérit de sa faim canine.

§ XXXVIII. *Défaillance causée par une faim extreme, dite* BOULIMIE.

Le meilleur remède est le bon vin, et le plus fort
qu'on pourra trouver.

Le pain trempé dans du vin, et avalé, arrête subitement le paroxysme de la Boulimie.

§ XXXIX. *Soif excessive.*

Le sommeil, le silence, respirer l'air froid,
boire du vin fortement trempé plutôt que de l'eau
pure. Le vinaigre bu avec beaucoup d'eau, ou
mieux un verre d'eau contenant une demi-
cuillerée d'eau-de-vie.

La racine de Réglisse et son jus. Décoction
d'orge. Feuilles de Pourpier mises sous la langue.

On a vu beaucoup de gens mourir pour avoir bu
de l'eau froide dans une soif excessive.

Pour la soif scorbutique, on met infuser du jus
de Cochléaria ou d'Oseille dans du Petit-Lait; on
remue le tout, on le passe par un linge, et l'on
boit.

Le Petit-Lait rendu acide par quelque sirop
est bon contre la soif des fièvres ardentes.

Si la soif vient de quelque grand épuisement, il
faut boire avec modération.

Si la soif vient de l'ardeur du soleil, ou de la fatigue du chemin, ou de quelque travail pénible,
gardez-vous bien de vous reposer à l'air frais, ni
de boire de l'eau, ni même du vin frais; mettez-
vous dans un lieu tempéré, prenez une chemise
chaude et sèche, et après vous être un peu reposé,

buvez un verre de vin pur, non trop froid, ou de l'eau-de-vie mêlée avec de l'eau.

§ XL. *Rapports aigres, Eructations, Flatuosités.*

Prenez dans du vin, de l'eau, ou du bouillon, un dragme de poudre de coquilles d'œufs séchées au four, et passées au tamis fin. Ce remède est meilleur à jeun qu'à toute autre heure. La poudre d'os de bœuf brûlés et tamisés fait le même effet pour les rapports aigres. Un vomitif fait souvent disparaître les rapports aigres, fétides ou acides.

§ XLI. *Hoquet fréquent.*

Tenez long-temps vos mains dans de l'eau chaude.

Mâchez trois ou quatre grains de Poivre.

Il faut retenir long-temps son haleine, boucher ses deux oreilles, tenir la tête renversée et la bouche ouverte, se faire éternuer.

Avalez une cuillerée de vinaigre.

Mâchez et avalez de la semence d'Anis.

Buvez beaucoup d'eau chaude ou froide, ou de la tisane.

On a fait passer le Hoquet à des enfans, en leur montrant des verges, et en les menaçant du fouet, etc.

Le Hoquet n'étant pas toujours une chose fort simple, indifférente, ajoutons quelque chose à ce qui vient d'être dit.

Quand le Hoquet est simple ou accidentel, comme cela est heureusement le plus ordinaire, il se dissipe ordinairement de lui-même, ou en buvant tout simplement et subitement une ou deux tasses d'Eau froide au moment où le Hoquet va s'effectuer.

Quand il a lieu dans des maladies graves, il est souvent le signe précurseur de la mort, et alors il n'y a rien à lui opposer.

Quand il est la suite ou l'effet d'alimens farineux, venteux, etc., un petit verre de bon vin ou de liqueurs spiritueuses suffit souvent pour l'arrêter.

Le Hoquet est-il la suite d'un empoisonnement? on s'occupe de déterminer la nature de celui-ci, puis on passe à son traitement. *Voy.* EMPOISONNEMENT.

Tient-il à une plénitude de l'Estomac, à un embarras gastrique? on donne avec succès un vomitif. Est-il opiniâtre? on a recours aux Calmans, à l'Ether sulfurique, au bain général. Est-il convulsif? on se comporte de même.

§ XLII. *Crampes d'Estomac.*

Les Crampes d'Estomac se traitent par les Opiacés, l'eau de Tilleul, celle de Camomille mélangées ensemble dans la proportion suivante: Eau de Tilleul et de Camomille, eau de Menthe poivrée, de chaque un demi-verre de cabaret, Sucre Blanc gros comme une bonne noix, Laudanum de Sydenham 10 à 12 gouttes.

Un Bain général, un Cataplasme sur toute la poitrine et le bas-ventre, conviennent contre les Crampes d'Estomac. Gros comme une noisette de Thériaque délayée dans un peu d'eau sucrée réussit aussi très bien contre la même affection. Enfin un Lavement avec 5 à 6 gouttes de Laudanum liquide est encore indiqué.

CHAPITRE XIII.

MALADIES DU FOIE, DE L'ABDOMEN.

§ I. *Jaunisse, Ictère.*

Les remèdes qui guérissent les maladies du Foie sont les racines d'Oseille, de Chicorée sauvage, de Chiendent, avec les feuilles d'Aigremoine, d'Alléluia, de Capillaire, données en tisane.

Prendre chaque matin, pendant quinze jours, une pinte ou environ de Petit-Lait.

L'usage de l'eau préparée avec le Vitriol est bon pour les maladies causées par les obstructions, elle se prépare ainsi :

Prenez six pintes d'eau de fontaine, de pluie ou de rivière, dont vous remplirez un vaisseau de grès ou de terre, mettez-y demi-once de Vitriol vert; puis vous le boucherez afin que l'air n'y entre pas, et le laisserez infuser deux fois vingt-quatre heures, après lequel temps vous tirerez au clair le tiers ou au plus la moitié de ladite eau.

Vous commencerez l'usage de cette eau après avoir été purgé, vous en prendrez chaque matin deux ou trois verres pendant quinze jours ou trois semaines; et vous en continuerez l'usage jusqu'à deux ou trois mois durant les maladies longues et habituelles. Il faut s'abstenir de fruits crus, salades, pâtisseries et choses semblables.

Cette eau guérit la chaleur des reins, la Gravelle et les douleurs de tête causées par les vents; elle est utile à la guérison de l'Hydropisie et de toutes les maladies qui ont leur source dans l'obstruction des viscères. On s'en sert heureusement dans les fièvres intermittentes, et on a connu par expérience qu'elle guérit merveilleusement les fièvres quartes. A la campagne, si vous n'avez pas cette eau préparée, vous prendrez le poids de douze grains de Vitriol Romain que vous ferez infuser, durant douze heures, dans deux verres d'eau que vous prendrez.

Vous pourrez rendre cette eau plus ou moins forte, selon la nécessité. La portion d'eau restant dans le fond du vase qui a servi à préparer cette eau pourra être avantageusement appliquée, à l'aide de compresses, sur les plaies, ulcères, érysipèles, dartres, brûlures et autres maladies de la peau. Vous pourrez aussi vous en servir pour appliquer sur les parties enflammées.

Mêlez ensemble une livre de jus d'Endive ou

Chicorée blanche de jardin, et une once de jus de Pimprenelle ; donnez-en à boire tous les matins au malade un demi-verre à jeun, pendant quelque temps.

Faites infuser dans du vin blanc, pendant une nuit, de la Chicorée sauvage et de la Fumeterre en parties égales, et buvez deux verres de cette infusion chaque jour, savoir, un le matin et l'autre le soir.

Remarquez qu'il faut continuer long-temps les remèdes contre la Jaunisse, parce que c'est une maladie rebelle ; tant que les urines sont ténues et claires, il ne faut point cesser, mais continuer jusqu'à ce qu'elles deviennent épaisses, troubles et avec un sédiment abondant ; ces signes marquent que la maladie va se terminer.

On a vu guérir plusieurs jaunisses, en faisant avaler un scrupule de poudre calcaire dans du vin chaud.

Je me souviens, dit M. Frank, d'un jeune homme qui, après avoir été cinq mois malade d'une jaunisse, a été guéri par une pauvre femme qui lui conseilla de boire le matin à jeun, et le soir en se couchant, du vin rosé où l'on avait fait bouillir de la Véronique mâle.

Le Fraisier est le remède de Ruland, sa décoction sert de boisson ordinaire ; elle sera meilleure si on le fait cuire avec des raisins secs ; par exemple, prenez trois poignées de Fraisier, feuilles et racines, trois onces de raisins secs, faites cuire le tout dans de l'eau de fontaine. La boisson est agréable, on en prend souvent ; si on n'a point de raisins, on peut se contenter des seules feuilles et racines de Fraisier.

Faites infuser la racine de grande Eclaire concassée dans du vin ; faites boire au malade.

Forestus a guéri la jaunisse par l'usage du sirop de Marube blanc.

Mêlez une once de poudre menue de corne de cerf avec autant de poudre d'acier, mettez un

demi-dragme de ce mélange avec un dragme de
Sucre dans du jus de pois chiches rouges, bien
cuits, et faites avaler le tout en douze ou quinze
jours tous les matins à jeun.

Le régime à conseiller aux personnes atteintes
de la Jaunisse consiste dans l'usage des boissons
tempérantes et délayantes, telles que les Limonades, le Petit-Lait; dans les promenades à cheval ou en voiture, ou à pied, quand les forces du
malade le permettent.

Le traitement varie selon les symptômes existans, selon les complications qui accompagnent
ou surviennent pendant le cours de la maladie.

Y a-t-il de la douleur dans la région du Foie?
on pratique une Saignée, surtout si le sujet est
pléthorique; quelques Sangsues suffisent souvent
dans le cas où la Saignée n'est point indiquée.

Aussitôt la saignée, un vomitif, puis un purgatif avec le Séné ou la Rhubarde, l'Aloès, etc.,
seront d'un très grand avantage.

L'eau de Carottes, tant vantée dans le traitement de la Jaunisse, est une chose au moins insignifiante.

Quand la Jaunisse se prolonge, l'usage des eaux
Minérales sulfureuses est indiqué, et il doit être
prolongé jusqu'à complète guérison.

§ II. *Ictère des nouveaux nés.*

Voy. MALADIES DES ENFANS.

§ III. *Flux Hépatique.*

Les foies d'oies mangés ont la propriété d'arrêter le Flux Hépatique.

Ce flux ne demande aucune saignée, mais seulement les remèdes qui peuvent fortifier le foie,
et, entre autres, notre Rhubarbe domestique, dont
on donnera le matin pendant plusieurs jours l'infusion d'un gros, faite dans du vin rouge, en faisant après sécher le marc, et le donnant le soir en
poudre dans un peu de vin. On fera boire
de la tisane faite avec les racines de Chico-

rée sauvage et de Quinte-feuille; et, après l'usage de notre Rhubarbe, on lui donnera pendant huit jours le poids de vingt grains d'écorce d'Orange en poudre délayée dans un peu de gros vin.

Pour prévenir la Fièvre qui succède souvent au Flux Hépatique , on donnera tous les matins au malade une tasse de lait sortant du pis de la vache, dans lequel on aura éteint une bille d'acier rougie au feu.

La décoction de bois de Coignassier en boisson est bonne.

L'Aigremoine est le spécifique de Potérius; on la donne en tisane.

Les sucs de Plantain et d'Ortie sont spécifiques, aussi bien que les autres remèdes qu'on emploie contre la Dysenterie.

Contre le Flux Hépatique, maladie assez rare, on ordonne le régime et le traitement suivans :

Régime. Bouillons de Veau ou de Poulet, assaisonnés de Laitue, Oseille , Pourpier, etc., et acidulés avec suc de Citrons, Verjus, etc.

Lait coupé ou non pour boisson de temps en temps.

Traitement. Un vomitif doux, ensuite quelques prises de poudre de Rhubarbe (cinq à six grains chaque fois); pour tisane , une infusion de Camomille Romaine ou de Chicorée Sauvage , de Pissenlit, etc.

Le soir en se couchant, un gros ou deux de Thériaque ou de Diascordium délayé dans un peu d'eau de Cannelle, de Vin rouge, etc.

Ce traitement, comme on le verra plus tard, ressemble beaucoup à celui de la Dysenterie. *Voy.* ce mot.

§ IV. *Hydropisie-Ascite.*

Les trois espèces d'Hydropisies dépendent de trois choses différentes : l'Ascite , de sérosité et d'humeur aqueuse; la Tympanite, de vents mêlés avec la sérosité; et la Leucophlegmatie, d'une matière pituiteuse qui occupe les chairs et s'étend par tout le corps.

Vous connaîtrez l'Ascite par l'élévation du ventre et la maigreur de tout le corps, par le sentiment d'une eau flottante dans le ventre, lorsqu'il est pressé, ou que le malade se tourne d'un côté ou d'autre. Souvent l'humeur séreuse qui produit cette espèce d'Hydropisie se glisse jusqu'aux jambes ou dans le scrotum, où elle fait une tumeur.

La tumeur qui constitue l'Hydropisie Tympanite n'est pas si grosse, mais elle fait plus de dureté dans le ventre, avec un bruit continuel que les vents excitent, sans aucun sentiment de pesanteur.

L'Hydropisie-Ascite, dont il est question dans cet article, est particulièrement guérie par les remèdes hydragogues.

La Tympanite, par ceux qui résolvent les flatuosités; et la Leucophlegmatie, par les sudorifiques. La saignée convient plus à cette dernière qu'aux deux autres.

L'Hydropisie-Ascite est difficile à guérir, et on ne peut en espérer la guérison que du fréquent usage des purgatifs.

Vous donnerez pour boisson ordinaire l'eau dans laquelle vous aurez fait bouillir la racine de Fougère ou la racine d'Iris; dans les repas, la même décoction sera donnée avec le vin blanc.

Le malade s'abstiendra de boire le plus qu'il pourra; et, s'il est tourmenté par la soif, il la pourra apaiser en mâchant de la racine de Réglisse. Il mangera des viandes sèches, du pain sec et du biscuit; il s'abstiendra de tous potages et de fruits; il veillera beaucoup, ne dormira point pendant le jour après les repas; se reposera peu; se lèvera de bon matin, et se promènera le plus possible.

Galien rapporte qu'un médecin guérissait toutes les hydropisies en appliquant sur les parties tuméfiées un cataplasme de fiente de vache.

D'autres pilent des limaçons avec leurs coquilles, et appliquent le tout en cataplasme sur le ventre, l'y laissant jusqu'à ce qu'il se détache lui-même.

Ruland se servait de la décoction de baies de Genièvre faite dans du bon vin blanc.

Faites prendre au malade, comme boisson ordinaire, une tisane faite avec des baies de Geniè-vre et de la racine de Chiendent.

Mettez infuser, au moins pendant la nuit, un dragme de poudre passée au tamis, de graine de Genêt, cueillie au mois d'août, dans la moitié d'un verre de vin blanc ; avalez le tout, le matin à jeun, et deux heures après prenez deux cuillerées d'huile d'olive vierge, avec du jus d'orange et un peu de sucre, et une heure et demie après un bouillon. Il n'en faut prendre que de deux jours l'un, et point d'autre remède, si ce n'est un lavement le soir.

Mathiole dit avoir vu des hydropiques guérir par le fréquent usage de la conserve des feuilles fraîches d'Absinthe et quelques purgatifs.

Faites une lessive dans du vin blanc des cendres de Genièvre, et donnez-en quatre ou cinq onces à jeun au malade.

§ V. *Hydropisie, dite Leucophlegmatie, ou Ana-sarque.*

Dans cette hydropise, où les bras, les jambes et la face sont tuméfiés et souvent froids, vous emploierez principalement les remèdes purgatifs.

Après les purgatifs, viendront les sudorifiques.

Prenez demi-once de baies de Genièvre concassées, que vous ferez bouillir avec une chopine d'eau et pareille quantité de vin blanc, à la réduction de la moitié ; faites deux doses, que vous prendrez deux jours de suite le matin un peu tièdes ; couvrez-vous le corps un peu plus qu'à l'ordinaire.

Vous prendrez deux onces de graines de Millet, que vous ferez bouillir dans une pinte d'eau de fontaine, jusqu'à la réduction de quatre onces ;

mêlez avec autant de vin blanc, pour donner le
tout en une prise le matin, afin d'exciter la sueur
au lit, en couvrant le corps avec soin.

Vous ferez prendre des bains de vapeur d'eau
ou de décoction de racines et feuilles d'Yèble,
d'Absinthe et de Sauge, faite avec égales parties
d'eau, de vin blanc, et d'un peu de vinaigre.

Le Savon dissous dans l'eau-de-vie guérit l'enflure des jambes des hydropiques, si vous en faites
un liniment que vous appliquerez chaud.

On dit qu'il est bon d'entrer dans du sable chaud.

On applique sur les parties enflées des feuilles
vertes de Bardane légèrement broyées : elles atti-
rent puissamment les eaux par les pores des pieds
et des jambes.

La boisson ordinaire dans l'Anasarque et dans
la Cachexie doit être le vin dans lequel on a mis
infuser de l'Absinthe ou de la racine d'Aunée.

L'Ascite et l'Anasarque étant des Hydropisies
assez fréquentes, assez dangereuses, surtout quand
elles se prolongent, il n'est pas mal d'y revenir encore, et d'insister surtout sur le régime à suivre,
et sur le traitement rationnel qui est indiqué par
la médecine moderne. Mais, avant, rappelons en
peu de mots les causes fréquentes de ces deux
maladies. Ces causes étant bien connues, et étant
évitées, elles peuvent l'être quand on le veut
bien, seront le moyen préservatif le meilleur
à conseiller aux personnes hydropiques, ou à
leurs descendans, car la plupart des Hydropisies
sont héréditaires.

Tout le monde sait que la plupart des grands
buveurs meurent hydropiques. On sait même que
le défaut d'exercice, les évacuations excessives,
les saignées fréquentes et copieuses, les purgatifs
énergiques, l'injection dans l'estomac de boissons
froides, aqueuses et abondantes quand on est en
sueur, certains pays, certaines localités, tels que
les lieux bas et humides, la suppression subite des
règles, des hémorrhagies naturelles, comme les

hémorrhoïdes, etc., etc. peuvent donner lieu au développement de l'Ascite et de l'Anasarque. Enfin une affection organique du Foie, du Poumon, des Intestins, peuvent être la cause des deux Hydropisies ci-dessus.

Le régime à conseiller dans les cas d'Ascite et d'Anasarque est le suivant : Peu de boissons, surtout des boissons purement aqueuses. Le Petit-Lait, les Limonades avec le suc de Verjus, de Citron, de Groseilles, de Grenade, etc., sont convenables. Alimens secs et diurétiques, tels que le pain rôti, la chair de gibier rôti, des légumes aromatiques, tels que l'Ail, la Moutarde, le Cresson, le Raifort Sauvage, etc. Le biscuit trempé dans du Vin ou un peu d'Eau-de-Vie fait partie du régime des Hydropiques.

On a vu des malades se guérir en se privant absolument de tout aliment liquide. Toutefois, si le besoin de boire est insurmontable, on aura recours avec grand avantage aux Eaux Minérales ferrugineuses.

L'exercice, surtout au grand air et au soleil, est de la plus grande importance dans le traitement des Hydropisies.

Le lit des Hydropiques sera plutôt dur que moelleux ; leur chambre sera plutôt grande que petite, et l'air y circulera, y sera renouvelé facilement.

Les Frictions sèches sur toute la surface du corps, avec des brosses douces ou des morceaux de flanelle, sont d'excellens moyens pour combattre les Hydropisies.

Comme traitement curatif, on aura recours aux vomitifs, aux purgatifs et aux sudorifiques à des doses et à des intervalles qui seront subordonnés à la force du sujet, à l'intensité de la maladie.

Si l'Anasarque et l'Ascite existent chez des sujets déjà affaiblis par l'âge, par des maladies antérieures ou une mauvaise constitution, on aura recours à tous les moyens que nous avons indiqués comme régime, mais on se gardera bien des vomi-

tifs et des purgatifs ; les diurétiques seuls seront
mis en usage. Parmi ces derniers médicamens on
préférera surtout les Ognons de Seille et leurs
préparations pharmaceutiques, les Asperges en
tisane ou en sirop; la racine d'Ache, de Persil, de
Fenouil pour préparer les boissons ordinaires du
malade. Dans les tisanes on ajoutera du Sel de
Nitre ou de la Terre foliée de Tartre (Acétate de
Potasse) à la dose de un à deux gros pour le premier, 20 à 30 grains pour le second Sel.

La graine de Moutarde, dont on fait un véritable commerce aujourd'hui, que l'on vante pour
tout et à propos de tout, ce qui est absurde, mais
très lucratif pour les marchands, convient dans les
Hydropisies. La même substance réussit également
dans les constipations opiniâtres et quelques
affections chroniques des intestins, et on la donne
soir et matin à la dose de une ou deux cuillerées
à café dans un peu d'eau. Les repas ordinaires sont
alors retardés ou avancés d'une heure.

La deuxième écorce de Sureau convient encore
en tisane, à la dose de une à deux onces par pinte
d'eau, dans le traitement de l'Ascite et de l'Anasarque.

La Saignée ne doit être pratiquée dans les Hydropisies dont il s'agit que lorsque celles-ci succèdent à la suppression d'une évacuation sanguine
habituelle, telle que les règles ou les hémorrhagies; encore faut-il que le sang incommode le
malade.

Les Incisions locales ou partielles sur les jambes,
les bras, les cuisses, afin de faciliter l'écoulement
de la sérosité infiltrée dans les tissus de l'économie,
sont les derniers moyens de traitement auxquels
on a recours; et, il faut le dire, souvent on en a
retiré de très bons effets. Nous en dirons autant
de la ponction de l'Abdomen (*Paracentèse*), que
l'on pratique assez ordinairement, surtout dans
le cas d'Ascite. Il est inutile de faire observer ici
que des connaissancs anatomiques sont indispen-

sables pour pratiquer cette opération , et qu'un chirurgien seul est apte à la faire.

Les Vésicatoires sont quelquefois mis en usage, surtout contre l'Anasarque; mais ils ont généralement moins d'avantages que les Purgatifs, qui conviennent dans l'une et l'autre des deux Hydropisies ci-dessus.

Quand un malade a subi l'opération de la Paracentèse, qu'on est parvenu à évacuer les eaux, on le met à l'usage des Fortifians , tels que le Vin de Bordeaux , le Vin d'Alicante, de Quinquina, de Rhubarbe; on lui donne des alimens secs et nourrissans; on conseille l'exercice, des frictions sèches sur toute la surface du corps.

§ VI. *Hydropisie de Poitrine.*

A cette Hydropisie, qui se reconnaît à la respiration difficile et fréquente des malades, à la difficulté qu'ils éprouvent de garder une position horizontale, à la fluctuation des eaux renfermées dans la poitrine, fluctuation dont les malades ont une parfaite conscience, et que les médecins expérimentés constatent facilement; à une toux plus ou moins fréquente , à une douleur plus ou moins vive qui se fait sentir dans le creux de l'estomac ou à l'épaule du côté affecté , on oppose le régime et le traitement que nous avons indiqués pour l'Anasarque et l'Ascite. Quand ceux-ci échouent, ce qui malheureusement arrive assez souvent, il faut recourir à l'opération dite de l'*Empyème* , et celle-ci, comme toutes les autres , ne doit être décidée et pratiquée que par un médecin ou un chirurgien.

§ VII. *Hydropisies enkystées.*

Ces maladies , toujours fort graves , toujours fort difficiles à diagnostiquer (bien reconnaître), et par conséquent toujours très difficiles à traiter et à guérir, ne figureront ici que comme ordre de matières, car nous n'avons ni l'intention, ni la prétention de les faire comprendre à nos lecteurs. Ceux-ci d'ailleurs se récuseraient, décidés qu'ils étaient, en achetant cet ouvrage, de recourir aux lumières des hommes de l'art, toutes les fois que les malheureux auxquels ils consacrent leurs soins et leur humanité viendraient à eux avec des maladies dont les signes seraient douteux ou peu tranchés.

§ VIII. *Enflures des Jambes, après les fièvres, les hydropisies.*

Prenez Aigremoine, Pimprenelle, Bétoine, Chiendent et Chicorée, racines et feuilles, à l'exception de la Bétoine, dont on ne prendra que les feuilles, de chacune une poignée ; faites-les bouillir dans deux pintes d'eau jusqu'à diminution du tiers, puis filtrez et mettez infuser dans ladite décoction une demi-once de Séné avec un gros de Cannelle. Il faut boire à jeun un grand verre de cette tisane, et autant trois ou quatre heures après le dîner.

Pour l'enflure après une maladie, buvez pendant trois jours consécutifs la décoction d'une once d'écorce de racine de Frêne faite dans une pinte d'eau réduite à trois demi-setiers. *Voyez* HYDROPISIE.

§ IX. *Tympanite.*

Dans la Tympanite, donnez quelques purgatifs et appliquez sur le ventre des sachets chauds préparés avec semence de Millet, baies de Genièvre ou de Laurier concassées, et arrosées de vin blanc. Il est surtout nécessaire pour la guérison de cette maladie que le malade s'abstienne de viandes salées.

Prenez un dragme de racine d'Aunée, autant de baies de Genièvre, et autant de Réglisse, le tout pulvérisé et mêlé ensemble ; de cette poudre ainsi mêlée, prenez-en un dragme le matin pendant trois jours, dans trois ou quatre doigts de vin

blanc. S'il y a des coliques, appliquez des cataplasmes émolliens sur le ventre.

On sait, dans le monde, que toutes les personnes
nerveuses sont tourmentées plus ou moins par des
gaz qui circulent dans l'estomac et les intestins,
et qui sont l'effet de l'atonie, de la faiblesse générale des organes, des digestions difficiles et de
l'hypochondrie, de l'ennui, de la manie, de la nostalgie, etc. Ces gaz prennent différens noms suivant les organes où les causes dans lesquels ils se
forment, et d'où ils se dégagent.

Quand les vents s'échappent de l'estomac par
l'œsophage, on les nomme *Rapports*; ils prennent
le nom de *Borborygmes* quand ils parcourent, sans
bruit et sans douleur, les diverses circonvolutions
des intestins; on les appelle *Vents* quand ils s'é-
chappent de l'anus.

Quand les Vents s'accumulent subitement dans
l'estomac et les intestins, qu'ils y causent une dilatation plus ou moins considérable, un peu douloureuse, c'est ce qu'on nomme le *Météorisme*.
Quand leur accumulation est lente, qu'il en résulte
une tumeur habituelle et constante du bas-ventre,
c'est la *Tympanite* proprement dite.

La cause des Vents, qui existe le plus souvent
dans une alimentation prise parmi les viandes salées et fumées, les haricots, les choux, les pois,
les navets, etc., étant connue, on peut facilement
remédier à l'incommodité des gaz intestinaux, en
s'abstenant d'une nourriture semblable, ou en la
modifiant beaucoup. Un exercice modéré, de la
distraction, des amusemens tranquilles et peu
actifs, quelques bains généraux, quelques lavemens, des boissons légèrement alcooliques, sont
les moyens de s'opposer à la formation incessante
des Vents dans l'estomac ou dans les intestins.
Certes, le régime est tout dans les maladies ven-
teuses; il est bien préférable à tous les médicamens, à toutes les substances aromatiques, stimulantes, telles que l'Anis, le Fenouil, les eaux de

Menthe poivrée, de Badiane, etc., que l'on a
vantées contre ces diverses affections. Mais, devant les médicastres et les marchands de drogues,
ceux surtout qui en font et en inventent pour toutes
les maladies, légères ou sérieuses, les substances
dites carminatives (coriandre, anis, fenouil, carvi),
prises en infusion théiforme, font rendre des Vents.
Qu'est-ce qu'il y a d'extraordinaire à cela? toutes
les plantes du même genre en donnent.

§ X. Squirrhe du Foie.

Zacutus Lusinatus rapporte qu'un squirrhe du
foie a été guéri en quarante jours par l'usage de
la Conserve de Marrube blanc, et par la boisson de
vin blanc dans lequel on avait fait infuser de la limaille d'acier.

Une femme ayant un squirrhe depuis environ
deux ans, en a été guérie par les remèdes suivans:
Prenez tous les jours, matin et soir, un demi-
bouillon à la viande, dans lequel vous mettrez pareille quantité de vin.

De plus, faites le cataplasme suivant : Prenez
la mie d'un pain mollet, du poids d'une demi-livre,
réduisez-la en miettes, mettez-la dans un poêlon
avec environ une chopine de vin, pour réduire le
tout en bouillie; mettez-y ensuite deux jaunes
d'œufs, une once d'Onguent Rosat, donnez un
simple bouillon pour bien incorporer le tout.
Avec ce cataplasme recouvrez la partie malade.
On continue ces deux remèdes jusqu'à guérison.
Voyez ci-dessous.

§ XI. Inflammation du Foie, ou Colique hépatique.

Quand l'Inflammation du Foie, caractérisée par
une tension douloureuse du côté droit, une fièvre
plus ou moins forte, un sentiment de pesanteur
ou de plénitude dans la région du Foie, une difficulté de respirer, un dégoût pour les alimens, une
soif ardente, une couleur pâle ou jaune de la peau,
des yeux, de la face, etc., etc., ne cède pas aux

boissons douces et délayantes, aux alimens légers ou à la diète, à la saignée locale ou générale, aux vomitifs, aux purgatifs, aux diurétiques, aux sudorifiques, aux fomentations émollientes, aux cataplasmes de mie de pain et de lait, etc.; quand la maladie se prolonge et passe à l'état squirrheux de l'organe, il faut que le malade se condamne à une alimentation légère, au repos; qu'il ne se permette pas trop de viande, ni de boissons, ni de liqueurs fortes; qu'il s'abstienne de viandes salées, de nourriture épicée, de vin, de liqueurs; qu'il se contente de bière pour boisson. Ce n'est qu'à toutes ces conditions que l'on pourra espérer, sinon une guérison prompte, complète, du moins un adoucissement à son état, et plus tard un état chronique qui peut se prolonger au delà de l'espoir qu'on avait eu d'abord.

CHAPITRE XIV.

MALADIES DE LA RATE.

§ I. *Rate enflée.*

Un homme a été guéri du mal de rate avec le vin blanc, dans lequel on faisait infuser un nouet de limaille d'acier dont il prenait un verre le matin à jeun.

Usez pendant quelque temps d'une tisane faite avec la Scolopendre ou langue de Cerf et le Polytric.

Avalez un verre de vin dans lequel vous aurez fait bouillir des yeux d'écrevisses, et continuez jusqu'à guérison.

Prenez deux poignées de feuilles de Verveine, deux ou trois blancs d'œufs, et ce qu'il faudra de farine d'orge ou de seigle. Pilez la Verveine dans un mortier; ajoutez les blancs d'œufs et la farine d'orge, mêlez tout cela ensemble pour faire un cataplasme de deux doigts d'épaisseur, de la grandeur de la main, que vous placerez sur des étoupes, et que vous appliquerez bien chaud sur la région de la rate; laissez le cataplasme pendant seize heures; continuez toujours de même jusqu'à l'entière guérison. Enfin mettez une compresse sur le cataplasme, et sur la compresse une serviette pliée en sept ou huit doubles.

Le principal effet de ce remède est révulsif. Pour la Pleurésie à laquelle ce remède est bon aussi, vous pouvez vous en servir de la même manière, l'appliquant sur le côté douloureux.

§ II. *Obstruction de la Rate.*

Vous connaîtrez l'obstruction de la rate par la tension et la dureté du côté gauche, la difficulté de respirer, surtout pendant l'action de monter, de marcher; le malade sent aussi une lassitude aux jambes, sans que le travail l'ait précédée; l'urine est épaisse.

Faites bouillir une pinte d'eau commune, celle de fontaine est la meilleure, dans un vaisseau convenable; jetez dedans deux onces de limaille d'acier, faites-lui prendre encore un bouillon ou deux, et ôtez-la de dessus le feu. Faites boire ordinairement de cette eau au malade à tous ses repas. La même limaille peut servir deux fois, mais la dernière fois il la faut mettre sur le feu en même temps que l'eau.

La décoction d'écorce de Frêne convient dans cette maladie.

L'eau dans laquelle les forgerons trempent leur fer est bonne également.

Pour la rate gonflée ou obstruée, un cataplasme de Matricaire ou de Tabac convient si on l'applique chaud sur la tumeur.

§ III. *Rate Squirrheuse.*

Quand le mal est venu à ce point, la saignée ne doit être pratiquée que rarement, mais les purgatifs préparés avec le Polypode, le Séné et le lait clair, seront donnés avec avantage le matin.

La tisane ordinaire sera faite avec une once de limaille d'acier, que vous ferez bouillir avec l'eau de rivière ou de fontaine ; ledit acier sera dans un nouet, et servira plusieurs fois.

Ces remèdes, proposés pour la guérison de l'obstruction de la rate, serviront aussi pour celle du squirrhe. Mais si vous préparez des pilules avec une once d'Aloès que vous ferez infuser et digérer à feu lent dans le suc ou infusion de roses pâles, en y ajoutant deux dragmes de gomme Ammoniaque, vous ferez un bon remède contre le squirrhe. On donne de ces pilules un dragme avant le souper deux fois la semaine; si cela ne suffit pas, on rend les pilules plus fortes en y ajoutant à chaque prise six ou sept grains de racine d'Ellébore en poudre; dans ce cas, vous les donnerez le matin et non le soir.

Pour ce qui est des remèdes externes, vous préparerez un cataplasme avec la racine de Coulevrée, que vous râperez et ferez bouillir avec le vinaigre, pour l'appliquer sur la région de la rate.

La semence de Moutarde pilée avec de l'urine, pour appliquer en cataplasme sur la région de la rate squirrheuse, est un bon remède.

§ IV. *Des Engorgemens, des Obstructions, des tumeurs Squirrheuses, du Squirrhe de la Rate et d'autres organes.*

Bien que le mot *obstruction* soit à juste titre rayé du langage médical moderne, nous le conserverons encore ici pour exprimer tout engorgement sanguin, lymphatique, bilieux, etc., dans un organe ou dans un viscère quelconque ; parce que, nous le répétons, nous n'avons pas la prétention de faire ici un ouvrage de science, mais un ouvrage utile et à la portée seulement des per-

sonnes étrangères à la profession médicale proprement dite.

Les engorgemens, obstructions, tumeurs squirrheuses ou squirrhes peuvent être sanguins, lymphatiques, bilieux, etc. Les premiers, les engorgemens sanguins, s'observent particulièrement
chez les jeunes gens et chez les sujets forts, vigoureux, pléthoriques, comme on le dit encore. Ces
engorgemens affectent plus spécialement les poumons, le foie et la rate.

Les engorgemens lymphatiques, bilieux, etc.,
affectent ordinairement les hypochondriaques, les
phlegmatiques, les scrophuleux et les scorbutiques, et les glandes et les viscères sont le siège
principal de ces affections. Ainsi la bouche, les
mamelles, les aines, les aisselles, les testicules, la
rate, le foie, le mésentère, le poumon, etc., etc.,
peuvent être affectés d'engorgemens lymphatiques, bilieux, etc.

Les causes générales de toute espèce d'engorgement sanguin sont l'oisiveté, l'excès dans le
régime de table, l'ivresse ou l'abus des liqueurs
fortes. Les autres engorgemens sont la suite ordinaire de la vie sédentaire, de la vie chagrine, de
l'usage des alimens grossiers, de l'abus de certains remèdes, etc.

Le signe le plus caractéristique de tout engorgement, de toute obstruction, de toute tumeur
squirrheuse, c'est l'augmentation de volume de
l'organe ou du viscère qui en est le siège. A moins
que le sujet n'ait beaucoup d'embonpoint, il est généralement facile de reconnaître ces maladies.

Souvent les malades accusent, dans la région
malade, une douleur sourde que le tact, la pression augmente plus ou moins. Toutefois, ces affections ne sont pas toujours accompagnées de
douleurs, et on peut établir, en règle générale,
que les plus douloureuses sont les plus faciles à
guérir.

Il est inutile de faire observer que, dans les maladies de ce genre, les fonctions des organes ou des viscères qui en sont le siège sont toujours, ou presque toujours, plus ou moins interrompues ou altérées, et que la maladie persistant, les fonctions cessent entièrement.

Le régime qui doit être observé par les personnes affectées de tumeurs squirrheuses, d'engorgemens ou d'obstructions, consiste dans une diète sévère, une privation absolue de toute liqueur fermentée ou spiritueuse, de viandes noires, salées ou fumées. Le malade se contentera de viandes blanches, de petit-lait clarifié, de tisane de Patience, de Cresson, d'Aunée, de Scolopendre. Il fera un grand usage des bains, des fomentations émollientes ; il se livrera à l'exercice de la voiture, de la promenade ; il s'abandonnera à la joie, à la gaîté, à tous les plaisirs et les amusemens que sa position de fortune lui permettra. Enfin, il se revêtira entièrement de flanelle.

Le traitement des engorgemens sera d'abord celui de toutes les causes présumées ou visibles. Ainsi, y a-t-il vice dartreux, scrophuleux ou syphilitique ? on commencera par un traitement approprié à ces affections.

La maladie est-elle sanguine, le sujet est-il fort, vigoureux, pléthorique ? on pratiquera une ou deux saignées au bras ; est-elle lymphatique, bilieuse, au contraire ? on s'abstiendra de la saignée. On aura recours, dans ces cas, aux purgatifs et au régime.

Les eaux minérales chaudes ou froides, les toniques, les préparations ferrugineuses, sont d'un grand secours dans le traitement des engorgemens en général.

§ V. *Du Cancer.*

Lorsque la tumeur squirrheuse passe de l'état dur, indolent, dans lequel elle est plus ou moins long-temps, à une augmentation de volume plus considérable ; qu'elle devient inégale, qu'elle

prend une couleur livide, noirâtre ou plombée,
qu'elle est accompagnée de douleurs très vives,
incessantes, elle prend le nom de *Cancer occulte*;
on l'appelle *Cancer ouvert* ou *ulcéré* quand elle
s'ouvre, qu'elle laisse suinter une humeur claire,
fétide, insupportable, etc. Le squirrhe constitue
alors une maladie fort grave, presque toujours
mortelle, si la main d'un opérateur habile n'enlève pas, quand cela est possible toutefois, le mal
dans sa racine, c'est-à-dire jusque dans les parties
circonvoisines encore saines. Certes, le moyen de
traitement que nous indiquons ici est très sérieux,
très douloureux; mais il est le seul sur lequel on
puisse raisonnablement compter, et ce serait
perdre un temps souvent précieux que de persis-
ter dans l'emploi des remèdes que nous allons indiquer contre les Cancers en général, à moins
que ceux-ci n'existent sur des sujets dont la constitution est dite cancéreuse. L'opération, dans ce
cas, ne peut sauver le malade, puisque celui-ci
porte constamment avec lui le germe de la maladie, pour laquelle il subirait en vain une ou
plusieurs opérations.

Les remèdes conseillés contre les Cancers commençans, quand l'état général du sujet est d'ailleurs bon et encore fort, consistent dans l'application de topiques résolutifs, dans une compression méthodique pour atrophier la tumeur, de
caustiques pour la détruire quand elle est ulcérée
et d'une petite étendue, de calmans pour apaiser
les douleurs lancinantes, l'insomnie à laquelle ces
douleurs donnent souvent lieu; l'application de
cataplasmes de Ciguë, de Morelle, de Houblon, etc., comme calmans et comme fondans; etc.
Toutefois, nous ne saurions nous dispenser de
dire ici que les affections cancéreuses sont des
maladies trop graves dans leur terminaison, pour
ne pas demander, aussitôt leur apparition, les
soins éclairés des hommes de l'art.

CHAPITRE XV.

MALADIES DES INTESTINS.

§ I. *Colique muqueuse.*

La Colique muqueuse consiste en une douleur fixe ; la Colique venteuse donne plus de distension que de pesanteur ; elle est plus errante qu'arrêtée. La colique bilieuse est accompagnée de vomissemens, de Fièvre, de défaillance, de sueurs froides, et souvent de convulsions.

La guérison de la Colique muqueuse consiste plutôt en lavemens purgatifs qu'en saignées, quoique ce dernier remède soit souvent nécessaire quand la Pléthore accompagne la Colique.

§ II. *Colique venteuse* ou *flatueuse.*

Donnez pour la Colique venteuse, qui se reconnaît quand la douleur n'est pas fixe, un lavement composé d'huile de noix etautant de bon vin clairet.

Donnez un lavement d'huile de Lin.

Faites chauffer suffisamment des morceaux de flanelle, appliquez-les sur le ventre, et renouvelez souvent cette application.

Bassinez le ventre avec de bonne huile.

Battez bien cinq ou six blancs d'œufs, en sorte qu'ils deviennent en écume, étendez-les sur des étoupes, et saupoudrez-les d'une bonne quantité de Poivre ; appliquez ce Cataplasme sur le bas-ventre du malade, le couvrant bien. Ce remède a guéri des malades qui étaient à l'extrémité.

La colique venteuse peut avoir son siège dans l'estomac et les intestins où elle donne lieu à une distension plus ou moins considérable. Une gêne dans l'économie générale, de l'abattement, des bâillemens, de la douleur de tête, de la constipation, accompagnent souvent encore la colique venteuse.

Quand cette maladie a pour cause des alimens mal digérés , un estomac paresseux, l'usage de fruits verts, de légumes malsains, etc. , il suffit souvent de changer de régime et d'alimens , de boire quelques cuillerées à café d'eau-de-vie ou de liqueur de ménage, pour se soulager et même se guérir. On ajoute à ces premiers moyens des vêtemens chauds aux pieds et sur tout le corps, principalement sur l'estomac et l'abdomen ; on frictionne légèrement le ventre et l'estomac avec des serviettes chaudes; on place une chaufferette sous les pieds ; enfin on pratique une saignée, ou bien on applique des sangsues sur le ventre ou l'estomac, suivant le siège de la maladie , s'il y a des douleurs vives. (Voyez *Inflammation de l'estomac et des intestins.*)

Si la colique venteuse est la suite d'une indigestion , une diète sévère , des boissons adoucissantes suffisent ordinairement pour la faire cesser; dans le cas contraire, on donne un émétique ou un lavement légèrement purgatif.

§ III. *Colique bilieuse.*

La Saignée est plus nécessaire contre cette Co - lique que contre les autres.

Vous purgerez avec une infusion de Séné et de Rhubarbe, faite dans la décoction de Chicorée sauvage.

Les lavemens seront préparés avec décoction de racines et feuilles de Mauve, Guimauve, semence de Lin et têtes de Pavots ; vous y délayerez des jaunes d'œufs et le mucilage de semence de Lin ou de Psyllium.

Vous emploierez le bain d'eau tiède, ou une vessie pleine de lait tiède, dans lequel vous aurez fait bouillir la semence de Lin, que vous appliquerez et laisserez sur la partie douloureuse.

Faites avaler au malade, dans un peu d'eau, le poids d'un dragme de poudre d'Ardoise, que vous

aurez fait rougir dans le feu avant de la pulvériser.

La Colique bilieuse affecte ordinairement les
jeunes gens d'une constitution sèche et vigou-
reuse, qui boivent beaucoup de liqueurs spiritueuses, qui sont colères, emportés, querelleurs, etc.
Elle peut survenir après l'ingestion dans l'estomac de boissons très froides, après une transpiration brusquement supprimée, etc.

Cette Colique se reconnaît à une douleur très
vive vers la région ombilicale, à une soif ardente,
à une constipation plus ou moins opiniâtre, à de
la fièvre, à des vomissemens, peu ou souvent renouvelés, de matière jaune, brûlante et amère, aux
urines qui sont rares, épaisses, rougeâtres, etc.

Une saignée, proportionnée à la force du sujet,
est convenable dans le début de cette maladie;
puis des lavemens, du petit-lait clarifié, de l'eau
de veau, de l'eau de pruneaux, de la limonade citrique, etc.

Quelques frictions sur tous les membres, quelques cataplasmes ou fomentations sur la région du
foie, quand la Colique est très douloureuse, sont
d'un grand avantage.

§ IV. *Colique, passion ou douleur Iliaque, dite
vulgairement* Miserere.

La douleur la plus violente du bas-ventre est
celle qu'on appelle la passion Iliaque, ou vulgairement le *Miserere.*

Le *Miserere,* qui a pour cause le commencement d'invagination des intestins, est guéri par la
pilule perpétuelle, faite avec le Régule d'Antimoine, ou par le Mercure cru avalé abondamment.

Quand elle a lieu par suite de la descente de
l'intestin dans l'aine ou dans les bourses, elle se
guérit par les fomentations de feuilles de Mauve,
Guimauve, semences de Lin, ou liniment avec

l'huile de Lis, après lesquelles on réduit peu à peu l'intestin dans la situation naturelle.

Bien que l'expérience ait quelquefois parlé en faveur de l'usage du mercure contre le *Miserere*, ce moyen cependant n'est pas sans danger.

Déjà nous aurions dû dire que le mot *colique* devrait être rayé du langage médical; que beaucoup de médecins ne s'en servent plus; car, employé maintenant pour exprimer toute douleur vive qui a son siège dans l'abdomen et dans l'estomac, il est loin de son étymologie qui signifie tout simplement *inflammation du colon* (portion du tube intestinal); mais l'habitude étant une loi qu'il ne faut pas toujours renverser sans un examen préalable et sans un jugement sévère, nous avons cru devoir nous servir d'une expression qui est connue de tout le monde, que prononcent surtout à chaque instant les personnes pour lesquelles nous écrivons.

Le *Miserere*, l'*Ileus*, etc., étant une maladie, sinon fréquente heureusement, du moins très grave, nous allons y revenir un instant, et cela d'une manière plus rationnelle, bien que déjà nous en ayons dit quelques mots.

Caractérisée par une douleur violente, quelquefois intolérable, dans l'abdomen, le vomissement des matières contenues dans l'estomac et les intestins, une constipation opiniâtre, la lividité de la face, la flexion du corps en avant, le découragement, la faiblesse de la voix, la difficulté de respirer, les convulsions, l'odeur stercorale de l'haleine, la petitesse et l'irrégularité du pouls, le refroidissement des extrémités, les sueurs froides sur tout le corps, cette Colique demande les secours les plus prompts, les mieux entendus En attendant le médecin, dont on ne peut se passer dans ce cas très grave, on se hâtera de plonger le malade dans un bain, de le faire vomir, de lui donner des lavemens purgatifs, puis des calmans, des boissons tièdes, etc. L'ingestion subite dans l'estomac de

13.

corps très pesans, comme des balles de plomb, du
Mercure, des pilules perpétuelles, etc., ne sera
faite qu'après l'avis du médecin, qui ne le donnera
qu'après avoir bien examiné le malade, et s'être
assuré que la maladie ne tient pas à une invagination profonde des intestins, ou à une hernie, ou
à toute autre cause.

§. V. *Colique néphrétique.* *Voy.* MALADIES DES
REINS.

§. VI. *Colique hystérique.* *Voy.* HYSTÉRIE,
MALADIES DES FEMMES.

§. VII. *Colique des enfans.* *Voy.* MALADIES DES
ENFANS.

§. VIII. *Colique d'estomac.*

Cette affection n'est le plus ordinairement que
le signe précurseur de l'inflammation de l'estomac. *Voy.* GASTRITE OU INFLAMMATION DE L'ESTO-
MAC. *Voy. encore* CARDIALGIE.

§. IX. *Colique inflammatoire.* *Voy.* ENTÉRITE.

§. X. *Colique nerveuse, sèche, convulsive,*
spasmodique.

La *Colique nerveuse, convulsive, etc.*, ainsi
appelée parce qu'elle n'est le symptôme d'aucune
affection, a son siège dans les intestins. Une émotion vive, la suppression d'une évacuation habituelle, le refroidissement du corps, sont les causes
les plus ordinaires de cette maladie.
On reconnaît cette Colique à une douleur ordinairement vive, quelquefois obscure, qui se fait
sentir dans l'abdomen, qui s'exaspère par intervalles, et qui cause toujours une grande anxiété.
A cette douleur se joignent des borborygmes, de
la constipation, une altération de la face, de l'abattement, de l'inquiétude, de la fièvre, des sueurs
froides, des défaillances, etc.
Dans cette maladie, on a recours aux bains gé-

néraux, aux boissons calmantes et adoucissantes,
à la diète, au repos, à quelques potions opiacées
et légèrement éthérées, enfin à quelques sangsues
sur l'abdomen si celui-ci est très douloureux.

§. XI. *Colique de Madrid.*

Cette maladie, dont l'invasion est quelquefois
subite, qui se reconnaît à l'amertume de la bouche, au dégoût, à la constipation, à la tension de
l'épigastre, aux vomissemens de matières vertes,
jaunes, souvent acides, à la dépression du ventre,
à la difficulté d'uriner, etc., etc., se traite par les
purgatifs et les narcotiques. *Voy.* COLIQUE DE
PLOMB et COLIQUE VÉGÉTALE.

§. XII. *Colique de cuivre.*

Voy. COLIQUE MÉTALLIQUE ou COLIQUE SATUR-
NINE, dont elle ne diffère que par le dévoiement
qui l'accompagne.

§. XIII. *Colique végétale* ou *Colique de Poitou.*

Cette affection, qui a quelque analogie avec la
Colique de plomb, qu'on attribue à l'usage des vins
nouveaux ou falsifiés, des cidres mal fermentés,
des fruits crus, etc., qui s'annonce par des
douleurs vives qui se font tout à coup sentir dans
plusieurs parties du ventre, d'où elles s'étendent
dans la poitrine et aux membres; dans laquelle le
ventre se gonfle, se ballonne (il est affaissé dans
la Colique de plomb); dans laquelle il y a des vomissemens, de la constipation, etc., etc., cède
souvent à des évacuations naturelles ou artificielles, aux purgatifs associés aux narcotiques.

Les bains, les fomentations, les cataplasmes
émolliens, sont des moyens accessoires dont on
tire souvent de très bons effets dans le traitement
de la Colique végétale.

§. XIV. *Colique de Plomb, saturnine, métallique, des peintres, des plombiers, des potiers*, etc.

La *Colique de plomb* ou *des peintres*, etc., affection caractérisée par des douleurs abdominales excessives, intolérables, douleurs que la pression n'augmente pas; par des vomissemens de matières vertes ou jaunes; une constipation opiniâtre, un affaissement considérable des parois du ventre; par la lenteur du pouls, l'existence de crampes, de convulsions dans les membres, et souvent encore par la paralysie de ces dern?ers, etc., etc., a excité de tous temps, par sa fréquence et la singularité de ses symptômes, la sagacité des médecins. Son traitement surtout a mis en défaut les plus beaux raisonnemens, les plus belles explications théoriques; aucun système pratique, à l'exception de l'empirisme logique, celui de l'expérience, n'a obtenu grace devant cette maladie. C'est en vain que les physiologistes, considérant cette colique comme une inflammation pure, mais grave, l'ont combattue par les antiphlogistiques; c'est en vain encore que les praticiens, qui ne voulaient voir dans cette affection qu'une névrose très intense, l'ont attaquée par les narcotiques et les antispasmodiques.

Le traitement le plus utile, le plus certain, nous ne dirons pas le plus rationnel, à moins qu'on n'appelle ainsi tout traitement qui a le plus de succès, qui réussit le plus ordinairement, c'est celui dit *de la Charité*, traitement qui consiste dans l'emploi de purgatifs donnés coup sur coup, et que nous allons exposer aussi brièvement que possible.

Premier jour. Pour boisson, *Eau de Casse avec les grains* (*voyez* pour cette eau et les autres médicamens que nous allons indiquer, la PHARMACIE DES PAUVRES); dans la journée, *Lavement purgatif des peintres;* le soir, *Lavement anodin des peintres*; après le lavement, un *Bol calmant*.

Deuxième jour. Le matin, *Eau bénite avec*

les grains; dans la journée, *Tisane sudorifique.*
Troisième jour. *Tisane sudorifique purgative.*
Quatrième jour. Le matin, *Potion purgative des peintres*; dans la journée, la *Tisane sudorifique simple*; le soir, le *Lavement anodin*, et plus tard le *Bol calmant.*

Cinquième jour. Dans la journée, *Tisane sudorifique simple*; le soir à quatre heures, *Lavement purgatif des peintres;* à six heures, *Lavement anodin,* et à huit heures, le *Bol calmant.*

Nota. Quelques praticiens, s'attachant davantage à entretenir le cours des évacuations alvines qu'à calmer les douleurs, suppriment le Lavement anodin et le Bol calmant, et insistent sur le Vomitif et le Lavement purgatif.

On continue les purgatifs jusqu'au huitième, dixième ou onzième jour, ou jusqu'à ce que le malade, n'ayant pris pendant cinq ou six jours que la tisane sudorifique, ne ressente plus de douleur abdominale, et aille parfaitement à la selle.

§ XV. *Colique Hépatique. Voyez* (MALADIES DU FOIE).

§ XVI. *Diarrhée, ou Flux de Ventre, ou Cours de Ventre.*

S'il y a plénitude ou Fièvre, vous pourrez d'abord tirer un peu de sang, principalement si la Diarrhée est bilieuse. Vous ne trouverez point de meilleur remède contre la Diarrhée opiniâtre, et même contre la Dysenterie, que la tisane préparée avec demi-once de racine de Rhubarbe de nos jardins, que vous couperez et mettrez dans un nouet, pour la faire bouillir avec de l'eau de fontaine.

Le cours de ventre étant souvent un bon effet de la nature, on ne doit pas se hâter de l'arrêter; mais lorsque après avoir continué trop long-temps, le malade en est affaibli, on donnera fort à propos une infusion de deux gros de la racine de notre

Rhubarbe domestique, ou, au défaut, de la Patience sauvage, faite dans un verre de décoction de Plantain, qu'on peut fortifier d'une douzaine de roses pâles ; après quoi, si le cours de ventre ne s'arrête pas, faites sécher la Rhubarbe ou Patience sauvage , mettez-la en poudre et faites-la prendre dans du pain trempé ou dans un peu de vin, ou de décoction de Plantain.

Une femme, tourmentée d'une violente Diarrhée bilieuse, a été parfaitement guérie en avalant, trois matins de suite à jeun, quatre onces de suc de Plantain épuré. Un paysan s'est guéri d'une semblable Diarrhée, en avalant un bouillon dans lequel il avait fait cuire du Plantain.

Pour le flux de ventre, et même pour la Dysenterie, donnez un dragme de graine de Plantain ou de Patience sauvage dans du gros vin rouge, ou bien dans un œuf frais, ou dans du bouillon ; continuez jusqu'à ce que le flux soit arrêté.

La boisson ordinaire du malade sera de l'eau dans laquelle on aura éteint quatorze ou quinze billes d'acier rougies au feu.

Prenez deux jaunes d'œufs durcis sous les cendres, coupez-les en deux ou trois morceaux, et les ayant arrosés avec du Vinaigre Rosat, ou du vinaigre commun, mangez-les le matin à jeun, et continuez quatre ou cinq jours, s'il est besoin. Vanhelmont dit avoir guéri avec ce remède un jeune homme qui était à l'extrémité.

Prenez un dragme de semence de Plantain, mettez-le dans un bouillon fait avec du Mouton , où vous aurez fait cuire les feuilles de Plantain ; avalez le bouillon le matin à jeun, et continuez trois ou quatre matins, s'il est besoin.

Le purgatif sera une décoction de feuilles de Fenouil et de Cerfeuil, dans laquelle vous ferez infuser trois dragmes de Séné, et un dragme de poudre d'Hermodate.

Le lavement sera fait avec une décoction de feuilles de Rue, Fenouil, et Absinthe, dans une chopine de vin clairet, jusqu'à la réduction de la moitié; on peut y ajouter quatre onces d'huile de Camomille ou de Noix.

Un lavement fait de vin clairet, de deux onces d'eau-de-vie, ou d'une décoction de feuilles de Tabac dans du bouillon gras, sera encore convenable.

Les vomitifs étant très utiles quand la douleur ne cède pas aux remèdes susdits, vous donnerez trois onces de Vin Emétique.

Après ces remèdes, on peut avoir recours à une décoction d'écorce d'Orange dans du vin chaud, ou à quelques cuillerées de vin blanc ou à quelques cuillerées de vin chaud, ou mieux à un lavement composé d'Huile et de Miel chauds.

Presque tout ce que nous venons de dire sur la diarrhée ayant plutôt rapport à la diarrhée ancienne ou *chronique* qu'à la diarrhée nouvelle ou *aiguë*, indiquons très rapidement les signes de ces deux états (aigu et chronique) de la même maladie, voyons les différences qu'ils présentent avec le *dévoiement simple*, et quels sont les régime et traitement rationnels qui doivent être suivis.

Et d'abord, qu'est-ce que le dévoiement, sinon un moyen salutaire à l'aide duquel la nature rétablit le plus souvent l'harmonie momentanément interrompue des fonctions de l'organisme? Que faire en pareilles circonstances, sinon attendre les bons effets de cette purgation naturelle?

Le dévoiement, au contraire, a-t-il pour cause un écart dans le régime? Le repos, la diète, une tisane légèrement amère, quelques tasses d'eau de Riz, quelques lavemens d'eau de graine de Lin, de Têtes de Pavot, d'eau de Son, seront les seuls remèdes à employer pendant quelques jours, pour rappeler l'état de santé primitive.

Y a-t-il diarrhée, c'est à dire évacuations alvines séreuses ou bilieuses? Ces évacuations sont-elles précédées ou accompagnées de douleurs abdominales, de dégoût, de grouillement (borborygmes) dans le ventre, d'envies fréquentes d'aller à la selle, de tranchées, de crampes dans les jambes, de faiblesse générale, de la rareté, de l'épaississement ou de la couleur foncée des urines? On modifiera le traitement de la manière suivante :

Contre la diarrhée séreuse, quelques tasses de tisane légère d'Anis ou de Fenouil, quelques lavemens d'eau de Guimauve, manger peu et garder le repos.

Contre la diarrhée bilieuse, un vomitif d'abord, si l'estomac est embarrassé, si l'appétit est nul, s'il y a des nausées, etc., puis un purgatif avec la Manne et le Séné, des lavemens avec la Mélasse ou le gros Miel : deux cuillerées à bouche de l'une de ces substances par demi-litre ou trois verres d'eau de son ou de poirée.

Contre la diarrhée accompagnée de douleurs abdominales, de borborygmes, d'urine rouge et épaisse, etc., une saignée générale si la force du sujet le permet ou le commande, des sangsues à l'anus, des bains généraux, ou des bains de siège dans de l'eau de Son, de Fromageot (Mauve), des fomentations émollientes sur l'abdomen, des boissons adoucissantes faites avec la graine de Lin, la racine de Guimauve, l'Orge perlé, la racine de grande Consoude, des lavemens d'Amidon et de Laudanum (voyez les FORMULES), etc. Repos et diète. Un laxatif, préparé avec une ou deux onces de Manne fondue dans de l'eau de Pruneaux, convient souvent dans le traitement de la diarrhée aiguë.

La diarrhée provient-elle d'un refroidissement subit des pieds, des mains ou du ventre? On conseillera un grand bain très chaud ; on se mettra, en sortant du bain, dans un lit bien bassiné ; on se couvrira de manière à rappeler la transpiration. On donnera des boissons chaudes, dites sudorifi-

ques, telles que la tisane de fleurs de Bourrache
miellée, la tisane de Violettes, de Tilleul, etc.,
également miellée.

La diarrhée tient-elle à la suppression momentanée d'une évacuation habituelle ou naturelle?
On fera tout son possible pour rappeler cette suppression.

La diarrhée est-elle périodique, salutaire dans
ses résultats, et pas plus prolongée qu'elle ne l'est
d'habitude? On fait de la médecine expectante, de la
médecine *homœopathique,* c'est à dire qu'on imite
les *habiles* du jour, qu'on ne fait rien d'actif, qu'on
se contente du régime, qui est tout dans ce cas
comme dans beaucoup d'autres. Le régime sera
celui du *dévoiement simple* dont nous avons parlé
il n'y a qu'un instant.

Les passions, le chagrin, l'ennui, entretiennent-
ils la diarrhée? On a recours aux vomitifs, aux
purgatifs et aux antispasmodiques.

La diarrhée reconnaît-elle pour cause la présence des vers dans l'estomac ou les intestins, l'ingestion dans l'estomac de substances âcres et
vénéneuses? On commence par prescrire les An-
thelmintiques (*voyez* MALADIES VERMINEUSES),
par administrer les Contre-poisons (*voyez* EMPOI-
SONNEMENS).

La goutte répercutée occasionne-t-elle un cours
de ventre? On entretiendra celui-ci avec quelques
doses de Rhubarbe en poudre (5 à 6 grains par
jour), ou tout autre purgatif doux, comme la
Manne, l'eau de Veau, l'eau de Pruneaux, etc. On
rappellera la goutte aux extrémités à l'aide de
cataplasmes, de fomentations. Pour boisson ordinaire, on conseillera les infusions sudorifiques,
telles que celles de Violettes, de Bourrache, de
Tilleul.

L'usage des eaux corrompues ou malsaines
comme boisson ordinaire donne souvent lieu à
une diarrhée que l'on arrête en changeant de boisson, ou, quand on ne le peut pas, en corrigeant

14

les eaux par de la chaux vive, ou de la craie avec laquelle on la laisse quelque temps. On laisse déposer, on décante ou l'on filtre l'eau qui surnage.

Quand la diarrhée tient à l'atonie de l'estomac, on fortifie celui-ci par des boissons amères et astringentes.

Quand la diarrhée existe chez les personnes affectées de phthisie pulmonaire, on prescrit un lavement préparé avec deux grains d'acétate de plomb (sel de Saturne), un grain de carbonate de soude. On fait dissoudre les deux sels séparément dans un peu d'eau que l'on ajoute à deux ou trois verres d'eau de graine de liu, et cinq à six gouttes de Laudanum liquide. On peut augmenter la dose des sels de un grain tous les deux ou trois jours, et aller ainsi jusqu'à cinq grains d'acétate de plomb et deux grains et demi de carbonate de soude.

§. XVII. *Dysenterie, Flux de sang.*

La dysenterie, quand elle est inflammatoire, qu'elle est aiguë, comme on le dit encore, se traite comme la diarrhée aiguë dont elle diffère par le sang qui se trouve constamment mêlé aux matières stercorales, c'est à dire qu'on a recours de suite aux saignées générales, si l'état général du malade le permet, aux applications de sangsues à l'anus, à la décoction blanche de Sydenham que l'on donne en boisson et que l'on alterne par quelques tasses d'eau de Guimauve, de Lin ou de Gomme; à un lavement préparé avec l'eau de Pavot, l'Amidon et le Laudanum de Rousseau, aux Pilules calmantes, etc. (*Voyez* les FORMULES). Ce n'est que lorsque la maladie devient chronique, que les douleurs abdominales ont complètement disparu, que les selles sont beaucoup moins abondantes, moins souvent répétées, presque plus sanguinolentes, que l'on doit avoir recours aux médicamens astringens dont il va être question. Nous insistons sur ce point, car il n'est rien de

plus dangereux que d'employer les astringens
dans le début de la Dysenterie ; il ne faut l'arrêter qu'après cinq ou six jours au moins ; autrement on augmenterait la Fièvre, la Douleur
et l'Inflammation.

Aux malades affaiblis par une longue Dysenterie, vous ne trouverez point de remède plus
utile que l'usage du lait de vache, pris chaud le
matin, dans lequel vous aurez fait éteindre trois
ou quatre billes d'acier rougies au feu.

L'expérience vous fera connaître que le fruit
d'Eglantier ou Rosier sauvage, donné en poudre
au poids d'un dragme dans du bouillon, ou dans un
œuf frais s'il y a de la Fièvre, ou dans du gros vin
rouge, s'il n'y en a pas, arrête le flux dysentérique.

Que le Malade boive de la décoction de Liège
faite dans de l'eau commune, ou de Renouée si on
n'a point de Liège.

Faites un bouillon avec eau, beurre et Prim-
prenelle, et avalez ce bouillon matin et soir pendant trois jours, ou jusqu'à guérison.

Mettez une bonne pincée de poudre de feuilles
de Sureau dans un demi-setier de vin blanc,
laissez infuser pendant douze heures. Un paysan
a guéri grand nombre de dysentériques avec ce
remède. Ceux qui n'auront pas de feuilles de Sureau pourront user de la même manière de celles
de Vigne qui sont rouges, cueillies en octobre,
et séchées à l'ombre.

Un médecin de Paris a guéri une infinité de
pauvres gens malades de la Dysenterie, en leur faisant donner des lavemens faits avec la Joubarbe,
et la plante de la Morelle chargée de ses baies ou
fruits.

Une dame a guéri plusieurs pauvres de la Dysenterie, en leur faisant avaler de la bière, dans
laquelle elle avait fait éteindre des billes d'acier
rougies au feu.

Hachez bien menu des feuilles de Renouée, et
faites-en une omelette avec deux œufs frais que vous

mangerez à votre dîner, et continuez aux autres repas s'il est nécessaire ; de plus faites infuser la même herbe dans le vin que vous boirez à vos repas, ou trempez votre vin d'eau dans laquelle vous l'aurez fait bouillir, et vous guérirez promptement. Comme on ne trouve point de Renouée en hiver, on peut se servir de la Millefeuille de la même manière, mais la Renouée est meilleure.

Cueillez les baies de Sureau lorsqu'elles sont bien mûres, pilez-les, et exprimez le jus ; laissez reposer ce jus pour le bien épurer, et pour vous en servir de la manière suivante.

Prenez autant que vous voudrez de ce jus, au lieu d'eau , et avec de la farine de Froment, faites-en de petits pains plats d'environ la longueur de la main et de deux doigts d'épaisseur ; faites cuire ces pains au four; quand ils seront cuits, mettez-les encore deux autres fois au four, après que le pain ordinaire en aura été tiré, pour les réduire en biscuit très-sec.

Prenez le poids de demi-dragme du biscuit ci-dessus pulvérisé, pour les enfans, d'un dragme pour les grandes personnes, donnez-le à jeun dans un bouillon ou dans du lait. D'autres font infuser du soir au matin cette poudre dans un demi-verre de vin blanc, et le matin à jeun ils l'avalent.

Toutes les personnes qui, sans être médecins, s'occupent un peu d'hygiène publique, savent que la Dysenterie règne le plus souvent, et d'une manière quelquefois épidémique , dans le printemps et dans l'automne ; qu'elle s'observe surtout dans les lieux marécageux, après un été chaud et sec, après l'usage de boissons froides étant en sueur, après l'ingestion dans l'estomac de fruits non parfaitement mûrs, d'alimens mal préparés, de mauvaise nature ; après le séjour dans des prisons ou hôpitaux, ou autres lieux malsains.

La Dysenterie, maladie ordinairement fatale aux vieillards, aux individus délicats et usés par la fatigue, le chagrin, la misère ou toute autre affec-

tion ancienne, habituelle ou accidentelle, se ré-
vèle ordinairement par des frissons, un abattement général, une soif ardente, des envies de
vomir, un pouls élevé, fréquent, en un mot par
tous les signes d'une fièvre ardente et de mauvais
caractère. Des douleurs vives se font sentir dans
les intestins, des besoins d'aller à la selle tourmentent sans cesse les malades, les selles sont sanguinolentes, la langue devient sèche, baveuse et
gercée, des aphthes apparaissent dans la bouche,
des taches pourpres se dessinent sur la peau, etc.
Tels sont les principaux phénomènes de la Dysenterie.

Quand des hoquets surviennent, que les lavemens ne sont pas gardés par les malades, que les
extrémités se refroidissent, que des convulsions
se manifestent, le malade est en danger, sa vie est
compromise. En est-il de même pour ceux qui lui
donnent leurs soins, ou, en d'autres termes, la
Dysenterie, alors, est-elle contagieuse? Nous ne
le croyons pas, nous osons même affirmer le contraire. Il y a d'ailleurs bien peu de maladies, tenant à des causes générales, et toutes les maladies
internes sont dans ce cas, qui soient contagieuses
dans toute l'acception du mot, c'est à dire qui se
communiquent par le contact d'individus à d'autres
individus. Certes quelques maladies dites internes,
essentielles ou générales, telles que le sont les
épidémies, peuvent bien se multiplier, étendre
leur sphère morbifique, sévir sur un plus grand
nombre d'individus dans un temps que dans un
autre, agir en un mot sur les populations
par *infection*, après avoir rendu insalubres ou
miasmatiques les lieux où les malades sont réunis en trop grande quantité, où les soins de propreté sont mal observés, etc., etc; mais il est dé-
montré aujourd'hui pour tous les médecins vraiment observateurs, vraiment amis des faits et de
la vérité, que les maladies dites contagieuses sont
heureusement fort peu nombreuses. Après la gale,

14.

quelques dartres, la variole et la syphilis, toutes
maladies dont on peut sûrement se garantir avec
de sages précautions, avec une volonté ferme, la
contagion ne joue aucun rôle dans les affections
infinies et variées qui atteignent l'espèce humaine. Cependant, il y a dans la pratique des
cas douteux, des cas tellement liés à l'idée de contagion, tellement difficiles à expliquer sans ce
mode d'action, que quelques médecins n'osent
pas toujours se prononcer pour ou contre. Mais
pourquoi cette indécision? pourquoi chercher des
explications autres que celles que nous donne le
raisonnement et le fait des maladies générales
elles-mêmes? Ainsi, pourquoi ne pas admettre que
la cause générale, atmosphérique, etc., qui d'a-
bord n'a exercé son influence morbide que sur un,
deux ou trois individus séparés, peut très bien,
après huit, dix, quinze jours, plus ou moins,
agir sur dix, sur vingt, sur cinquante, sur mille
individus à la fois? Mais des personnes qui ont
soigné ou qui ont seulement visité des diarrhéi-
ques, des dysentériques, des typhoïques, etc.,
ont été atteintes des mêmes maladies, et cela le
lendemain, le surlendemain de leurs soins, de
leur visite. Ce fait incontestable ne détruit-il pas le
raisonnement qui vient d'être établi il n'y a qu'un
instant? Non, car tous les individus atteints de
maladies épidémiques ou générales ne sont pas
atteints de cette même manière. Ils le seraient,
ce qui ne se serait jamais vu, qu'il faudrait encore
dire, la raison n'en étant nullement blessée : La
même cause générale qui a produit d'abord des
effets partiels, isolés, en produit maintenant de
plus nombreux, de plus étendus; voilà tout.

Cette petite digression, que nous aurions pu
faire plus tard, à l'occasion des Fièvres Typhoïdes,
par exemple, ou bien à celle de toute autre maladie grave, aura pour effet, nous l'espérons, de
tranquilliser le moral et l'esprit de nos lecteurs,
de soutenir leur courage dans les grandes épidé-

mies qui viennent de loin en loin décimer les
villes et les campagnes, et de détruire à jamais
cet égoïsme, cette pusillanimité que l'on rencontre
quelquefois chez des amis, et même chez des parens, lorsque des fléaux tels que la peste et le
choléra viennent effrayer les populations. Si un
jour nous devions être les témoins et les victimes
d'une maladie aussi promptement mortelle que
celle qui a régné en France en 1832, en Pologne,
en Prusse, en Autriche en 1831, en Russie en
1830, etc., que le lecteur se rappelle bien que
dans la fuite, la séquestration, les quaran-
taines, etc., etc., ne se trouvent ni l'abri
du danger, ni le préservatif infaillible auquel
il sacrifie tous ses liens d'affection et de famille;
qu'au contraire il trouvera assurance et conservation de sa santé dans la stricte observance de
l'art de l'hygiène, dans la propreté qui doit toujours régner autour des malades, dans les soins
bien entendus qui doivent être donnés à ces derniers, dans l'isolement et le séjour de ceux-ci
dans des lieux plutôt un peu élevés que trop bas,
plutôt bien éclairés qu'obscurs, dans des habita-
tions enfin où l'air, la lumière et la chaleur puissent facilement se renouveler.

Y a-t-il des Dysenteries séreuses, non sanguinolentes, *blanches*, comme on le disait autrefois?
Oui, et ce sont les plus dangereuses; heureusement qu'elles sont peu fréquentes.

Le régime diététique est d'une grande importance dans le traitement de la Dysenterie. Les malades se priveront de viande, de poisson et de tout
ce qui a une tendance à une prompte décomposition. Les pommes cuites dans du lait, les panades, les bouillons de jeunes animaux, leur
conviendront. Voici une gelée que nous recommandons aux dysentériques.

Prenez la tête et les pieds d'un Mouton, couverts
de leur peau; brûlez-en la laine au feu; faites
bouillir dans une quantité d'eau suffisante et jus-

qu'à ce que le bouillon soit réduit en gelée ; ajoutez un peu de cannelle ou de macis pour lui donner
un goût agréable. On donne de cette gelée, trois
ou quatre fois par jour, une tasse, avec un peu de
pain rôti. Il faut donner un lavement matin et soir.
Il est quelquefois nécessaire d'administrer un
léger vomitif avant de mettre le malade à l'usage
de cette gelée.

Voici encore une préparation alimentaire, une
sorte de bouillie qui convient aux dysentériques :
Prenez cinq à six poignées de *Fleur de Farine*;
mettez-les dans un nouet de linge ; faites-les bouillir , dans une quantité d'eau suffisante, pendant
six à sept heures, jusqu'à ce qu'elles aient acquis
la dureté de l'empois sec. Cela étant, râpez deux
autres cuillerées de ce résidu , faites bouillir dans
un tasse d'eau et de lait jusqu'à consistance de
bouillie que vous sucrerez et que vous aroma-
tiserez au goût du malade.

Dans les Dysenteries putrides , les fruits bien
mûrs seront permis aux malades. Autant ces alimens sont dangereux, autant ils sont souvent la
cause première ou déterminante de la maladie
dont il s'agit ici quand on les mange avant leur
parfaite maturité , autant leur utilité est grande
quand ils sont parfaitement mûrs et de bonne
qualité.

Le Petit-Lait clarifié, l'Eau d'Orge un peu acidulée avec la Crème de Tartre, le suc de Citron ,
le Verjus, etc. , constituent des boissons excellentes dans les Dysenteries.

Le traitement de la Dysenterie, nous l'avons
déjà dit, sera celui de la diarrhée , c'est à dire
qu'on aura recours aux Saignées, aux Sangsues, aux
Cataplasmes émolliens, aux Fomentations émollientes et calmantes sur le ventre, aux grands bains
d'Eau de Son, de Mauve, de Guimauve, etc.,
aux boissons d'Eau de Gomme , à la décoction
blanche de Sydenham, etc., si la maladie est aiguë,
inflammatoire, accompagnée de douleurs , etc.,

aux tisanes astringentes, telles que la décoction
de Noix de Galles, les infusions d'Absinthe, de
Camomille, de Petit-Chêne, l'Apozème astringent
(*voy.* les Formules), etc. La Thériaque, le Diascordium seront également donnés le soir, sous
forme de bols gros comme une petite noisette.
Voy. dans les Formules le Looch astringent, la
potion et les pilules antidysentériques.

Non seulement la Dysenterie est une maladie
fort grave, difficile à traiter et à guérir, mais elle
fait encore partie de ces affections qui, une fois
déclarées, se renouvellent par suite de la moindre
imprudence, du plus petit écart de régime. Les
malades qui ont eu une fois le *flux de sang* se
trouveront bien de l'usage des amers, tels que
Vin de Kina, Vin d'Absinthe, Eau de Rhubarbe,
de Camomille, de Petite Centaurée, etc. Un exercice modéré leur conviendra également, ainsi que
la flanelle sur tout le corps, la privation des substances animales, l'usage des fruits bien mûrs,
la précaution d'éviter l'action de l'air frais de la
nuit, etc., etc.

§ XVIII. *Flux Lientérique* ou *Lienterie.*

Le flux Lientérique est un dévoiement dans
lequel on rend les alimens ainsi qu'on les a pris,
ou à demi digérés.

Les remèdes propres sont les stomachiques,
comme l'Absinthe, la Menthe, la Sauge, les Coings,
les Noix confites, les Noix Muscades, le Galanga,
le Gingembre, etc. Le biscuit de mer trempé dans
du vin rouge enduit de Thériaque, et mangé,
convient aussi; mais il ne faut pas qu'il y ait
douleur de ventre, sans quoi il faut, avant tout,
avoir recours aux adoucissans.

Forestus a délivré un malade d'une Lienterie
rebelle, en lui donnant un jaune d'œuf semé de
poudre de Noix Muscade, et cuit sur une tuile
rougie au feu.

Hélidée a guéri un enfant de trois ans avec un

scrupule de Rhubarbe, donné dans du vin, avant
le souper.

Faites boire de l'eau dans laquelle vous aurez
éteint du fer ou un caillou rougi au feu.

Durant quelques jours on fera prendre à jeun
demi-dragme d'Encens dans un peu de gros vin.

Ou bien de la gelée de Groseille avec le poids de
trente grains de Rhubarbe à demi rôtie sur une
pelle à feu.

§ XIX. *Flux*, *ou passion Cœliaque*, *Inflammation de Bas Ventre*.

Quand les alimens sont digérés dans l'estomac,
mais rendus par les selles en forme de Chyle, cette
maladie est appelée flux, ou passion Cœliaque.

Les remèdes propres sont l'Aigremoine, les Ca-
pillaires, la Menthe, l'Absinthe, les cinq racines
apéritives, qui sont celles de petit Houx, d'Asperge, de Fenouil, de Persil et d'Ache ; celles de
Chiendent, d'Arrête-Bœuf, de Fraisier, sont également apéritives.

La Chicorée, le Fenouil, la racine de Garance,
les semences d'Anis et de Fenouil, et particulièrement les pois rouges, sont expressément recommandés par quelques uns.

Les Girofles infusées dans du vin, ou le jus de
Coing, bus en petite quantité, ont réussi.

Le Riz rôti et cuit dans le lait, dans lequel on
aura éteint de petits cailloux rougis au feu, est
bon également, ainsi que des bouillons de Lentilles. Nous en dirons autant des Mûres mangées
vertes, des nèfles et des fruits du Sorbier.

Bien qu'en général on puisse dire que la *Lienterie* et le *Flux cœliaque* soient des maladies
moins graves que la Dysenterie, à moins que la
Lienterie ne succède à cette dernière (la Dysenterie), et que le Flux cœliaque ne tienne à un vice
local, ces affections demandent cependant tous les
soins des médecins.

Le régime et le traitement de ces deux maladies

se rapportant beaucoup au régime et au traitement de la Diarrhée et de la Dysenterie, nous renvoyons à ces dernières. Nous dirons seulement
que la sévérité de la diète, que l'usage des vomitifs et des purgatifs, celui des amers, des astringens, auxquels on ajoutera le colombo, seront
d'un très grand secours dans le traitement du Flux
lientérique et cœliaque. Il est bien entendu que le
traitement antiphlogistique, calmant, adoucissant,
précédera celui dit astringent, tonique ou fortifiant, quand il y aura des symptômes inflammatoires.

§ XX. *Ténesme, Epreintes ou envies d'aller à la*
Selle sans rien rendre.

Vous connaîtrez le Ténesme par une continuelle
démangeaison ou besoin d'aller à la selle, mais le
malade ne rend, après les divers efforts, qu'une
mucosité.

Le Ténesme accompagne souvent ou succède
à la Dysenterie, et se reconnaît à une humeur
âcre qui pique le dernier intestin, ou à une ulcération qui arrive à la même partie, qui donne
lieu à l'écoulement de quelque matière sanguinolente ou purulente.

Buvez souvent du lait de vache que vous aurez
fait bouillir. Vous calmerez les douleurs de l'anus,
si vous recevez, au dessus de la chaise percée,
la fumée de l'Encens mis sur un réchaud.

Mettez du son dans un sachet de toile, faites-le
bouillir dans du vin, et appliquez-le sur l'anus.

Il n'est point de meilleur remède que d'appliquer sur l'anus des sachets remplis de feuilles de
Chêne cuites dans l'eau dans laquelle on a éteint
du fer ou de l'acier rougi au feu.

Quelques uns remplissent des sachets de feuilles
de Bouillon-Blanc, de Chêne et d'Argentine, qu'ils
font cuire dans du lait, et qu'ils appliquent au
fondement.

Toutefois, avant de faire usage des fomentations

ou fumigations ci-dessus, il est sage, surtout quand les douleurs de l'anus sont plus ou moins vives, de procéder au même mode de médication, mais avec des infusions ou décoctions de plantes dites calmantes, narcotiques ou adoucissantes, telles que le Pavot, la Belladone, la Guimauve, la graine de Lin, le Bouillon-Blanc, etc.

Le Ténesme faisant ordinairement suite à la Dysenterie, voyez tout ce que nous avons dit de cette maladie.

§ XXI. *Entrailles enflammées* ou *Entérite*.

Mettez dans un verre la quatrième partie de lait, et remplissez-le avec de l'eau ; buvez-en le matin quatre verres ainsi préparés, à quelque distance de temps l'un de l'autre.

Faites un peu cuire du Pourpier sans eau, mettez-le sous presse ; vous en retirerez un jus fort gluant et visqueux, que vous donnerez en lavemens. Ce remède a soulagé et guéri des personnes qui avaient de grandes chaleurs d'entrailles.

Pilez et exprimez du Pourpier pour en avoir le jus, faites-le un peu bouillir pour en ôter toute l'écume, laissez-le un peu reposer, passez-le ensuite par un linge, et donnez-le en lavement avec une once de Miel de Nénuphar, et autant de Miel commun.

Avalez de l'Oxycrat à votre boisson ordinaire.

Mâchez du Pourpier, et avalez-en le jus.

L'*Entérite*, ou *Inflammation des intestins*, est une maladie des plus douloureuses et des plus dangereuses auxquelles les hommes soient exposés.

Les causes de l'Entérite sont les mêmes que celles qui donnent lieu à la GASTRITE, c'est à dire qu'elles se trouvent dans les constipations, la présence des vers, l'alimentation avec des fruits non parfaitement mûrs, des viandes malsaines, des boissons mal préparées, prises en trop grande abondance, très froides quand le corps est couvert de **sueur**, etc., etc. **Les substances vénéneuses** donnent également lieu à l'inflammation des intestins.

Les signes de cette maladie sont les suivans (*Entérite aiguë*) : douleur aiguë, vive, autour du nombril ; ventre serré comme par une espèce de corde ; difficulté d'aller à la selle ; pouls fréquent, petit, enfoncé ; soif excessive ; chaleur très grande dans l'abdomen ; vomissemens violens, souvent répétés. S'il y a hernie, le malade rend souvent des matières stercorales par la bouche ; les lavemens ne peuvent être gardés, etc., etc.

Le régime de l'Entérite aiguë est celui de la Gastrite aiguë. *Voy.* GASTRITE.

Le traitement consiste dans une prompte et large saignée, dans une application de sangsues à l'anus, dans des bains généraux avec l'eau de Son ou l'eau de Mauve, dans des fomentations calmantes et adoucissantes sur le ventre, des lavemens de graine de Lin et de Pavots, de fraise de veau, des boissons adoucissantes, la diète, le repos absolu.

Quand les douleurs ont cessé, ou beaucoup diminué, on a recours aux purgatifs suivans pour combattre la constipation : Sel cathartique amer (sulfate de magnésie), une ou deux onces (une ou deux cuillerées à bouche), dissous dans deux ou trois verres d'eau de veau, de Guimauve ou d'eau simple. Ce soluté sera donné par petites tasses toutes les demi-heures jusqu'à effet purgatif.

Les vomissemens cèdent très souvent aux boissons acidules, à une potion préparée avec un verre d'infusion de menthe, une once de sucre, cinq à six gouttes de laudanum.

Quand le malade ne peut supporter aucun liquide, on lui prescrit les pilules suivantes : Jalap en poudre, tartre vitriolé (sulfate de potasse), de chaque quinze ou trente grains, selon la force et l'âge du sujet ; opium brut, un ou deux grains ; savon blanc râpé, gros comme une noix. Mêlez le tout ensemble, et faites dix ou douze pilules que l'on donne dans le courant de la journée.

Si la maladie est causée ou compliquée par une hernie, il faut avant tout appeler un médecin pour *réduire* celle-ci, c'est à dire pour replacer l'intestin dans son état naturel.

§ XXII. *Entérite chronique.*

Le traitement de cette affection se trouve dans l'usage des boissons aromatiques et astringentes, l'application de vésicatoires sur les membres et l'abdomen, l'emploi des vêtemens de flanelle, de quelques purgatifs, etc.

§ XXIII. *Péritonite.*

La *Péritonite*, inflammation du Péritoine, du tissu léger et transparent qui enveloppe les Intestins, se traite par les Antiphlogistiques les plus actifs et les plus énergiques. C'est ici qu'on ne saurait trop se hâter d'affaiblir le malade par d'abondantes et copieuses Saignées, soit locales, soit générales, mais surtout locales. Ainsi, on a vu des cas où 60, 80, 100 Sangsues étaient appliquées chez un adulte actuellement en proie aux symptômes commençans de la Péritonite, guérir dans l'espace de deux ou trois jours. Les bains généraux longtemps prolongés, les boissons émollientes, les fomentations calmantes, sont ici de première nécessité.

Comme signes, comme caractères essentiels, propres de la Péritonite, nous indiquerons, à part tous ceux que nous avons déjà signalés dans les Gastrites, les Entérites, les Diarrhées, les Dysenteries, etc.; qui se rencontrent presque toujours dans la Péritonite, nous indiquerons, disons-nous, la sensibilité excessive du ventre, les douleurs vives et aiguës que le malade accuse à la moindre pression exercée sur l'abdomen. Le moindre contact d'un corps un peu résistant avec les parois du ventre suffit pour arracher des cris aux malades. Le poids des draps ou couvertures est insupportable. Il faut, dans cette maladie, soutenir ce qui recouvre le malade avec une espèce de cage faite de deux cerceaux de tonneau coupés par la moitié et réunis ensemble par deux traverses de bois léger.

Des frictions faites avec deux ou trois onces d'Onguent napolitain, dans les vingt-quatre heures, ont souvent enlevé, comme par enchantement, des Péritonites dites puerpérales, celles qui surviennent chez les femmes quelques jours après leur accouchement.

Quant au régime, aux autres médications à employer contre la péritonite, *voyez* ce que nous avons dit à l'occasion des *Gastrite, Entérite, Dysenterie, Diarrhée, Flux de ventre*, etc.

§ XXIV. *Constipation.*

Mangez des Pruneaux cuits dans l'eau, et buvez l'eau dans laquelle ils auront cuit.

Ne vous accoutumez point aux lavemens, mais prenez une fois la semaine une once de Manne dissoute dans du jus de pruneaux, une heure avant le dîner, et autant le soir avant de vous coucher.

Mangez le matin, deux ou trois jours de suite, une rôtie de pain arrosée d'Huile d'Olive.

Un homme qui avait une descente, et qui était si fort constipé qu'il passait quelquefois des semaines entières sans aller à la selle, ne pouvait se lâcher le ventre qu'en avalant pendant plusieurs jours de l'Huile d'Olive.

Une paysanne tourmentée d'une constipation accompagnée de douleurs, ayant usé inutilement de Séné et de Rhubarbe, s'est lâché le ventre en appliquant dessus de la fiente de brebis toute récente en forme de cataplasme.

Un homme ordinairement constipé se lâchait le ventre en mangeant une Pomme cuite dans laquelle il ajoutait du beurre.

Une fille qui n'allait à la selle que par lavemens depuis quatre ou cinq ans, et qui était sujette à de fréquens maux de tête, s'est guérie par le remède suivant :

Elle faisait cuire trois Pommes devant le feu ; ensuite elle étendait du beurre frais sur une assiette, et mêlait la pulpe d'une Pomme avec ce beurre , mangeait le tout, et buvait par dessus un verre d'eau; elle mangeait la seconde et la troisième Pomme de la même manière, mêlées avec du beurre, et buvait un verre d'eau après chaque Pomme; et ayant ainsi continué ce remède pendant un mois chaque matin, elle s'est trouvée guérie de sa constipation et de son mal de tête.

Prendre pour boisson ordinaire de l'eau dans laquelle on aura fait bouillir du seigle.

Avalez un bouillon de feuilles de Mauve cuites avec du beurre frais , dans lequel on peut faire dissoudre une demi-once de Manne.

Prenez d'heure en heure quatre onces d'Huile d'Olive en lavement.

On voit par ce qui précède que rien ne convient mieux pour combattre la Constipation que l'usage habituel ou fréquent de boissons délayantes, de Purgatifs doux ou énergiques, selon les cas. La graine de Moutarde blanche convient également contre cette maladie; on en prend deux ou trois cuillerées à café, chaque matin, dans un peu d'eau.

Un bon moyen d'éviter la Constipation, c'est de se présenter tous les jours à la garde-robe, à une heure déterminée et d'accord avec les heures ordinaires, que l'on ait ou non le besoin d'évacuer, que l'on aille ou non à la selle.

CHAPITRE XVI.

MALADIES VERMINEUSES.

§ I. *Vers qui se forment dans diverses parties du Corps de l'homme , leurs distinctions , leurs effets , et leurs remèdes.*

Les vers qui se forment dans diverses parties du corps de l'homme se distinguent en ceux qui s'engendrent hors des intestins, et en ceux qui s'engendrent dans les intestins.

Les premiers sont les encéphales qui naissent dans la tête ; les rinaires, dans le nez ; les auriculaires, dans les oreilles ; les dentaires dans les dents ; les pulmonaires, dans le poumon ; les hépatiques, dans le foie ; les cardiaires, au cœur; les sanguins, dans le sang ; les vésiculaires, dans les reins ; les elcophages, dans les ulcères et tumeurs; les cutanés, sous la peau, entre cuir et chair : ceux-ci sont de plusieurs sortes ; savoir : les crinons, les cirons et les bouviers ; et enfin les ombibilicaux qui viennent au nombril des enfans.

Les seconds sont de trois sortes ; savoir : les strongles, qui sont ronds et longs; les ascarides, qui sont ronds et courts, et les tænia, longs et plats, qui sont de deux sortes, savoir : le tænia proprement dit, lequel n'a point de mouvemens ni de tête formée, et le Solium ou Solitaire, ainsi appelé, parce qu'il est toujours seul de son espèce dans le corps, lequel a une tête et du mouvement.

M. Audri, docteur en Médecine de la Faculté de Paris, dit dans son Traité de la génération des vers dans le Corps d'un Homme, qu'il en a fait sortir un, de plus de quatre aunes de long, du corps d'un homme qui avait une faim dévorante depuis son enfance. Un médecin hollandais a assuré dans une lettre, citée dans le susdit Traité, en avoir vu un en Hollande de la longueur de quarante-cinq aunes.

§ II. *Vers Exentéraux, leurs effets et leurs remèdes.*

Les vers encéphales font sentir dans la tête de si violentes douleurs, qu'ils causent quelquefois la fureur. Un des meilleurs remèdes contre ces vers est le vin de Malvoisie dans lequel ont bouilli des raiforts.

Les rinaires produisent des effets semblables, et ils sont chassés par le suc des feuilles de Bétoine, ou par la poudre des mêmes feuilles prise par le nez.

Les auriculaires font sentir des douleurs violentes dans l'oreille, et quelquefois des démangeaisons extraordinaires. Il n'y a rien de meilleur pour les tuer et pour les chasser que le jus d'ognons, ou quelques gouttes de vieille urine mêlée de Miel, ou un peu de suc de Calament.

La fumée des plantes amères, jointe à l'Antimoine, reçue par le nez et par la bouche, convient aussi, ainsi que le lait de Figuier, le jus d'Absinthe, de Chamædrys, de petite Centaurée, d'écorce de Noyer, ou de celle des Noix vertes.

Mêlez un dragme de Soufre en poudre avec une once de jus de Tabac, ou de son infusion, et instillez-en quelques gouttes dans les oreilles vermineuses.

Les vers dentaires causent une douleur sourde, mêlée de démangeaisons; ils rongent peu à peu les dents et y entretiennent beaucoup de puanteur. Le meilleur remède contre ces vers est de se tenir les dents propres, de se les laver tous les matins et après les repas, et s'il y a des croûtes sur les dents, d'ôter ces écailles avec quelques gouttes d'Esprit de Sel dans un peu d'eau. La racine de Plantin mâchée est encore un bon remède.

On peut faire aussi des parfums avec de la semence de Jusquiame, de la Cire ou de l'Oliban, réduits en petites bougies qui, étant jetées sur des charbons ardens, donnent une fumée excellente contre les vers des dents et des oreilles; on reçoit les vapeurs avec un entonnoir renversé, par les oreilles ou par la bouche.

Prenez un dragme d'Aloès, douze grains de Camphre, demi-dragme d'Eau-de-Vie; mêlez-les ensemble; trempez du coton dedans, et mettez le coton imbibé dans la dent : cette préparation tue les vers. Ou bien tenez dans votre bouche de la décoction de Sabine faite dans du vin.

Les vers pulmonaires causent des toux violentes, montent quelquefois dans la Trachée-Artère, et font faire, par leur picotement, des efforts semblables à ceux que l'on a coutume de faire quand il est entré quelque miette de pain ou quelque goutte d'eau ou de vin dans le Larynx.

Ces vers, qui s'engendrent dans la Poitrine, sont très difficiles à chasser. Il y a un remède, cependant; c'est de donner au malade du suc de Marrube blanc, mêlé avec un peu de Miel, et de lui faire sucer un peu d'Oxymel scillitique en forme de Looch.

Les vers hépatiques causent la mélancolie, des pesanteurs de foie, avec des élancemens dans le côté droit, et, selon quelques médecins, un sentiment de chaleur dans tout le corps, etc.

Il n'y a rien de meilleur contre les vers du foie que de prendre plusieurs matins de suite, dans un bouillon, douze grains de poudre de cloportes.

Les vers cardiaires ou du cœur causent des tremblemens ou palpitations de cœur, des syncopes, des picotemens dans la poitrine, et cette maladie est appelée *Passion Lunatique.*

Contre les vers du cœur, faites boire du suc d'Ail, de Raifort et de Cresson. Ou bien prenez de la racine de Gentiane et de Pivoine, de chacune deux gros; Myrrhe, un gros; réduisez le tout en poudre fine; mettez-en une pincée dans une goutte d'eau, et frottez de cette eau les lèvres du malade plusieurs matins de suite.

On a reconnu par expérience que l'Ail tout seul est le plus prompt de tous les remèdes contre ce ver; son odeur seule le fait mourir.

Le remède contre les vers du Péricarde, ou membrane qui enveloppe le cœur sont, le jus de Scabieuse donné dans des bouillons, en décoction ou en sirop.

Le Cataplasme de feuilles d'Artichaut, de Tanaisie ou d'Absinthe, cuites dans du vinaigre, mêlées avec un peu de Mithridate, et appliquées sur la région du cœur, tuent ces vers.

Une fille fut guérie de ces vers par l'usage de bouillons dans lesquels on mettait du jus d'Ail et de Cresson alénois.

Les vers sanguins ne font sentir aucune douleur; ils se tiennent dans les vaisseaux, et nagent au milieu du sang, comme les vers du vinaigre nagent dans ce liquide.

Rien n'est meilleur contre ces vers que le jus de Cerfeuil ; on en peut prendre un demi-verre trois fois par jour, pendant une semaine; savoir: le matin à jeun, deux heures après le dîner, et le soir un peu avant que de se coucher.

Les vers vésiculaires s'engendrent dans les reins et sortent avec les urines par la vessie; ils causent souvent des rétentions d'urines, et de violentes douleurs au col de la vessie lorsqu'on urine.

On a vu des malades uriner du sang, et après avoir rendu des vers par l'urêtre, être entièrement guéris.

Le sel végétal est bon contre les vers qui sont dans les reins et dans la vessie; on en peut prendre un demi-gros le matin dans un bouillon.

Les vers elcophages rongent les ulcères; mais en même temps ils y produisent une corruption nouvelle par les excrémens qu'ils y déposent. Les grains de la Petite-Vérole en sont quelquefois tout remplis , comme l'a observé Borel ; les charbons , les bubons pestilentiels en contiennent un grand nombre , les chairs gangrenées en sont toutes pleines.

Contre les vers qui naissent dans les ulcères , dans les tumeurs , etc. , le suc de Calament est très bon, ainsi que l'Huile d'Amandes amères.

Rivière recommande de laver l'ulcère avec du suc d'Eupatoire.

La Poudre de Plantin mise dans une plaie ou ulcère rempli de vers, les fait mourir, ainsi que Mizault dit l'avoir éprouvé.

Les crinons, variété des vers cutanés, sont ainsi appelés parce que, quand ils sortent, ils ressem-

blent à de petits pelotons de crins. Ces vers viennent aux bras, aux jambes, et principalement au
dos des petits enfans.

La plupart des mères et des nourrices, avant
de frotter le dos de l'enfant auprès du feu avec du
Miel, le baignent dans l'eau tiède, ensuite passent
sur le corps, particulièrement au dos, un linge un
peu rude qui fait tomber les vers.

Le ciron est un ver qui passe pour le plus petit de tous les animaux.

Il se traîne sous la peau qu'il ronge peu à peu;
il y cause de grandes démangeaisons et de petites
ampoules sous lesquelles on le trouve caché.

Pour faire sortir les cirons, il faut laver les pustules avec de l'eau où l'on aura mis du fiel de
bœuf. Pour les faire sortir des pieds et des mains,
on expose les parties au dessus d'une tuile qui sera
bien chauffée et sur laquelle on aura mis de la semence de Jusquiame.

Pour Cirons, Gale, Gratelle, Teigne des pieds,
des mains, etc., lavez la partie avec du lait de
vache bouilli, ou parfumez-la de vapeur de soufre
jeté sur des charbons.

La décoction de Noyer, d'Auronne et d'Absinthe
faite dans du vinaigre; le jus de Citron seul; la
saumure du lard salé, ou celle des anchois; l'eau
de la forge des maréchaux; de l'Alun fondu dans
de l'eau claire; la décoction d'Ortie morte; la lessive des cendres de bois de Chêne, etc.; tous ces
liquides peuvent être employés en lotions.

Les bouviers sont ainsi nommés, parce que les
bœufs y sont quelquefois sujets. Ces vers se traî-
nent sous la peau comme les cirons, mais ils sont
plus gros et causent des démangeaisons plus fortes.
Ils sortent souvent d'eux-mêmes, et percent la
peau en divers endroits; la maladie qu'ils causent
s'appelle *Passio bovina*. Elle a besoin d'un prompt
secours, sans quoi il en peut arriver de fâcheux
accidens : il faut employer les mêmes remèdes
contre les bouviers que contre les cirons; mais il

est à propos quelquefois, pour se défaire des uns
et des autres, de joindre les remèdes internes aux
externes, de donner par exemple quelques purgatifs.

Les vers ombilicaux font souffrir beaucoup,
causent une maigreur considérable, et jet-
tent les malades dans une langueur générale; les
lèvres pâlissent, la chaleur naturelle diminue, et
tout le corps tombe dans l'abattement. On prend
un peu de Miel, de la poudre de Cristal de Venise
et de Sabine; on mélange le tout et on en frotte le
nombril; le ver ne tarde pas à mourir, après quoi
on fait avaler à l'enfant quelque médicament pour
entraîner les vers par les selles.

§ III. *Vers entéraux ou des intestins, et premièrement des longs et ronds, appelés Strongles.*

Les vers longs et ronds des intestins appelés
strongles causent des nausées, des vomissemens,
une haleine aigre, des tranchées, des coliques,
des diarrhées, des ténesmes ou envies d'aller à la
selle sans rien rendre, des tensions de ventre,
des défaillances, des hoquets, des dégoûts, et
quelquefois une faim dévorante, des toux sèches,
des frissons, de la fièvre, des convulsions, des
épilepsies, des syncopes, des étourdissemens, des
tremblemens quand on est debout, etc. Le meilleur remède est le Bol d'Arménie, donné tantôt
seul, tantôt avec de la Thériaque.

Les vers des intestins excitent quelquefois d'horribles convulsions, l'Épilepsie. Il arrive quelquefois que ces vers piquent les intestins, les percent et se répandent dans toute la capacité du bas-
ventre. Quelquefois encore ils font tarir le lait des
nourrices. Il y a encore d'autres signes qui peuvent faire connaître quand il y a des vers dans
les intestins, mais il serait trop long de les rapporter ici.

Duret assure avoir fait sortir une grande quantité de vers longs d'un pied en donnant une décoc-

tion de Scordium ; on dit aussi qu'il faut donner en même temps un lavement de lait sucré.

Quelques cuillerées d'huile, particulièrement de celle de Noix, données le matin à jeun, aussi bien que le beurre, sont excellens contre les vers.

La poudre d'écorce d'Orange amère se prend à jeun au poids d'un dragme, après avoir infusé dans du vin pendant la nuit; on la donne aussi dans quelques cuillerées d'huile.

Un enfant fut guéri, dit Arnault de Villeneuve, après avoir avalé un demi-dragme de semence de Pourpier pilée avec du lait.

Faites avaler à jeun du lait dans lequel vous aurez fait cuire de l'Ail.

Pour les vers des intestins, avalez tous les jours le matin à jeun un dragme de limaille d'acier dans quelque conserve, ou dans quelque autre véhicule convenable.

Avalez, le matin à jeun, deux ou trois heures avant de manger, une tasse d'eau dans laquelle vous aurez éteint plusieurs fois du plomb fondu. Ce remède a été éprouvé plusieurs fois avec succès.

L'eau qui a bouilli plusieurs fois avec du Vif Argent (Mercure) est encore bonne contre les vers.

§ IV. *Vers ronds et courts, dits Ascarides.*

Ces vers causent des démangeaisons dans le fondement, et souvent, par l'irritation qu'ils font à l'intestin, des défaillances, des syncopes, des ténesmes.

Ces vers sont difficiles à chasser pour trois raisons. La première, c'est que les remèdes perdent de leur force avant que de parvenir jusqu'où sont les vers. La seconde, c'est qu'ils sont enveloppés dans des humeurs visqueuses qui empêchent l'action des médicamens; et la troisième c'est qu'ils montent quelquefois dans le cœcum. Or, cet intestin étant en forme de cul-de-sac, ils s'y tiennent comme retranchés. Quoi qu'il en soit, il vaut mieux les attaquer par le bas, et pour cela, il n'y a rien

de meilleur que de mettre au fondement un suppositoire de coton trempé dans du Fiel de Bœuf,
ou dans l'Aloès dissous.

Une chose qui a réussi chez plusieurs malades,
c'est d'introduire dans le fondement un petit morceau de lard attaché à un fil; on l'y laisse quelque
temps, et après on le retire tout rempli de vers;
on peut, au lieu de lard, prendre de la chair.

Les lavemens faits avec une décoction de racine
de grande Gentiane sont bons contre les ascarides; on peut joindre à la Gentiane, l'Aristoloche, la Tanaisie, la Persicaire, la Chicorée, l'Absinthe, et en faire la décoction avec de l'eau et du
vin blanc; et quand elle est faite, il est bon d'y
joindre un peu de confection de Rhubarbe.

Les purgatifs, et surtout les purgatifs amers, sont
des remèdes excellens contre les ascarides.

§ V. *Vers plats et larges.*

Les signes du *Tœnia* sont des lassitudes qui
prennent d'abord après le repas, sans avoir ni
marché, ni fait quelque autre exercice qui puisse
fatiguer; ce sont des assoupissemens fréquens qui
prennent dans le jour, et causent des pesanteurs
au dessus du nombril. Il y a également pâleur de
la face, amaigrissement général.

Le ver *Solium*, dit aussi *Cingulum*, par Arnault
de Villeneuve, ressemble assez bien à des graines de Citrouille ou de Concombre; il se trouve
dans les excrémens. Il y a encore d'autres signes
du *Solium*, ce sont des douleurs de foie passa-
gères qui se font sentir à jeun, de temps en
temps, et qui sont quelquefois accompagnées
d'un grand cours de salive dans la bouche,
et d'une privation de parole qui ne dure que
peu de temps; ce sont des douleurs d'estomac
qui succèdent à celles du foie, se renouvellent
par intervalles, et sont quelquefois suivies d'une
douleur de dos qui persiste long-temps.

Les symptômes du *Solium* ou ver plat, dit Ba-

glivi , sont un crachement continuel , des tranchées , une grande pâleur , une faiblesse de tout
le corps ; tantôt des dégoûts, et tantôt des appétits
déréglés , des douleurs que l'on sent à jeun vers
la région du foie, et dont la violence fait quelquefois perdre tout à coup la parole.

Les effets du *Solium* sont presque les mêmes
que ceux des vers longs et ronds, mais ils sont plus
violens , et il y en a trois que ce vers produit plus
ordinairement, savoir: la syncope, la privation de
la parole et la difficulté de se rétablir dans les
maladies où l'on tombe par quelque cause que
ce soit ; il est celui de tous les vers qui affame le
plus.

Voici un remède qui ne chasse pas seulement le
Solium, mais encore tous les autres vers.

Prenez Diagrède, Crême de Tartre, de chacun
demi-scrupule ; Rhubarbe récemment pilée ,
demi-dragme ; Racine de Fougère femelle en
poudre, demi-dragme ; Feuilles et fleurs de Tanaisie champêtre, aussi en poudre , une pincée ; écorce de racine de Mûrier cueillie avant
que les mûres soient en maturité , en poudre,
un dragme ; mêlez le tout et prenez dans un bouillon gras, le matin à l'heure ordinaire du réveil.
Il faut augmenter ou diminuer la dose selon l'âge
et les tempéramens. On doit prendre un bouillon
deux heures après.

Si l'on n'est pas en lieu où l'on puisse avoir tout
ce qui entre dans ce remède, on peut se contenter
de la seule racine de Fougère femelle , dont on
donnera deux dragmes broyés avec du Miel , ou
bien on en donnera trois dragmes dans un verre
de vin blanc. Sennert en donne demi-dragme aux
enfans , un dragme à ceux qui sont plus âgés , et
trois dragmes aux grandes personnes , dans de
l'eau de *Galega*.

Comme ce remède tue le ver sans le chasser , il
faut se purger le lendemain ; et comme il ne réussit pas toujours la première fois, il est à propos de

16

réitérer jusqu'à trois ou quatre fois , laissant un jour d'intervalle.

On peut se contenter encore de trois dragmes et demi d'écorce de racine de Mürier cueillie , comme il a été dit ci-dessus , avant la maturité de son fruit , que l'on fera bouillir dans une chopine d'eau commune pendant demi-heure. Comme l'écorce de racine de Mûrier est purgative , on peut se passer de se purger le lendemain. Si le ver n'est pas chassé à la première prise, il faut la réitérer trois ou quatre fois.

Il faut de plus forts médicamens, dit Sennert , pour tuer les vers plats et larges, que pour tuer les ronds ; et il faut aussi associer les vermifuges avec les purgatifs.

La racine de Fraxinelle, donnée au poids d'un dragme pendant quelques jours, tue les vers plats et autres ; nous en dirons autant du jus de Menthe ou Baume de jardin, donné avec un peu de Vin et d'Huile.

Un journal a rapporté qu'un religieux de Saint-François rendait ordinairement tous les six mois un ver, long de sept aunes, par l'anus , par l'usage de vingt grains de Mercure doux , autant de Rhubarbe et dix grains d'Aloès mêlés et réduits en bol avec le sirop d'Absinthe. On ajouta au même remède un Jus de Citron et autant d'Huile d'Olive, et on donna des lavemens de Lait sucré.

§ VI. *Précautions à observer quand on prend des remèdes contre les Vers.*

Il ne suffit pas, pour tuer et pour chasser les vers , de faire les remèdes marqués ci-dessus, il pourrait y avoir du danger de s'en tenir à ces seuls secours, parce que les vers attaqués ne mourant pas d'abord , ou ne mourant pas tous à la fois du même coup, il arrive souvent que ceux qui ont résisté à l'effort des médicamens mordent les intestins et les percent. Il y a une précaution à prendre: c'est de ne point demeurer long-temps sans manger. Le jeûne est contraire à ceux qui ont des vers dans les intestins, surtout aux enfans, et aux jeunes gens qui n'ont pas atteint toute leur croissance.

Une autre précaution qu'il y a à observer quand on fait des remèdes contre les vers, des intestins, est de les interrompre de temps en temps, de peur que les vers trop obstinément attaqués ne se cantonnent dans les cavités de l'intestin colon où les médicamens ne parviennent que difficilement.

Enfin, il faut, dans tous les cas, se hâter de donner les remèdes contre les vers quand ceux-ci ont été reconnus.

§ VII. *Moyens de se garantir des Vers.*

Il faut demeurer dans un lieu où l'air soit pur.

Il faut éviter les laitages, excepté le beurre ; les choses sucrées, les viandes vinaigrées, le cidre, les melons, les champignons, la plupart des choses aigres, excepté le Citron, la Grenade, et quelques autres de cette nature.

Il faut donner aux enfans nouvellement nés du lait d'une nouvelle accouchée ; ce lait les purge ordinairement. Un lait plus ancien est trop nourrissant. Il en est de même de la bouillie dont on les bourre trop tôt, et qu'il ne faut commencer à leur donner qu'au deuxième ou troisième mois. On donne cette bouillie une ou deux fois au plus par jour, ayant soin de faire téter l'enfant après qu'il l'a mangée, afin qu'elle soit délayée par le lait dans son estomac, et qu'il la puisse plus facilement digérer.

CHAPITRE XVII.

HERNIES.

§ I. *Intestins, les réduire, ou faire rentrer les descentes.*

Pour faire la réduction de l'intestin, il ne faut point repousser tout à la fois les parties descendues; car, comme la matière fécale ne trouve plus son chemin libre, soit à cause de sa quantité, soit à cause de la dureté qu'elle a acquise par le long séjour qu'elle a fait dans les parties, il n'est pas possible de le faire repasser et de le mettre tout d'un coup dans sa première situation. S'il arrivait que le malade ou le chirurgien, dans cet état, fissent violence à la descente, ils ne manqueraient pas, par la compression, d'augmenter la douleur et l'inflammation, de causer la gangrène à l'intestin, et ensuite la mort; ainsi il faut agir ici avec beaucoup de prudence et de modération.

Prenez de la Moulée qui se trouve dans les auges des couteliers et des taillandiers, du Saindoux, la dose de l'un et de l'autre à discrétion : fricassez-les ensemble comme on fait des pois verts, puis appliquez-les entre deux linges très chauds sur la descente, le malade étant couché la tête plus basse que les pieds ; puis, pour faciliter la réduction, essayez cette dernière, laquelle étant faite, il faut mettre un brayer au malade. Ce cataplasme fait quelquefois rentrer la descente.

Remarquez qu'il faut que le malade soit placé de manière que les pieds soient plus hauts que la tête, que les jambes soient fléchies sous les cuisses, que celles-ci soient fléchies sur le bassin : un bain est souvent utile.

Un homme de cinquante ans, qui avait une descente, fut guéri, quand il fut mis dans un bain et qu'on eut frotté la tumeur avec de l'extrait de

Belladone. La tumeur s'amollit, et on fit rentrer l'intestin dans sa place naturelle.

Bien que cet article soit plutôt du ressort de la chirurgie que de la médecine proprement dite, nous n'avons pas cru devoir intervertir l'ordre suivi jusqu'à présent, et nous avons laissé les *descentes* ou *hernies* parmi les maladies internes.

Aux moyens que nous avons indiqués comme étant propres à la cure ou à la guérison des Hernies, nous aurions pu en ajouter beaucoup d'autres qui ne sont ni meilleurs ni supérieurs. Nous préférons, à cette longue énumération au moins inutile, de répéter les avantages que l'on retire de l'emploi des Bains généraux, des Fomentations, des Cataplasmes émolliens, des Frictions faites avec le Suc de Belladone, quand une tumeur se forme subitement dans l'une des Aines ou dans les Bourses. Nous préférons répéter encore et insister surtout sur l'indispensable nécessité de recourir aux lumières et au savoir d'un chirurgien ou d'un médecin habile. Des soins donnés, dans ces cas, par des personnes étrangères à l'art de guérir pourraient bien ne pas être que des soins inutiles, mais bien des soins intempestifs, mal entendus, ou mal dirigés, et capables d'avoir pour résultat la mort du malade. C'est surtout quand il s'agit de la vie de son semblable qu'il faut mettre de côté toute prétention à tout savoir, tout amour-propre orgueilleux, ne point hésiter à avouer son ignorance, son incapacité, et ne pas ajouter foi à tout le merveilleux que se plaisent souvent à citer les personnes qui entourent les malades. Comme chaque assistant a un remède infaillible pour toutes les maladies, et que tous ces remèdes ne peuvent être employés en même temps, il en résulte de l'hésitation, du tâtonnement, et, en dernier résultat, une perte de temps, perte de temps qui est toujours blâmable, coupable même, quand il s'agit de maladies aussi promptement mortelles que les Hernies non reconnues, ni réduites.

16.

CHAPITRE XVIII.

MALADIES DU SCROTUM, OU DES BOURSES.

§ I. *Gonflement des Bourses.*

Quand les enfans ont les bourses enflées, il faut examiner si c'est par de l'eau ou des vents ; si c'est de l'eau, il faut les frotter de beurre frais ; et si ce sont des vents , il faut leur détremper tous les jours leur bouillie dans de l'eau d'Anis vert. On en a guéri par ce moyen que l'on voulait tailler.

Quand l'eau des Bourses des enfans ou des adultes ne s'en va pas par absorption, on appelle un médecin ou un chirurgien pour savoir si la maladie n'est pas une *Hydrocèle.* Dans ce cas, au médecin seul appartient le traitement de la maladie.

Si la grosseur des Bourses n'est autre qu'une Hernie, *voyez* HERNIES.

Un enfant a été guéri d'une Hernie venteuse par le cataplasme suivant: Prenez de la Fiente de Vache bien chauffée devant le feu, et étendez-la sur du cuir; mettez dessus de la semence de Cumin et appliquez ce mélange sur la tumeur.

Il arrive souvent que les bourses des enfans, et même des personnes âgées, deviennent extraordinairement enflées par un amas d'eau ou de vents, ou de tous les deux ensemble. On a vu des merveilles du cataplasme suivant, appliqué sur les parties. Prenez trois onces de Farine de Fèves, deux onces de celle de Lupin, une pincée de fleurs de Camomille, autant de Roses rouges sèches, Miel et Eau, par égales portions autant qu'il en faut , et trois onces d'Huile de Laurier. Si vous n'avez pas d'Huile de Laurier, prenez des feuilles ou des baies de Laurier , concassez-les , faites-les cuire avec de l'Huile d'Olives, coulez cela avec expression. Faites cuire les farines et les fleurs dans l'eau et le Miel jusqu'à la consistance de bouillie ; ajoutez ensuite de l'Huile de Laurier. Etendez cette matière sur du linge et appliquez-la chaudement sur la partie, trois ou quatre fois le jour.

§ II. *Bourses enflées par suite de coups, chutes, etc.*

Un homme reçut un coup de pied de cheval dans la région inférieure du ventre, et quatre heures après il survint une tumeur aux bourses, aussi grosse que la tête d'un enfant : le malade ayant été saigné, la tumeur fut dissipée dans dix jours par le cataplasme suivant : Prenez Farine d'Orge et de Fèves, de semence de Cumin, de fleurs de Camomille, de Mélilot et de Roses pulvérisées, faites cuire le tout dans de l'Oxycrat.

La Farine de Fèves, cuite en consistance de cataplasme dans l'Oxycrat composé d'une partie de Vinaigre et de quatre parties d'Eau, est un bon remède contre l'inflammation et la tumeur des Testicules causées par coups, chutes et contusions. Ce même cataplasme est aussi recommandé contre les tumeurs dures, squirrheuses des Bourses.

Pour enflure des Bourses, prenez trois poignées de Persicaire verte ou sèche, faites cuire le tout dans trois chopines de gros Vin ; ajoutez-y une poignée de Sel ; que cela ne bouille que pendant quelques minutes ; appliquez sur le mal des compresses trempées dans cette décoction, ou même le marc des herbes, si vous voulez. Ce remède est très bon.

Le cataplasme d'Aigremoine est estimé contre la tumeur des Bourses avec inflammation ; le cataplasme est meilleur quand on y ajoute des fleurs de Sureau. Le même cataplasme est bon contre l'enflure des Testicules.

Pour fluxions, particulièrement des Bourses, prenez demi-litron des quatre farines, qui sont celles d'Orge, de Seigle, de Lin ou Lupin et d'Orobe. Faites-les cuire avec une suffisante quantité de décoction de Plantain; ajoutez-y une once de Terre Cimolée, et trois onces d'Huile Rosat, et appliquez-le tout chaudement.

Le Repos, la Diète, les Sangsues, les Bains de siège conviennent dans toute inflammation des Bourses et des Testicules, et ces moyens thérapeutiques doivent même précéder ceux que nous venons d'indiquer, surtout si les douleurs sont violentes, et si la cause de l'affection est récente.

§ III. *Testicules enflés ou enflammés.*

Pilez de la Rue, appliquez-la dessus, et ils désenfleront.

Prenez une Bouse de Vache ou de Bœuf toute récente, faites-la fricasser dans une poêle avec fleurs de Roses, Camomille et Mélilot, et appliquez le tout en guise de cataplasme.

Pour l'enflure des Testicules, prenez trois onces de farine de Fèves, que vous mettrez sur le feu avec demi-verre de jus de Lierre et d'Yèble, et une once d'Huile Rosat; faites du tout un cataplasme que vous appliquerez bien chaud sur la partie; si la douleur y survient, appliquez de la Bétoine broyée et bouillie dans de l'Eau.

Un habile chirurgien de Paris emploie pour les tumeurs des Testicules la farine de Riz et de Haricots, avec de l'Oxycrat.

Pour les tumeurs des Testicules avec grande inflammation, on prend des feuilles de Jusquiame, on les met avec du beurre frais ou de la graisse, dans des feuilles de chou, avec lesquelles on les enveloppe; on les fait cuire sous la braise, et ensuite on les applique en forme de cataplasme. Le même cataplasme réussit contre les tumeurs des mamelles.

Un homme ayant le testicule droit enflammé et enflé, sans fièvre, s'est guéri en dix jours, dit Ruland, en l'oignant le matin, à midi et le soir, d'huile de Soufre chaude, et mettant par dessus des linges chauds.

Voyez ce que nous avons dit, à la fin du paragraphe ci-dessus, relativement à l'enflure des Bourses.

§ IV. *Tumeurs dans l'Aine.*

La première chose à faire dans les cas de tumeur dans les Aines, c'est de s'assurer de la nature de la tumeur elle-même, c'est à dire savoir si elle n'est autre chose qu'un abcès. *Voyez* ce mot (CHIRURGIE DES PAUVRES). Si c'est une Hernie, *voyez* ce mot; si c'est un bubon syphilitique, etc. Qui pourra résoudre ces questions? Un homme de l'art, ou quelqu'un qui ait étudié la chirurgie sans en faire sa profession.

Dans le cas où la tumeur ne serait pas de nature syphilitique, qu'elle ne constituerait pas une Descente, on peut recourir aux moyens suivans :

Prenez mie de Pain, Raisins de cabas sans pépins, de chacun une once; Beurre frais, graisse de porc, de chacun six dragmes; Levain, cinq dragmes; Safran, un scrupule; incorporez le tout ensemble, avec deux onces de Lait de vache, et appliquez en guise de cataplasme pour mûrir la tumeur.

Mêlez bien ensemble de l'herbe de Patience avec une fois autant de vieille graisse; enveloppez-les dans une feuille de Poirée, mettez sous les cendres chaudes; lorsque le tout sera chaud, vous le retirerez pour l'appliquer sur la tumeur.

Faites bouillir des feuilles de Rue vertes dans de l'huile, ajoutez de la cire pour en faire un cérat que vous appliquerez étendu sur du linge.

§ V. *Démangeaison des parties secrètes.*

Bassinez avec une décoction de Sauge faite dans du vin ou de l'eau.

Appliquez de l'Onguent Rosat, qui est excellent pour cette incommodité.

Fomentez la partie avec de l'eau de Plantain dans laquelle vous aurez fait bouillir un peu d'Alun. Si on n'a point d'eau de Plantain , on peut se servir de sa décoction faite dans de l'eau.

§ VI. *Écorchure entre les cuisses.*

Frottez l'écorchure avec du Suif de chandelle, ou avec des feuilles d'Argentine brisées entre vos doigts; l'inflammation et l'écorchure disparaîtront.

Les Ecorchures, les Crevasses entre les cuisses, que l'on observe chez les jeunes enfans très gras, et aussi chez les adultes également très gras, se guérissent, ou du moins cèdent assez prompte- ment à l'application de la poudre de vieux bois (Lycopode), que l'on saupoudre sur les parties excoriées, absolument comme on le fait de la pou- dre sur les cheveux.

CHAPITRE XIX.

MALADIES AU FONDEMENT OU ANUS.

§ I. *Hémorrhoïdes, s'en préserver.*

Plusieurs personnes, sujettes aux hémorrhoïdes, s'en sont préservées en se tenant le ventre toujours libre, en évitant les constipations opiniâtres.

§ II. *Hémorrhoïdes enflées, en apaiser la douleur.*

Faites fondre du Beurre frais, mêlez-y du jus de Morelle, et oignez-en la partie.

Faites bouillir de la seconde écorce de Sureau dans du beurre frais, et oignez-en la partie.

Faites fondre du plus vieux Lard que vous pourrez trouver ; passez-le dans un linge, et faites fondre un peu de cire blanche dans cette graisse pour lui donner un peu de corps; oignez-en le mal fréquemment avec le bout du doigt.

Quand les hémorrhoïdes sont internes, il faut porter l'onguent ci-dessus sur le mal avec une ca- nule de bois semblable à celles des seringues, mais un peu plus ouverte.

Appliquez sur le mal de la poudre de racine de grande Scrophulaire séchée et incorporée avec du beurre frais, ou la même racine fraîche pilée avec ce beurre.

Oignez le mal avec de la poudre fine d'Ardoise ou de Corne de pied d'un cheval, ou d'Écailles d'huîtres calcinées dans le feu, pilées et passées au tamis, et incorporées à froid avec du beurre nouveau battu, non lavé ni salé.

Mettez du Liège dans le feu, réduisez-le en charbon, laissez-le éteindre, pilez-le et mêlez-le avec du bon beurre frais; oignez-en le mal.

§ III. *Hémorrhoïdes, les ouvrir.*

Appliquez dessus le jus et le marc d'une petite Ortie à fleur rouge.

Frottez-les avec un bouchon de feuilles de Grateron ou de Figuier.

L'Ognon appliqué ou enduit de vinaigre les fait ouvrir, ainsi que la Pariétaire broyée avec un peu de sel.

§ IV. *Flux excessif des hémorrhoïdes, l'arrêter.*

Lorsque le flux est périodique, c'est à dire arrivant de temps en temps et modéré, il ne faut pas l'arrêter, parce que ce serait porter préjudice à la santé, et causer peut-être des accidens fâcheux. Dans le cas contraire, appliquez dessus de la poudre de sang desséché, ou du Cerfeuil broyé et saupoudré de poudre d'Alun.

La suie de four, mêlée avec un blanc d'œuf et des toiles d'araignée, convient encore.

Baignez la partie dans l'eau des forgerons, appliquez dessus du linge brûlé, ou de la poudre de Liège brûlé, mêlés avec un blanc d'œuf.

§ V. *Meurtrissure et inflammation des Fesses, pour avoir été long-temps couché dessus.*

Fomentez la partie avec de l'Eau de Rose, dans laquelle on aura dissous du sel de Saturne, ou bien avec une décoction aqueuse ou vineuse de roses rouges, d'écorce de chêne, etc.

§ VI. *Sangsues attachées au fondement ou ailleurs, comment les détacher.*

On les détache en les saupoudrant d'un peu de cendre ou de sel. Si elles sont dans le fondement ou dans une autre cavité, on les fait tomber en injectant une solution de sel de cuisine.

§ VII. *Chute du Fondement.*

Il faut se purger de temps en temps, et appliquer de la fleur de Fèves sur le fondement quand il sortira; et quand il sera rentré, appliquer un tampon maintenu par un Bandage.

Il y a des paysans qui se servent souvent du remède suivant :

Ils prennent du feu dans un réchaud, ils mettent par dessus du fumier de brebis, de façon que le feu ne s'éteigne pas ; quand ce fumier commence à fumer, le malade se met au dessus sur une chaise percée. Le malade se tient sur cette fumée deux ou trois heures : la même fumigation est continuée pendant deux ou trois jours. Cela guérit aussi les descentes de matrice dans leur commencement.

Faites cuire de la Verveine avec du vin, et avec cette décoction chaude, mêlée avec un peu de lessive douce, lavez l'intestin.

Un enfant de quatre ans, ayant le fondement dehors (la chute du rectum s'observe principalement chez les enfans), fut guéri en frottant le rectum avec de l'Huile rosat chaude; ensuite on le fit asseoir dans un bain d'eau ferrée.

L'herbe d'Aigremoine, pilée et appliquée, marc et jus, guérit la chute du fondement.

§ VIII. *Fondement enflammé, douloureux.*

L'inflammation du fondement vient d'une cause externe ou d'une cause interne; par exemple, les hémorrhoïdes, les chutes, les contusions, etc., peuvent lui donner lieu. Cette inflammation, n'étant pas bien traitée, dégénère en abcès, l'abcès en fistule, la fistule pénètre quelquefois dans la vessie, etc.

L'inflammation de l'anus est dangereuse; aussi, faut-il se hâter dès son début d'avoir recours aux saignées locales à l'aide de sangsues, aux bains de siège avec l'eau de son, aux cataplasmes émolliens, aux fomentations calmantes, aux lavemens légèrement purgatifs pour tenir le ventre libre, aux boissons délayantes, telles que l'eau de Veau, l'eau de Pruneaux, le Petit-Lait, etc.

On bassine extérieurement l'anus avec une décoction d'Aigremoine, faite dans de l'eau et du vinaigre, pour dissiper l'inflammation de l'anus.

§ IX. *Abcès du Fondement.*

Lorsque l'abcès du fondement est formé, il faut se hâter de recourir au baume de Soufre, ou à une opération; car l'abcès dégénère en fistule, qui perce souvent la vessie, etc. *Voyez* ABCÈS.

§ X. *Condylômes, ou Tumeurs dures du Fondement.*

Il faut premièrement les amollir avec une décoction de fleurs de Camomille ou mieux de Mélilot, de feuilles de Mauve, de Guimauve, faite dans l'eau.

Puis, pour les dessécher, mettre dessus l'onguent fait avec de l'huile de semence de Lin et des jaunes d'œufs agités long-temps ensemble dans un mortier de plomb, ou avec des feuilles de Plantain pilées, ou des feuilles de Bouillon blanc.

Appliquez dessus des cendres de Marrube blanc.

Faites cuire des feuilles de ronces dans du vin, à la réduction du tiers, et servez-vous de cette décoction pour en fomenter les Condylômes et autres affections du fondement.

Appliquez tous les jours la Millefeuille et la Pariétaire pilées ensemble avec un peu de sel.

Les Condylômes étant souvent des effets de la

17

Syphilis, il est bon d'en faire constater la nature
par un chirurgien, qui se chargera alors d'en faire
l'excision ou la cautérisation à l'aide de la pierre
infernale (nitrate d'argent fondu), du nitrate acide
de mercure, etc.

§ XI. *Rhagadès du Fondement.*

L'huile d'OEuf, l'huile de Lin, la graisse de Porc,
la moelle de Bœuf sont d'un grand secours dans le
pansement des Rhagades.

Deux dragmes de Litharge en poudre, une once
d'huile de semence de Lin, mêlés avec un œuf
cru, constituent un topique convenable pour
panser les fissures, Condylômes, et autres excroissances de l'anus.

Plusieurs auteurs vantent la racine du Chardon
à carder, cuite avec le vin jusqu'à consistance de
Miel.

Les onguens *Nutritum*, de Thutie, sont également utiles; on les introduit dans l'anus avec
une tente de linge ni trop longue ni trop grosse.

Ce que nous avons dit des Condylômes, nous le
répéterons pour les Rhagades, que ces affections
sont le plus ordinairement de nature syphilitique,
qu'il faut faire subir aux malades qui en sont affectés
un traitement appelé *anti-syphilitique*, et qu'un
médecin seul est apte à prescrire et à modifier ce
traitement selon l'âge, le sexe, le tempérament
du sujet, l'intensité du mal, les ravages qu'il a déjà
faits et qu'il peut faire encore dans toute l'économie. Heureusement que les maladies dont il s'agit
en ce moment sont encore peu répandues dans les
classes laborieuses et sages des campagnes, et que
par conséquent peu de nos lecteurs auront occasion de donner leurs soins à des maladies qui font
la honte des personnes qui en sont atteintes, le
désespoir des amis qui les entourent, et qui sont le
juste châtiment de quiconque n'a ni assez de courage ni assez de prudence pour ne point hanter
les maisons de débauche et de prostitution.

§ XII. *Verrues*, *Crêtes de Coq*, *Choux-Fleurs*
ou Poireaux pendans au Fondement.

Les Poireaux, Verrues, Crêtes de Coq, Choux-
Fleurs, pendans au fondement, et de nature non
syphilitique, sont, sinon guéris, du moins modi-
fiés par la cendre du jeune bois de la Vigne, la
cendre de Saule brûlé, la Fiente de brebis, les
feuilles de Plantain pilées, etc. On mêle ces substances avec du vinaigre, et on en frotte les parties
malades.

Si le fondement est attaqué par l'une ou l'autre
de ces tumeurs ou excroissances, on peut y appliquer l'onguent de racine de Chardon à carder,
décrit dans l'article précédent.

Ruland a souvent guéri les verrues pendantes
du fondement avec son baume de Soufre.

On assure que la poudre de *Verrucaria* est bonne
aussi contre toutes ces excroissances.

Toutes les tumeurs ou excroissances dont il
vient d'être question ici étant le plus ordinairement de nature syphilitique, voyez ce que nous
avons dit aux paragraphes *Condylômes* et *Rhagades.*

§ XIV. *Ulcères du Fondement.*

L'encens pilé et incorporé avec du lait, le jus
de toute espèce de bouillons, la décoction de Jusquiame faite dans du lait, sont très bons en friction contre les plaies ulcérées du fondement.

Introduisez dans l'anus un morceau de Citron
coupé en forme de tente ou de suppositoire, et
renouvelez-le souvent.

L'eau de Chaux; la teinture de Myrrhe, d'Aloès,
sont les meilleurs remèdes pour les ulcères du
fondement.

Avant de quitter ce chapitre des maladies de
l'anus, chapitre qui eût beaucoup mieux figuré
dans la seconde partie de cet ouvrage, la CHIRUR-
GIE DES PAUVRES, disons que peu de personnes du

monde, à moins d'avoir fait de l'étude de l'art de guérir une étude accessoire à toutes celles qui font la base de notre éducation première, sont aptes à donner leurs soins pour quelques unes des nombreuses maladies externes qui affligent l'espèce humaine. En effet, avant de donner aucun conseil à un malade, avant d'appliquer le moindre remède sur une plaie donnée, la raison veut que l'on sache à quelle maladie on a affaire, quel symptôme prédomine, etc., etc. Ce ne sera donc que pour ces personnes que nous aurons parlé ici des Ulcères, des Condylômes, des Rhagades, etc., et que plus tard nous traiterons des Abcès, des Fistules, etc.

CHAPITRE XX.

MALADIES DES REINS ET DE LA VESSIE.

§ I. *Douleurs des Reins, Inflammation des Reins.*

Coupez un Concombre ou une Citrouille en plusieurs tranches, et appliquez-les sur les reins entre deux linges fins ; renouvelez cette application de temps en temps.

Prenez une once de pulpe de Casse bien mondée, une pinte d'eau commune et un peu de Réglisse. Mettez le soir, avant de vous coucher, la Casse dans un plat, faites bouillir l'eau avec la Réglisse, jusqu'à ce qu'elle soit réduite à la moitié ; jetez cette eau toute bouillante dessus la Casse, coulez-la le lendemain, et buvez en guise de médecine.

Pour le mal de reins invétéré, faites bouillir quatre onces de cendre de Sarment dans un demi-setier d'eau commune pendant un quart d'heure, puis laissez-la reposer toute la nuit ; le lendemain, versez-la dans un pot par décantation : laissez reposer la liqueur deux heures, puis passez-la au travers d'un linge double. Vous en boirez un verre à jeun, froid ou tiède, puis vous vous promènerez durant trois heures, et ensuite

vous prendrez un bouillon ; le lendemain, réitérez
la même chose, et vous serez soulagé.

Dans une douleur de reins et de vessie, j'ai vu,
a dit Guy de Chauliac, donner, avec grand succès,
quatre onces de lessive faite avec les cendres de
tiges de fèves.

Avant tout, ayez recours au traitement antiphlogistique, si les douleurs de reins sont vives,
aiguës et souvent répétées.

Nous avons trop souvent déjà exposé tout au
long le traitement antiphlogistique pour le décrire de nouveau.

§ II. *Ulcères des Reins et de la Vessie.*

Prenez chaque matin un demi-dragme de vrai
Bol d'Arménie dans un verre de lait de vache nouvellement trait.

Garcias du Jardin dit que, dans la ville de Goa,
ceux qui ont des ulcères dans les reins et dans la
vessie, ou qui rendent des urines purulentes, se
guérissent promptement en prenant de la poudre
d'Aloès mêlée dans du lait.

La poudre d'écrevisses, mise dans un pot de
terre neuf vernissé, placé à l'entrée du four pour
les sécher sans les brûler, est bonne contre les ulcères des reins et de la vessie.

On pile dans un mortier de marbre des écrevisses avec du beurre frais; on met le tout sur le
feu pour faire fondre le beurre; on en fait l'expression qu'on laisse épaissir jusqu'à l'évaporation de
l'humidité. Ce beurre d'écrevisses est un bon remède contre les ulcérations des reins et de la
vessie.

La décoction de Millepertuis est bonne contre
les ulcères des reins.

L'usage des eaux minérales acidules n'est point
à négliger dans le traitement des ulcères des
reins.

§ III. *Pierre dans les Reins, ses indices.*

On connaît que la pierre est dans les reins lorsque l'urine sort peu à peu, qu'elle est trouble et sablonneuse, qu'elle donne lieu à quelque ardeur d'urine, et que ce sable est rouge; que l'on sent une douleur fixe dans la région des reins et dans les flancs, laquelle aboutit souvent aux testicules, et se communique aux cuisses et aux pieds, etc.

§ IV. *Colique néphrétique, Pierre et Gravelle des Reins.*

La Colique néphrétique se connaît par la douleur fixe dans la région des reins, par le vomissement qui l'accompagne toujours, et la difficulté d'uriner.

La saignée est nécessaire au bras et au pied ; des lavemens seront préparés avec décoction de racine de Guimauve, feuilles de Pariétaire, semences de Lin et fleurs de Camomille, et deux onces d'huile de Lin. A cette médication vous joindrez les grands bains, les fomentations, les cataplasmes, etc., sur la région des reins.

Vous purgerez après la saignée avec un dragme de Séné et six grains de Scammonée que vous aurez fait bouillir avec une infusion de racine de Réglisse, de Pruneaux, etc.

Si le vomissement et les douleurs continuent après la purgation, on donnera pour tisane une macération faite avec une once de semence de Lin, deux onces de racine de Guimauve et un peu de Réglisse

Une longue expérience a fait connaître que la poudre de Cloportes est un excellent remède contre la Pierre ; elle se prépare en faisant évaporer au four le vin blanc dans lequel on a mis infuser ces cloportes. Vous donnerez depuis un demi-dragme jusqu'à un dragme de cette poudre, avec un peu de vin blanc, dans lequel vous aurez fait

bouillir auparavant des baies de Genièvre concassées : vous pourrez aussi vous servir, dans le même
but, de vin blanc dans lequel vous aurez fait bouillir les feuilles et les fruits d'Alkékenge ; un demi-
verre dudit vin sera donné chaque matin à jeun.

Vous râperez une once d'écorce de Raifort que
vous ferez tremper dans un verre de vin blanc le
soir, et le matin vous l'exprimerez et le donnerez
à boire.

Quand la douleur néphrétique est très forte, on
donne au malade un lavement anodin. On ajoute à
ce lavement de la térébenthine, ou bien on se
contente d'un lavement d'urine pure. On évitera au
commencement les diurétiques, lithontriptiques,
et tous les remèdes actifs ; mais quand la douleur
aura été un peu calmée, les premières voies pur-
gées, les diurétiques conviendront ; tels sont ceux
dont nous allons parler.

Les personnes sujettes à la Gravelle pourront
prendre le matin à jeun, après une légère purgation avec la Casse, un dragme de poudre de l'une
des drogues suivantes, infusée du soir au matin
dans un verre de vin blanc, savoir : des semences
de grande Bardane, de Carottes sauvages, de Fenouil, de feuilles de Verge-d'Or, de Véronique
mâle, de Lierre-de-Terre, de Turquette, d'Orties
piquantes ou non piquantes, d'Argentine, de
baies de Genièvre, de fruits rouges d'Épine blanche, d'écorce de racine d'Arrête-Bœuf, de Char-
don-Roland, de racine d'Aunée.

Prenez racine d'Arrête-Bœuf et de Chiendent,
une poignée de chaque, tiges sèches de fèves, aussi
une poignée : lavez bien les racines sans les ratisser, jetez le tout dans un pot de terre, plein d'eau,
vernissé et semblable à ceux où l'on fait le bouillon ; faites bouillir jusqu'à la diminution de la
moitié de l'eau, coulez à travers un linge blanc,
et prenez-en un verre le matin à jeun. Il faut
cueillir la racine d'Arrête-Bœuf, pour la conserver, depuis la Saint-Jean jusqu'à la fin de Septem-

bre. Cette décoction se conserve bonne en été quatre ou cinq jours, et en hiver le double de jours.

Prenez une poignée de racines d'Orties piquantes, et autant de celles d'Oseille; lavez-les sans les ratisser; mettez-les dans quatre pintes d'eau, faites-les bouillir jusqu'à évaporation de la cinquième partie; ôtez le pot du feu, et aussitôt mettez dedans deux onces de Miel blanc de Narbonne, puis laissez refroidir; après, passez le tout dans un linge fin, et versez la colature dans des bouteilles. Vous en prendrez à jeun tous les matins, soit au lit ou au lever, deux verres ordinaires, à un demi-quart d'heure l'un de l'autre, et deux heures après vous pourrez déjeuner.

Il faut user de cette tisane pendant trois semaines, au commencement d'Avril, autant au commencement de Juin, et autant au commencement de Septembre.

Mettez un demi-setier de vin blanc dans une écuelle ou dans un plat, avec environ deux onces de bon Miel vierge, pour en faire une potion ni trop claire ni trop épaisse; faites chauffer sur un petit feu en remuant le tout, puis avalez le plus chaud que vous pourrez; promenez-vous ensuite deux bonnes heures.

Usez d'une tisane faite avec les racines de petit Houx, de Chardon Roland, de Fraisier, de Chiendent et de graine de Lin.

Avalez à jeun un demi-verre de jus de Pariétaire.

Pilez, dans un verre de vin blanc, sept, huit ou même davantage de baies d'Alkékenge; laissez-les tremper quelque temps, puis faites-les bouillir un bouillon ou deux, ensuite passez dans un linge, mettez un peu de Sucre ou de Cannelle, et faites avaler au malade. Ce remède est fort bon pour la Pierre, la Gravelle, la suppression d'Urine et l'Hydropisie. Arnault de Villeneuve dit qu'un cardinal, à Rome, fut délivré d'une rétention d'urine par ce

remède, et que le médecin qui lui donna cette
potion devint ensuite fort célèbre.

Mettez douze ou quinze livres de Cerises aigres,
mondées de leurs queues et de leurs noyaux, dans
un demi-muid de bon vin blanc, contenant cent
quarante pintes, mesure de Paris, et bouchez bien
le vaisseau. Au bout d'un mois ou de cinq semaines, on peut commencer d'en user. Ce vin a une
couleur agréable, un goût délicieux, une qualité
rafraîchissante et apéritive très prononcée.

Les personnes qui seront atteintes de la gravelle feront plus fréquemment usage, comme alimens, de substances végétales que de substances
animales, et quand elles se permettront celles-ci,
elles choisiront de préférence les viandes blanches, les viandes des jeunes animaux. Elles feront
usage également, comme boisson ordinaire, d'eau
gazeuse, d'eau de Vichy, de Contrexeville, de tisane alcaline (*voyez* les Formules), de tisane
contre la gravelle, etc.

§ V. *Pierre dans la Vessie.*

De tous les remèdes proposés, la lithotomie ou
la lithotriptie sont bien souvent préférables;
mais avant de se soumettre à ces sortes d'opérations, toujours fort douloureuses et fort graves, il
est bon d'essayer des moyens proposés pour la
gravelle, tels que les calmans, les bains généraux
ou de siège long-temps prolongés, pour calmer les
douleurs, pour faciliter l'émission des urines.

On conseillera encore, comme dans la gravelle,
les eaux minérales de Seltz, de Vichy, de Contrexeville, la tisane alcaline, celle de Mascagni
(*voyez* les Formules).

L'opération étant nécessaire, à laquelle, de la
taille ou de la lithotriptie (broiement), doit-on
donner la préférence ? A la taille, quand la pierre
est dure, grosse, non libre dans la vessie; à la
taille, quand on veut se débarrasser complète-

ment, éviter la formation de nouvelles pierres, comme cela doit nécessairement arriver après le broiement qui ne peut jamais débarrasser complètement le fond de la vessie des débris que produit et que laisse dans cet organe l'opération elle-même ; à la taille, quand les sujets sont âgés et débiles ; à la taille, quand le malade ne peut se résoudre à souffrir long-temps et souvent, car le broiement demande quelquefois beaucoup de séances successives, et ces séances sont fatigantes, douloureuses, et par cela même dangereuses par leurs suites et leurs conséquences ; enfin à la taille encore, quand plusieurs pierres existent en même temps dans la vessie.

Le broiement de la pierre sera praticable toutes les fois que le sujet sera jeune, fort et vigoureux, qu'une seule pierre existera dans la vessie, que cette pierre sera peu volumineuse, peu consistante, que le canal de l'urètre sera facilement dilatable; que des spasmes, des irritations, des écoulemens sanguins ne se manifesteront pas lors de l'introduction des instrumens propres à l'opération ; que le nombre des séances nécessaires sera peu élevé; qu'aucune affection organique de la vessie, de son col ou de l'urètre, de la prostate ou de ses dépendances, etc., n'existera chez le malade.

Comme on le voit déjà, la taille est plus souvent praticable que la lithotriptie, et comme on le voit aussi, elle est bien préférable, bien plus prompte, bien plus certaine dans ses résultats, dans ses succès. Telle était notre opinion sur ces deux modes opératoires, sur ces deux moyens pour enlever la pierre de la vessie, avant la savante discussion qui a eu lieu à ce sujet au sein de l'académie royale de médecine il y a à peu près un an, et notre opinion n'a fait que s'affermir encore par suite de l'examen que nous avons fait, du jugement que nous avons porté sur les faits qui ont été cités dans les deux camps opposés, pour ou contre la supériorité des deux méthodes. Nous préférons

donc, d'une manière générale, la taille au broiement. La taille réussit-elle toujours? Des revers
sont-ils constamment attachés à la lithotriptie?
Non, sans doute : une pareille proposition serait
une absurdité; et en médecine surtout, il ne faut
être ni absurde, ni absolu, ni exclusif; il faut
prendre le *mieux* là où il se trouve ; il faut faire
abstraction des camps et des drapeaux; il faut en
un mot être *éclectique*, c'est à dire partisan du
vrai, du bien et du beau, et c'est à cette condition
seule qu'on peut se dire médecin; sans cela il n'y
a que métier honteux, que charlatanisme.

§ VI. *Douleur excessive causée par la Pierre dans les Reins et dans la Vessie.*

Coupez deux ou trois ognons par petits morceaux, mettez-les chauffer sur une tuile; arrosez-
les de vin blanc; appliquez-les sur les reins , ou
sur la région de la vessie, et vous apaiserez beaucoup la douleur. Si ce moyen réussit, à coup sûr
les bains émolliens long-temps prolongés, les saignées locales, les cataplasmes, les fomentations
opiacées, les boissons émollientes, réussiront également, et probablement beaucoup plus promptement.

§ VII. *Ischurie* ou *Rétention, Suppression d'Urine.*

Pour la suppression d'urine, le cataplasme fait
avec Pariétaire, Seneçon et têtes d'Ail cuits dans
du vin et appliqués sur le bas-ventre est très bon.

Il en est de même des cloportes pilés avec du vin
blanc, ou de leur poudre mise avec du vin blanc,
ou ces deux dernières préparations en guise de
tisane.

Pour faire uriner, lavez bien dix ou douze pieds
de la plante appelée *Nasturtium verrucosum*; essuyez-les; pilez-les dans un mortier : laissez-les
tremper environ deux heures dans un petit verre

de vin blanc, passez dans un linge avec expression, et buvez la colature.

Un dragme de poudre de zestes de noix séchés au four, avalé avec du bouillon ou du vin blanc, fait uriner, et chasse la Gravelle.

Pour une rétention d'urine, mêlez demi-verre de jus d'Ortie avec autant de vin blanc, avalez le tout à jeun, et réitérez jusqu'à guérison.

On peut également boire un demi-verre de suc d'ognon blanc mêlé avec autant de vin blanc.

Appliquez sur la région de la vessie du Cresson de fontaine pilé.

Une dame qui avait une suppression d'urine et que plusieurs remèdes ne pouvaient soulager, fut guérie par une femme qui lui conseilla de couper la peau d'une anguille par morceaux, de mettre sécher lesdits morceaux sur des charbons dans un pot de fer couvert, de les réduire en poudre, et d'avaler de cette poudre avec du vin d'Espagne. On peut se servir de vin blanc au défaut de l'autre.

Le siège de l'Ischurie peut avoir lieu soit dans les reins, soit dans la vessie. Dans ce dernier cas, le malade est tourmenté de l'envie d'uriner sans pouvoir la satisfaire; dans le premier, le besoin d'uriner ne se fait pas sentir, mais le malade accuse une douleur sourde, une pesanteur dans les reins et les lombes.

La position long-temps assise, les excès de table et des plaisirs vénériens, les maladies secrètes (syphilitiques), la gravelle, la grossesse, le spasme de la vessie ou de son col, la présence de gravier dans les reins, etc., sont les principales causes de l'Ischurie rénale et vésicale.

Quand ces deux affections sont inflammatoires, c'est à dire accompagnées de douleur, de fièvre, d'ardeurs dans les reins et la vessie, etc., la première indication à remplir est de combattre les symptômes aigus par les antiphlogistiques, tels que saignée générale ou locale, bains de siège ou bains généraux, cataplasmes émolliens, fomen-

tations narcotiques, boissons faites avec le Lin,
le Lait coupé, le lait d'Amandes douces, l'Orge
miellé et nitré, etc.

L'usage habituel de lavemens laxatifs, de Petit-
Lait clarifié, d'eau de pruneaux, de bains de siège,
d'alimens végétaux ; la privation de vin pur, de
liqueurs fortes, d'excès vénériens, sont les meilleurs moyens de prévenir l'Ischurie dite inflammatoire. Mais quand cette affection a pour cause
la présence de graviers ou calculs dans les reins
ou la vessie, la grossesse, une constipation opiniâtre, les excroissances ou tumeurs syphilitiques
dans les organes génito-urinaires, il faut recourir
aux lumières d'un médecin, et aux moyens de traitement ci-dessus exposés.

§ VIII. *Strangurie, ou écoulement d'Urine goutte
à goutte, avec douleur avant et après.*

Pilez deux écrevisses vivantes dans un mortier,
versez dessus un peu d'eau, exprimez-en le suc, et
faites-le avaler au malade. Ce remède est bon, ainsi
que le suivant.

Prenez un Ognon haché menu, mettez-le infuser
dans de l'eau simple durant vingt-quatre heures,
buvez de cette eau.

Essayez la fumigation suivante : On fait cuire
avec du vin un Raifort haché dans un vaisseau
bien couvert ; on fait mettre le tout bien bouillant
dans une chaise percée, et le malade s'expose
à nu à la vapeur.

La chair de quatre à cinq grosses pommes de
Reinette cuites devant le feu, bouillies dans une
pinte d'eau de fontaine, constitue une boisson diurétique excellente.

Pour la Strangurie causée par la boisson de la
bière, avalez une cuillerée d'eau-de-vie ou autant
de bon vinaigre.

La Strangurie est souvent l'effet d'une vive inflammation du canal de l'urètre par suite d'un

18

commerce avec une femme malsaine ; un traitement spécial est alors nécessaire.

La Strangurie inflammatoire se traite comme l'Ischurie. *Voyez* ci-dessus.

§ IX. *Dysurie, ardeur d'Urine, ou Urine rendue difficilement et avec douleur.*

La Dysurie, ou *chaleur d'Urine*, difficulté d'uriner, est accompagnée de grandes douleurs, de chaleurs, etc. ; il semble que l'urine brûle l'urètre en passant. Cette maladie a de l'affinité avec la Strangurie, mais elle en diffère, premièrement, en ce que dans la Dysurie, l'urine sort goutte à goutte, comme dans la Strangurie, mais sans interruption ; secondement, parce qu'on ne ressent la douleur qu'en urinant, et non pas devant et après, comme dans la Strangurie ; et en troisième lieu, parce que souvent la Dysurie n'est pas causée par l'âcreté de l'urine, mais par une maladie de la vessie ou des parties voisines, et particulièrement du conduit urinaire.

Les remèdes convenables dans la Strangurie, sont les boissons émollientes, l'eau d'orge miellée et nitrée, les bains généraux et locaux, les sangsues au périnée, les émulsions camphrées et nitrées, etc.

La Conserve de fleurs de Mauve a guéri une Dysurie accompagnée d'un pissement de sang.

Le Sirop de Mauve est estimé également.

Buvez de la décoction de Mauve avec du Sirop de Violettes, du Lait de vache coupé avec de l'eau de Guimauve, de l'eau d'Orge, de graine de Lin, etc.

Prenez feuilles de Guimauve une poignée et demie, Beurre frais deux dragmes, Miel demi-livre ; faites bouillir le tout dans deux pintes et demie d'eau, jusqu'à la diminution de la troisième partie, passez ensuite ce qui reste, et donnez à boire chaud.

Si la Dysurie n'est point causée par la Pierre

ou par le mal Vénérien, prenez deux fois par
jour un dragme de Gomme Arabique en poudre.

Pour l'ardeur d'urine causée par l'équitation,
buvez soir et matin un verre de lait chaud, sortant
du pis de la vache ; ou bien avalez un verre d'Oxycrat.

§ X. *Flux d'urine involontaire*, ou *Incontinence
d'Urine.*

Il n'y a point de meilleur remède que des pilules faites avec l'extrait de Noix vomique. *Voyez*
les FORMULES.

L'incontinence d'urine, maladie plutôt incommode que dangereuse, qui affecte particulièrement
les jeunes enfans et quelques adultes qui se sont
livrés à la masturbation, quelques femmes pendant
leur grossesse, les personnes âgées et usées par
la fatigue et le travail, a besoin d'être étudiée
dans ses causes pour être traitée convenablement.

Quand cette maladie tient à la faiblesse des organes, l'âge, le temps et l'usage des bains froids
suffisent pour la guérir ; si elle est causée par la
mauvaise et mortelle habitude des plaisirs secrets,
par la débauche et le vice vénérien, la cessation complète de l'onanisme, une vie sage et régulière, un traitement antisyphilitique doivent
être mis en usage.

L'incontinence d'urine est-elle un effet accidentel de la grossesse? la fin de cet état de la femme
suffit pour amener la guérison.

L'incontinence d'urine est incurable chez les
vieillards faibles et débiles. Les soins de propreté,
l'usage habituel de petites poches de gomme élastique portées sous les vêtemens à l'aide d'une
ceinture, sont les seuls moyens à employer pour
diminuer les inconvéniens d'une pareille maladie.

La poudre de souris, les gâteaux, pâtés, etc.,
faits avec cette poudre, la farine, le lait, etc.,
sont des médicamens tout à la fois nuls dans leurs
effets, ridicules dans leur application.

§ XI. *Urine sanguinolente,* ou *Pissement de sang.*

La décoction de Lierre de Terre est convenable dans cette affection.

Les remèdes les plus constans contre toutes les hémorrhagies et le pissement de sang sont le Pourpier, la grande Consoude, la Mille-feuille à fleur blanche, la Sanicle pilée , etc.; on donne toutes ces plantes en infusion dans du vin blanc, à la dose d'une petite tasse ou deux, le matin à jeun.

L'Aigremoine est préférable aux autres plantes, de quelque manière qu'on s'en serve, soit intérieurement, soit extérieurement; on la mêle souvent avec le Millepertuis.

La décoction de racines et de feuilles de Mauve guérit le pissement de sang et les douleurs de vessie.

Râclez avec un couteau du savon de Venise, mettez-en dans une petite cuiller autant qu'elle en pourra contenir sans le presser , c'est-à-dire près d'un dragme; ajoutez-y quelque véhicule qui emplisse les places vides de la cuiller, prenez la même quantité deux ou trois fois par jour, s'il est besoin. Plusieurs personnes qui ne pouvaient aller à cheval ou marcher un peu sans pisser le sang ont été guéries avec ce remède.

Prenez dans un bouillon un dragme de poudre de feuilles de vigne séchées au four.

Les décoctions de Renouée, de Pourpier, de Prêle, et de sommités de Ronce, sont très efficaces contre ce mal : et si on y ajoute un peu de jus de Grenade aigre, ou de Coing, elles seront meilleures.

Usez entre les repas d'une tisane faite avec les racines de grande Consoude et la Gomme Arabique.

Le pissement de sang peut provenir des reins ou de la vessie; ses causes peuvent être une plénitude trop grande des derniers, ou la rupture, la déchirure de ces vaisseaux par suite d'un coup, d'une chute; la présence de calculs dans les reins ou la vessie, l'abus du vin, les excès avec les femmes, un exercice à cheval ou en voiture très long-temps prolongé, l'abus des purgatifs, des cantharides, une tension excessive des forces, un vif accès de colère, etc., peuvent encore donner lieu au pissement de sang.

Les dangers de cette maladie sont relatifs à la quantité et à la nature du sang qui s'écoule, à l'intensité de la fièvre qui l'accompagne quelquefois, à l'existence du pus dans le sang, etc.

Le sang qui s'écoule par l'urètre peut venir, avons-nous dit, des reins ou de la vessie. Quand il vient des reins, il est pur, il coule tout à coup sans interruption et sans douleur; celui qui vient de la vessie est noir; son émission est accompagnée de chaleur et de douleur.

Le traitement rationnel du pissement de sang doit d'abord être précédé de celui de toutes les causes qui ont pu lui donner naissance. Ainsi on enlèvera des calculs, s'il y en a, dans la vessie; on se soumettra à un régime diététique et prophylactique sévère, etc.; puis on aura recours aux antiphlogistiques, si la maladie est inflammatoire; aux astringens, aux répercussifs, si le mal est devenu chronique.

§ XII. *Catarrhe de la Vessie.*

Le Catarrhe de la Vessie peut être *aigu* ou *chronique :* dans le premier cas, il constitue la *cystite* ; dans le second, la *cystirrhée* des médecins modernes.

La *cystite* ou *catarrhe aigu de la vessie* se reconnaît à ces signes principaux : douleur plus ou moins vive dans le bas-ventre, les reins, le rectum, etc. ; cette douleur est plus forte quand le besoin d'uriner se fait sentir, quand l'éjection de l'urine a lieu. L'urine, d'abord claire et incolore,

18.

devient de plus en plus foncée et chargée d'un sédiment muqueux qui se dépose au fond des vases en plus ou moins d'abondance.

L'acuité de la cystite est quelquefois si grande que le malade pousse des gémissemens, des cris, quand il urine, et malheureusement pour lui, c'est que dans cette maladie le besoin d'uriner se fait souvent sentir.

Le régime diététique le plus sévère, l'usage de végétaux alimentaires pris en petite quantité, le repos, sont les premiers moyens à employer contre cette maladie. On a recours ensuite aux saignées locales ou générales, aux bains généraux, aux boissons adoucissantes, aux cataplasmes, aux fomentations, etc. Tels sont les signes, le régime et le traitement de la cystite superficielle.

Quand le catarrhe vésical est profond, qu'il est accompagné de fièvre, que la sécrétion et l'excrétion des humeurs sont dérangées, que l'on peut soupçonner une altération plus ou moins profonde de la vessie, que la totalité de l'urine évacuée est trouble, très chargée de mucus ou de sédiment, l'affection est alors on ne peut plus grave, et aux moyens antiphlogistiques employés selon les circonstances et l'état du malade, on ajoute l'emploi de l'Opium, des révulsifs tels que Cautère, Moxa ou Séton; pas de Cantharides qui pourraient aggraver les symptômes.

Enfin quand la vessie, trop irritée, trop tendue, ne peut plus se débarrasser de l'urine qu'elle contient, que les sondes et bougies employées n'ont amené aucun résultat avantageux, la ponction de la vessie doit être faite.

§ XIII. *Catarrhe vésical chronique,* ou *Cystirrhée.*

Le *Catarrhe vésical chronique de la vessie,* le *flux muqueux de la vessie,* etc., s'observe le plus ordinairement dans les saisons froides et hu-

mides de l'année; il attaque principalement les
gens sédentaires, les hommes de cabinet, les
vieillards, ceux qui ont la mauvaise habitude de
garder long-temps leur urine, qui sont affectés
de calculs, etc.

Le plus souvent la Cystirrhée est bénigne, insensible pour le malade; si ce n'était le trouble
de l'urine, et surtout de ses dernières portions, le
mucus qu'elle dépose, les filamens qui apparaissent dans son intérieur quand elle se refroidit, le
malade ne se douterait pas de l'affection dont il
est atteint, et qui, abandonnée à elle-même,
amène des résultats assez graves, assez sérieux,
sinon toujours mortels. Quelquefois cependant le
Catarrhe vésical chronique n'est pas aussi benin;
il se manifeste par un embarras, une pesanteur
dans les régions du bas-ventre, des reins et de la
vessie; l'excrétion de l'urine est difficile; le bout
de la verge est le siège d'une sensation assez vive,
assez aiguë, qui se manifeste avant et après que
le malade a uriné. Il arrive même quelquefois que
l'urine ne peut traverser le canal de l'urètre,
s'épancher au dehors, soit à cause de son épaississement, soit à cause d'un rétrécissement
qu'il y a dans un des points de la longueur du
canal. Alors il faut avoir recours à l'introduction d'une sonde pour vider la vessie, à une bougie stationnaire dans le canal de l'urètre pour
établir la liberté de celui-ci. Dans ce cas, alors,
l'urine est constamment trouble, blanchâtre ou
rougeâtre; son odeur est piquante, ammoniacale.
Malgré cet état de la vessie, ce degré de la maladie, les sujets peuvent encore vaquer à leurs af-
faires, et leur embonpoint ordinaire, leurs habitudes, leur appétit, leur gaîté, etc., n'en
éprouvent aucun changement. Il arrive même
quelquefois que tous les symptômes ci-dessus
décrits disparaissent sous l'influence du beau
temps et de la chaleur, mais ils reviennent aussitôt le froid, l'humidité et la mauvaise saison.

Le traitement de la Cystirrhée consiste à s'assurer, avant tout, s'il existe ou non un corps étranger dans la vessie , à l'extraire s'il y en a. Dans le cas contraire, on conseillera au malade un régime végétal et l'usage du lait ; on lui défendra les vins généreux , les liqueurs , le café, en un mot tous les excès de la table ; on lui fera prendre, comme boisson habituelle, des tisanes propres à exciter , à favoriser la transpiration cutanée, telles que les infusions légères de Violette, de Thé , de fleurs de Mauve, de Bourrache ; on lui fera prendre matin et soir , sous forme de pilules, un gros ou deux de Térébenthine de Venise ou ordinaire ; on lui fera porter des caleçons et des gilets de flanelle.

Les Eaux minérales sulfureuses , les grands bains chauds, le séjour dans le midi de la France, seront encore prescrits aux personnes atteintes de Catarrhe vésical chronique.

CHAPITRE XXI.

MALADIES DES FEMMES.

§ I. *Perte de sang chez les Femmes.*

L'écorce de Saule ou d'Osier ratissée, mise en décoction , bue en forme de tisane , arrête les pertes.

Ou bien faites bouillir cette même écorce d'Osier dans du gros vin rouge, et faites en boire à la malade.

On se sert encore fort utilement d'une tisane faite avec de la râclure de corne de cerf, et la moyenne écorce de Saule.

Faites un Sirop avec du jus de Millefeuille, et donnez-en plusieurs cuillerées par jour à la malade.

On a arrêté des pertes de sang en introduisant

des linges et des plumasseaux trempés dans des blancs d'œufs.

Prenez autant de toiles d'araignées qu'il en faut pour faire un gâteau de l'épaisseur et de la grandeur d'un écu ; faites-le frire dans un poêlon avec quatre cuillerées de vinaigre, jusqu'à ce que ce vinaigre soit évaporé, puis vous l'appliquerez sur le nombril, le plus chaud que la malade le pourra souffrir.

Donnez demi-once de suc de Plantain, et autant de celui d'Ortie, dans un verre de la décoction de ces plantes.

Donnez un dragme de poudre de fleurs de Nóyer desséchées, avec du gros vin chaud.

Appliquez sur les reins une livre de terre glaise, détrempée avec deux pintes de fort vinaigre.

Donnez deux ou trois prises de seigle ergoté en poudre : chaque prise pèsera 10 à 15 grains.

Les *pertes utérines* ou les *hémorrhagies utérines* peuvent avoir lieu par suite de coups, de blessures, d'ulcérations, déchirures après un accouchement, de fleurs blanches âcres, d'injections trop irritantes, d'excès dans les plaisirs vénériens, d'abus de la danse, d'émotions vives, de colères subites, de cris violens, de refroidissement étant en sueur, de bains de siège ou de bains de pieds pris dans un temps inopportun, ou pour rappeler des règles qui ne doivent plus revenir qu'après un temps voulu par la nature ; enfin une fausse couche, un corps étranger dans l'utérus : tels qu'un polype, une tumeur, etc., peuvent donner lieu à une hémorrhagie de la matrice.

Comme signe essentiel de cette maladie, il est presque oiseux de dire qu'il y aura hémorrhagie utérine toutes les fois que du sang s'écoulera en quantité anormale de l'utérus ou du vagin ; mais il arrive quelquefois que le sang ne coule pas au dehors, qu'il s'amasse dans les parties sexuelles, qu'il s'y accumule et s'y coagule ; de là des caillots plus ou moins volumineux qui s'échappent des parties; de là aussi l'espèce d'embarras, de pesanteur, de fatigue que la femme éprouve dans le bassin; de là enfin des frissons, de l'anxiété, de la faiblesse, etc.

La première indication à remplir dans cette hémorrhagie, comme dans toutes les autres, c'est de s'assurer des causes, de les combattre ou de les faire cesser; puis, les accidens continuant, on impose à la malade un repos absolu au lit; on lui ôte ses oreillers afin que la tête ne soit pas plus élevée que le tronc, et on fait en sorte que celui-ci soit moins élevé que le bassin. Le lit sur lequel sera couchée la malade ne sera composé que d'un matelas, ou mieux, d'un sommier de crin. Toute émotion vive, gaie ou chagrine sera interdite à la malade.

On pratiquera une ou deux saignées au bras suivant l'abondance du sang perdu et la force de la malade, puis on aura recours aux astringens, tels que seigle ergoté, les pilules d'alun et de carbonate de fer (trois grains de chacune de ces substances par pilule) dont on donnera une toutes les heures; aux réfrigérans à l'intérieur, tels que tampons de linge arrosés avec de l'eau de puits et introduits dans le vagin, compresses d'eau et de vinaigre sur les cuisses, citron exprimé dans l'intérieur du vagin, etc.

Déjà, à l'occasion des hémorrhagies en général, nous avons dit que ces affections demandaient des secours prompts et bien dirigés, et qu'un médecin était seul capable de les appliquer ou de les ordonner; nous ne saurions trop le recommander encore à l'occasion des pertes chez les femmes.

Avec les personnes du sexe sujettes aux pertes utérines, on doit leur recommander d'éviter tous les genres d'exercices un peu violens, et de faire usage des eaux minérales ferrugineuses, soit comme boisson ordinaire, soit dans leur vin pendant les repas.

§ II. *Règles chez les Femmes, les provoquer.*

Prenez le matin à jeun, pendant quelques jours, quatre doigts de jus d'Armoise dans un verre.

Faites bouillir une bonne poignée de Matricaire dans un pot de terre vernissé tenant deux pintes d'eau ; faites réduire aux deux tiers ; donnez un bon verre tiède de cette décoction trois ou quatre matins de suite à jeun, vers le temps à peu près que les règles doivent venir.

Soumettez la femme à une fumigation d'Aloës, d'Armoise ou de Souci, jetés dans un réchaud plein de feu ; les vapeurs seront reçues par les parties sexuelles.

Il est inutile d'observer que les Règles ne doivent être provoquées qu'autant que rien de naturel, qu'une grossesse présumée ou douteuse, par exemple, ne s'oppose à leur apparition habituelle. Non-seulement il y aurait faute, dans ce dernier cas, à donner des emménagogues, mais encore il y aurait crime, et crime sévèrement puni par les lois. La femme ou la fille qui ne reculerait pas devant l'emploi de médicamens pris dans le cas de grossesse commençante courrait elle-même les plus graves dangers pour sa santé. On a vu des femmes, dont les douleurs utérines étaient tellement violentes après l'injection dans l'estomac de substances propres à rappeler les Règles, ou bien après toute autre manœuvre également criminelle, accuser hautement, dans les angoisses qu'elles ressentaient, les malheureux qui avaient cédé à leurs larmes et à leurs prières, et livrer ainsi aux tribunaux les complices de leur infanticide. Que ceux-là donc qui seraient assez malheureux pour essayer de provoquer les Règles *quand même*, n'oublient pas que le plus ordinairement ils trouvent des dénonciatrices dans celles qui d'abord leur avaient promis reconnaissance et discrétion. Mais revenons aux soins et aux conseils que nous devons aux femmes, avant et pendant leurs Règles.

Avant les Règles, la femme doit éviter tout refroidissement subit, toute agitation violente et passionnée, tout travail trop fatigant; elle doit aussi se livrer à des promenades peu longues, à un exercice modéré, fuir le chagrin, l'ennui et les contrariétés; s'abstenir de corsets trop justes, de jarretières trop serrées, etc. Les mêmes précautions seront observées pendant la durée des Règles. A ces précautions, nous ajouterons et nous insisterons sur les suivantes : les émotions, la peur, la surprise, la colère, etc., ayant à toutes les époques de la vie la plus grande influence sur l'état général des femmes, on conçoit facilement combien cette influence sera plus grande encore à l'époque des Règles. On s'abstiendra donc constamment, envers les femmes, de ces amusemens où la malice, la plaisanterie remplacent trop souvent la raison et la prudence; on évitera tous les faits, actes et gestes qui peuvent donner lieu à la frayeur ou à la surprise; on évitera surtout ces jeux si communs dans les campagnes où, pour faire rire les autres, on se jette réciproquement des verres d'eau froide à la figure, où l'on se pousse brusquement dans un trou ou un ruisseau plein d'eau, etc.

Pendant les Règles, les femmes éviteront d'être mouillées par la pluie; cela n'ayant pu être fait, elles se hâteront de changer promptement de linge et d'en mettre d'autre sur le corps, après l'avoir préalablement chauffé. Des exemples nombreux, journaliers, démontrent l'inutilité de ces précautions, et observer ces dernières serait au moins ridicule, pour ne pas dire impossible, dans les campagnes surtout. A cela nous ne répondrons qu'une chose, c'est que toutes les femmes qui ont payé de leur santé et de leur vie la négligence des conseils que nous venons d'indiquer, n'ont pu dire aux incrédules tous les regrets qu'elles avaient éprouvés d'avoir si follement enfreint les lois de l'hygiène et de la raison.

§ III. *Suppression des Règles.*

La Suppression des Règles, qui ne tient ni à la grossesse, ni à l'allaitement, ni à l'exercice habituel de la danse (nous parlons ici de la danse comme état, comme profession), doit être promptement combattue par un exercice à pied, à cheval ou à âne; par des Bains de pieds, des Lavemens un peu irritans, des Fumigations, des Cataplasmes promenés sur les jambes et sur les cuisses, quelques tasses de Safran, d'Armoise ou de Tilleul, des Bains de Siége, enfin quelques Sangsues à la partie interne et supérieure des cuisses. Si tous ces moyens ne réussissent pas, et si le sujet se plaint de douleurs de tête, de vertiges, de pesanteur dans le bas-ventre, dans les flancs et les reins, on fera une Saignée du bras, ou mieux une application de Sangsues, dont la quantité sera calculée sur celle du sang perdu ordinairement par les Règles. On sait qu'en général les femmes perdent de six à seize onces de sang; que chaque Sangsue donne lieu à un écoulement de sang qui ne va pas tout à fait jusqu'à une once : le nombre de Sangsues sera basé sur ces données.

§ IV. *Menstruation, ou établissement des Règles chez les jeunes Filles.*

Il est des jeunes filles, et c'est le plus grand nombre heureusement, chez lesquelles la menstruation se fait sans la moindre altération de la santé; il en est d'autres, au contraire, chez lesquelles cette fonction sexuelle ne se fait pas sans beaucoup de difficultés, sans beaucoup d'inquiétude pour les parens : nous allons parler pour celles-là.

Une jeune fille qui arrive à l'époque des Règles doit avoir des habitudes peu sédentaires, un travail peu fatigant, un exercice fréquent et plutôt

19

actif que modéré. Ses parens, ou les personnes qui l'entourent, doivent lui procurer tous les plaisirs, toute la distraction, tous les jeux de son âge et de son sexe. Ses habillemens seront peu serrés, plutôt un peu chauds que trop légers; son corps sera libre dans ses mouvemens: sa poitrine, non comprimée dans un corset, prendra tous les développemens nécessaires à la respiration et à la circulation. Les alimens seront de facile digestion, pris souvent et en petite quantité à la fois. Son coucher sera plutôt dur que trop moelleux. Telles sont les principales conditions à remplir pour faciliter la première apparition des Règles.

Toutes ces règles d'une hygiène et d'une éducation bien entendues sont-elles sans résultat? Il faut alors recourir aux Bains de siége, aux Bains de pieds très chauds ou sinapisés, aux infusions légères d'Armoise, d'Absinthe ou de Safran, et, enfin, à une, deux, trois Sangsues au plus, appliquées une ou deux fois par semaine sur les grandes lèvres.

La difficulté des Règles tient-elle à des affections de l'ame, à des passions, à des chagrins, de l'ennui, de la mélancolie? L'amitié des parens, le dévoûment des amis, doivent dans ces cas être les seuls médecins. On évitera donc tout ce qui peut entretenir les causes de tristesse et de mélancolie; on fera faire quelques voyages, on imaginera des occupations actives, gaies et très variées, on conseillera les travaux de jardinage, de basse-cour, etc.

La Menstruation ne se fait-elle pas parce que la constitution générale du sujet est trop faible, trop molle, comme on le dit vulgairement? On conseille l'usage des boissons et des préparations ferrugineuses, telles que l'Eau ferrée, les Pilules de Carbonate de fer, les Eaux minérales ferrugineuses, etc. Enfin, la Menstruation est-elle empêchée par un état pléthorique, une force qui n'est

point en rapport avec l'âge ? Une Saignée ou deux
du bras ou du pied suffisent quelquefois pour déterminer l'écoulement des Règles.

§ V. *Chlorose, Pâles-Couleurs, Goût déprave*, PICA *ou* MALACIA.

Cette maladie, dont nous avons déjà dit quelque chose à l'occasion de la Gastralgie, et qui se
manifeste par la teinte blême, quelquefois verdâtre du visage, s'observe, non-seulement chez les
Femmes mal réglées, mais encore chez les jeunes
Filles nubiles, et chez les femmes veuves dont les
désirs vénériens ne sont point satisfaits.

Les signes propres à cette singulière maladie
sont, avec le teint de la face, la bouffissure des
paupières, des joues, des jambes, des pieds, etc.;
des douleurs de tête qui vont sans cesse en augmentant, des inquiétudes dans les jambes, une
oppression de la poitrine, des battemens de cœur
au moindre mouvement, à la moindre émotion;
de l'anxiété, des défaillances, une fièvre lente,
une augmentation du volume du ventre, augmentation qui a été prise quelquefois pour une grossesse, etc., etc.

Les Pâles-Couleurs sont généralement peu à
craindre; elles s'opposent quelquefois à la conception; mais, en général, le retour et la régularité
des Règles suffisent pour faire disparaître cette
opposition. Le mariage a souvent été un moyen
efficace contre l'existence des Pâles-Couleurs.

Avec la Chlorose existe souvent le Goût dépravé, affection dans laquelle les femmes, mais
surtout les jeunes filles, aiment à manger les choses les plus extraordinaires, telles que des Cendres, des Araignées, de l'Amidon, du Sel, du
Poivre, du Plâtre, du Papier, du Charbon, etc.

Les Pâles-Couleurs se traitent comme la suppression des règles, et c'est dans cette maladie
surtout qu'il faut insister sur l'exercice, les promenades, les distractions, les voyages, etc.

Contre le Goût dépravé, les vomitifs, les purgatifs, les préparations ferrugineuses auront un
très bon résultat.

§ VI. *Colique utérine. — Règles trop abondantes.*

Pendant les deux ou trois jours qui précèdent
les Règles, quelques femmes se plaignent de douleurs sourdes, de coliques dans le bas-ventre, dans
le fond des parties sexuelles. Ces douleurs sont
quelquefois assez vives pour réclamer des soins
et une médication calmante. Des Bains de siège,
des fumigations avec l'eau d'Armoise, quelques
tasses d'infusion légère de Safran, suffisent le
plus souvent pour 'apaiser les douleurs, faciliter
l'écoulement des règles et soulager les malades.

Quand les Règles sont trop abondantes, qu'elles
ne sont pas pour cela une perte proprement dite,
les femmes se trouveront bien de ne pas prendre
trop d'exercice ni de mouvemens, de faire usage
de quelques médicamens astringens, tels que le
Cachou, le Sang-Dragon, l'Alun, et l'Ecorce de
Chêne réduits en poudre et donnés sous forme
de pilules, le matin et le soir. Quatre de ces pilules, contenant chacune deux grains des substances ci-dessus, conviennent dans la journée ;
on peut en continuer l'usage pendant dix à quinze
jours. Il est bien entendu que cette médication ne
sera mise en usage qu'autant que l'abondance des
Règles ne serait pas habituelle, que la malade en
serait affaiblie, que la cause tiendrait à une atonie
générale de la constitution.

§ VII. *Cessation des Règles. — Temps critique.*

La Cessation des Règles chez les femmes, ce que
ces dernières appellent leur *temps critique*, leur
retour d'âge, est souvent le signal et la cause
d'un changement lent, mais profond et fâcheux,
qui va s'opérer dans l'état ordinaire de leur santé.

C'est à cette époque de la vie que tous les agré-
mens extérieurs du corps disparaissent, que les
traits de la figure s'altèrent, que la vie se désillu-
sionne, et que la réalité apparaît dans tout ce
qu'elle a de plus affreux, de plus triste pour la
femme, qui n'a pas assez de force d'ame pour se
résigner à oublier le monde et le passé, et à ne
s'occuper désormais que du soin des quelques années qu'elle a encore à vivre, années dont le nombre sera surbordonné au régime, à l'hygiène et
aux précautions auxquels elle se soumettra.

Arrivée à cette époque de la vie, où les Règles
sont rares ou très fréquentes, plutôt plus que peu
abondantes, plutôt irrégulières que régulières; où
le sang qui s'écoule est plus pâle, moins vermeil,
plus odorant que d'habitude, où tout enfin annonce que la menstruation va diminuer ou disparaître complètement, la femme doit se condamner
au régime et aux soins suivans :

Alimentation douce, quoique plutôt fortifiante
que débilitante, à moins qu'il n'y ait disposition à
la pléthore; exercice plutôt actif que trop peu
modéré ; promenades, lectures, distractions
agréables, saignées du bras quand il y a des douleurs et des pesanteurs de tête, des étourdissemens, des bourdonnemens d'oreilles; sangsues à
la partie interne et supérieure des cuisses, quand
le sang se porte trop en abondance vers l'utérus,
qu'il y a de la pesanteur dans les reins, les cuisses,
le bas-ventre, etc. Toutefois cette émission sanguine ne sera pratiquée qu'autant qu'il y aura
urgence, car il vaut mieux tirer du sang loin des
parties sexuelles que trop près de ces parties.

Les lavemens purgatifs seront donnés de temps
en temps, pour éviter la constipation. On s'abstiendra des fatigues du cheval et de la voiture ; de
tout plaisir secret, et autant que possible du devoir conjugal.

Beaucoup de femmes font usage, dans leur
temps critique, de l'Elixir dit de *Longue vie*, de

celui dit *Américain* ; mais ces préparations alcooliques, amères et toniques, sont plus souvent nuisibles qu'utiles, et cela en irritant fortement la
membrane muqueuse gastro-intestinale. Il est
donc plus sage, généralement parlant, de s'en
abstenir ; nous disons généralement, car il
est des cas où quelques femmes en ont pris avec
avantage à la dose d'un petit verre tous les
matins à jeun. C'est à leur médecin ordinaire,
à leur sage-femme, ou à leur accoucheur, de décider de l'usage de l'un de ces deux médicamens.

§ VIII. *Vapeurs, Maladies de Nerfs en général.*

Bien que les *Vapeurs* ou *Maladies de Nerfs*
en général, ne soient connues que des petites-
maîtresses et des femmes du grand monde, pour
lesquelles nous n'avons pas la prétention d'écrire,
nous allons cependant nous en occuper un moment.

Le chagrin, l'ennui, le désœuvrement, les passions contrariées, les mauvaises digestions, les
lectures romanesques, etc., sont les causes les
plus ordinaires des Vapeurs. Quant aux formes
sous lesquelles ces affections se présentent à l'ob-
servateur, elles sont tellement nombreuses que
nous n'essaierons pas de les analyser. Il nous suffira de dire que, dans les Maladies de Nerfs, comme
dans l'Hypochondrie, la Manie, la Nostalgie, etc.,
dont nous avons déjà parlé, l'estomac et le ventre
sont gonflés, ballonnés, comme météorisés ; que
des vents circulent sans cesse dans les intestins ;
que des bouffées de chaleur montent à la tête ;
que l'urine est rare ; que les oppressions de poitrine, des battemens de cœur se font sentir à chaque instant, au moindre mouvement, à la cause la
plus légère ; que le moindre bruit, la moindre secousse, la chose la plus futile, donnent lieu à des
soubresauts, à des variations dans le pouls ; que
les malades sont tourmentés par une constipation
opiniâtre, etc., etc.

Le traitement des Maladies de Nerfs est plutôt
du ressort des malades eux-mêmes que du médecin. En effet, que peut celui-ci contre des affections où le plus souvent l'esprit joue le principal
rôle, où l'esprit seul est malade? et qui ne sait
que, dans ce cas, la raison et la philosophie,
jointes à un très bon régime, à une vie active, à la
résignation, sont les meilleures médications à mettre en usage?

§ IX. *Abattement.—Découragement.*

Ce que nous venons de dire du traitement des
Vapeurs est applicable au traitement de l'Abattement et du Découragement, états particuliers
de notre esprit et de notre corps, qui sont plutôt
les symptômes des peines de l'ame que des maladies proprement dites.

Contre l'Abattement et le Découragement, op-
posez un esprit fort, un courage continu, une vie
active, une résignation stoïque ; regardez autour
de vous ; voyez si vous seul avez des peines à endurer, des injustices à supporter, des malheurs à
combattre, et vous serez convaincu que, dans cette
vie, celui-là seul est malheureux, qui ne sait pas
se raidir contre tout ce qu'il y a de mal, qui ne
sait pas se consoler avec tout ce qu'il y a de bien.

§ X. *Syncope, Défaillance, Evanouissement.*

Les femmes seules sont-elles donc sujettes à la
Syncope, à la Défaillance, aux Evanouissemens?
Telle sera, sans doute, l'exclamation de quelques
unes de nos lectrices, en voyant ce paragraphe parmi
les maladies de leur sexe. Non, certainement ; mais
si nous convenons avec elles que, dans quelques circonstances, certains hommes sont un peu femmes,
nous aurons justifié la place de notre paragraphe.

La Syncope, la Défaillance et l'Evanouissement
étant, le plus ordinairement du moins, l'effet de
la peur, de la frayeur, de la vue d'une chose re-

poussante ou dégoûtante, de l'inspiration d'une
odeur fétide ou méphitique, du défaut d'air res-
pirable quand on est renfermé dans une salle de
bal, de spectacle, de concert, etc.; de l'action
lente ou subite d'une chaleur trop vive, ou d'un
froid trop rigoureux, d'une abstinence trop prolongée, d'une perte de sang trop abondante, etc.,
il est très facile de voir de suite ce qu'il y a à faire
contre tous ces accidens. Supprimez les causes, et
l'effet cessera d'avoir lieu. Nous n'insisterons pas
davantage sur ce sujet.

§ XI. *Hystérie.* — *Colique hystérique.*

L'Hystérie est chez la femme ce que l'*Hypochondrie* est chez l'homme; l'Hystérie a son siège
principal dans la matrice, l'Hypochondrie dans les
hypochondres. La seule différence entre ces deux
maladies, c'est que la première est beaucoup plus
fréquente que l'autre, plus variable, plus intense
dans ses effets, et cela par la raison toute simple
que les femmes sont généralement d'une constitution plus faible, d'une impressionnabilité plus délicate, d'une imagination plus vive, et que, chez
elles, toutes les choses qui peuvent agir sur le
système nerveux ont une action plus prononcée
que chez les hommes.

Les causes de l'Hystérie sont l'irritation des
nerfs, celle de l'estomac et des intestins, la présence des vents dans le canal digestif, des humeurs
âcres dans l'estomac, etc. La suppression, la
cessation des Règles, les passions, les désirs vénériens réprimés, la colère, le chagrin, l'oisiveté,
la mollesse, etc., donnent lieu à l'Hystérie.

Les signes propres, *pathognomoniques*, comme
le disent les médecins, de l'Hystérie, ressemblent
à ceux de la faiblesse ou de la syncope, avec cette
différence que dans cette affection il n'y a pas la
pâleur de la face, les sueurs froides et le peu de
durée de la syncope ordinaire. La respiration est
à peine sensible; c'est au point que des femmes

ont été regardées comme mortes quand elles n'avaient qu'un accès d'Hystérie. Les malades ont la sensation d'une boule qui partirait du bas-ventre, remonterait dans l'estomac en suivant le trajet des ondulations intestinales, et produirait des gonflemens, des maux de cœur et quelquefois des vomissemens.

Pendant l'accès, les malades éprouvent souvent une sorte de suffocation, à laquelle succèdent une respiration précipitée, des palpitations de cœur, des vertiges, l'obscurcissement de la vue, la perte de l'ouïe, et enfin des convulsions, surtout dans les membres et les muscles du bas-ventre. La tête est le siège d'une douleur très vive, fixe, peu étendue, qu'on nomme *clou hystérique* (*voyez* ce mot). Les artères des tempes battent avec une force extraordinaire; le ventre est dur et élevé; souvent enfin des cris et un rire immodéré se manifestent par intervalles irréguliers.

Comme traitement de l'Hystérie pendant l'accès même, on a proposé et employé la saignée générale; mais cette médication ne peut être appliquée chez des personnes faibles et délicates. Il vaut mieux, dans ce cas, se borner à ranimer la malade par des odeurs fortes, telles que celles de l'Assa-fœtida, de l'Ail, du Vinaigre des Quatre Voleurs, de l'Ammoniaque liquide; les frotter sur toutes les parties du corps avec des linges chauds.

Après l'accès, pour en éviter le retour et calmer la malade, on conseille le régime diététique végétal, l'usage du Lait, les Bains froids, les Lavemens laxatifs, les Bains de pieds, l'exercice à cheval ou en voiture, la distraction, le travail du jardin, de la basse-cour; des boissons amères, toniques et ferrugineuses, et les antispasmodiques de toutes espèces, en choisissant de préférence cependant les substances très odorantes, comme le Musc, le Castoreum, l'Assa-fœtida, le Sagapenum, etc.

Les *Crampes* des Hystériques sont combattues

avec avantage par les Bains chauds, les Vésicatoires, les Frictions avec des linimens opiacés, le Laudanum à l'intérieur, etc.

§ XII. *Fureur utérine, Nymphomanie.*

Nom donné au délire mélancolique, furieux et lascif que l'on observe quelquefois chez les jeunes filles, les femmes veuves et même les femmes mariées, par suite de désirs incessàns et non satisfaits, ou par suite d'une imagination exaltée à la vue d'un objet passionnément aimé, ou bien enfin par l'abus du coït, de la masturbation, de lectures et de regards obscènes, de préparations ou de substances irritantes introduites dans le vagin, etc. Cependant hâtons-nous de dire qu'il arrive quelquefois que la Nymphomanie s'observe chez des femmes d'une vertu et d'une sagesse irréprochables, et qu'il serait honteux d'accuser, de blâmer ou de médire toujours sur les cas de Nymphomanie.

Certes la première indication à remplir, dans le traitement d'une pareille maladie, ce serait de donner à la malade la possession de l'objet aimé ; mais, outre que cela n'est pas toujours possible, il peut arriver que cela ne soit pas toujours bien. Il n'y donc pas autre chose à faire, dans un cas semblable, et bien entendu que nous parlons de la Nymphomanie qui est sous l'empire de l'imagination exaltée, que d'exhorter, de conseiller, de blâmer fortement, de punir même, si cela devient nécessaire. La famille, les amis, seront donc les seuls médecins appelés d'abord, et ils emploieront auprès de la malade tout ce que la bonté, la sollicitude et la persuasion pourront imaginer pour calmer et soulager; ils auront recours aux distractions et aux occupations de toute nature; ils feront en sorte de se rendre maîtres de l'esprit et des passions de la malade ; ils la raisonneront, la moraliseront avec tout le dévouement et toute la force dont leur zèle sera capable ; enfin, quand

tous ces moyens auront échoué, on pourra avoir
recours à une saignée du bras, si la force du sujet
le permet, à des applications de sangsues entre
les cuisses, à des bains tièdes et souvent répétés,
à des boissons tempérantes et délayantes telles que
le Lait de vache coupé avec de l'eau, le Lait
d'Amandes ou émulsion simple, les limonades végétales, le Petit-Lait clarifié, etc.

§ XIII. *Fleurs blanches.*

Maladie dans laquelle il s'écoule des parties
génitales de la femme une liqueur ou plutôt une
mucosité de couleur blanche, jaune, verte ou
noirâtre, mais ordinairement blanchâtre (de là le
nom de la maladie), dont la quantité est très variable, l'odeur, l'âcreté, plus ou moins prononcées, etc.

Les Fleurs blanches s'observent habituellement,
ou du moins plus abondamment chez les femmes
des villes, dont la vie est molle, les mœurs relâ-
chées et les habitudes oiseuses, dont les passions
sont constamment animées et quelquefois exaltées,
que chez les femmes de la campagne; chez celles-ci,
en effet, la tranquillité de l'esprit et de l'ame entre-
tient la santé. Chez elles encore, les excès, les
écarts de régime et de conduite sont trop peu
nombreux, trop peu actifs pour déranger les fonctions générales de l'organisme. Toutefois, les
Fleurs blanches peuvent être occasionnées, entretenues par un vice local, par une altération de la
membrane muqueuse des parties génitales, par
un commencement de ramollissement du col de
l'utérus, par la présence d'un corps étranger dans
ce dernier organe, par une déchirure, une dila-
cération, etc., de la matrice à la suite d'un accouchement difficile, laborieux. Dans tous ces cas, la
maladie peut affecter les femmes de la campagne
comme celles de la ville.

Le traitement des Fleurs blanches est tout autant hygiénique que pharmaceutique. Quand elles

précèdent les règles de quelques jours , qu'elles
succèdentà celles-ci pendant quelques jours aussi,
qu'elles sont peu abondantes , le plus ordinairement les 'fleurs blanches, se suppriment d'elles-
mêmes. Les soins de propreté sont les seules indications à remplir.

 · Quand les Fleurs blanches sont anciennes , habituelles , peu abondantes , peu âcres , peu irritantes , il vaut mieux se borner aux soins de propreté qu'à toute médication qui aurait pour but
leur suppression totale; cette suppression pourrait
avoir des résultats fâcheux comme on en trouvera
des exemples dans les auteurs. Les lotions ordinairement employées dans ces cas par les femmes
du monde se préparent avec une partie d'eau
de Cologne et cinq ou six parties d'eau ordinaire,
froide, tiède ou chaude, selon les habitudes. L'eau
froide , ou très légèrement dégourdie , est généralement préférable.

Quand les Fleurs blanches tiennent à une affection locale de l'utérus, les avis d'un médecin sont
nécessaires, d'abord pour déterminer la nature
de l'affection, secondement pour indiquer le traitement à suivre. Dans ces derniers temps, on a employé avec beaucoup de succès, contre les Fleurs
blanches provenant du ramollissement du col de
l'utérus, une décoction fortement concentrée de
Noix de Galle , aromatisée avec l'eau de Mélisse
des Carmes (*Alcoolat de Mélisse composé* des
pharmaciens).

Le régime des femmes affectées de fleurs blanches consiste dans une alimentation plutôt ani-
male que végétale, plutôt tonique que débilitante,
du moins dans la majorité des cas. Des boissons
toniques et légèrement astringentes, l'usage des
Eaux Minérales Ferrugineuses pour couper le
vin des repas, un exercice modéré, seront ordonnés aux malades. Les bals, les spectacles , la
danse, tous les plaisirs, en un mot, où les sens
sont seuls excités, où l'esprit et l'ame ne trouvent

ni le repos, ni le calme dont le corps a besoin pour conserver son bien-être habituel, seront sévèrement défendus.

§ XIV. *De la Grossesse.*

Les femmes enceintes sont, comme tout le monde le sait, souvent tourmentées de maux d'estomac, de maux de cœur, de vomissemens, auxquels il n'y a rien à faire, ou du moins fort peu de choses, ces accidens n'étant, le plus ordinairement, que très légers, que momentanés. Quant aux *Envies des Femmes grosses*, leur force, leur ténacité, n'ont rien non plus d'inquiétant ; il suffit de satisfaire ces envies, de les passer aux malades, quel qu'en soit le but et le ridicule, pour les faire disparaître. Mais arrivons à des choses plus sérieuses.

Toutes les femmes enceintes doivent-elles être saignées une ou deux fois avant leur accouchement ? Non, certainement. On ne saignera que les femmes qui auront besoin de l'être, c'est à dire celles qui, par suite de leur Grossesse et la suspension de leurs Règles, auront des pesanteurs de tête, des étourdissemens, des vertiges, de l'oppression, des douleurs de dents, des maux de gorge, etc., en un mot, tous les signes d'une congestion cérébrale, ou d'une pléthore sanguine générale. Nous en dirons autant des purgations qui ne doivent être mises en usage qu'autant que l'appétit est dépravé, la langue chargée, les envies de vomir fréquentes, etc.

Pendant la Grossesse, les femmes continueront leur régime, leur exercice et leurs habitudes ordinaires, si tous ces actes de la vie sont bons et réguliers ; elles les modifieront, dans le cas contraire. Les écarts de régime, les chagrins, les travaux pénibles, les passions vives, la danse, les courses à cheval, en voiture, etc., seront évités si on ne veut pas courir les risques d'un avortement.

§ XV. *Avortement, ou Fausse-Couche.*

On ne saurait apporter de trop grands soins à éviter l'avortement, car, celui-ci ayant eu lieu une fois, il y a tout à parier qu'un second, qu'un troisième aura également lieu, à moins de précautions, de prudence excessives et souvent difficiles à avoir dans les campagnes, chez les personnes forcées de travailler, etc. .

Les temps pendant lesquels les femmes avortent ordinairement sont les deuxième, troisième, quatrième et cinquième mois, mais surtout les deuxième et troisième. Quand l'Avortement arrive dans les deux premiers mois de la Grossesse, ce n'est qu'un *faux germe,* une fausse conception, comme on le dit vulgairement ; et quand il a lieu après le septième mois, l'enfant peut vivre.

Les causes de l'Avortement sont assez nombreuses ; les unes proviennent de l'enfant, les autres de la mère. .On conçoit facilement que les maladies survenant chez le fœtus, privant celui-ci de la vie de développement, en faisant pour ainsi dire un corps étranger dans l'utérus, on conçoit, disons-nous, tous les efforts faits par la matrice pour expulser au dehors le fruit non viable de la conception.

Les causes qui sont plus particulièrement dépendantes de la mère sont les maladies aiguës ou chroniques, la faiblesse générale de toute l'économie ou des organes générateurs en particulier, l'abus des plaisirs de l'amour, les passions désordonnées, un exercice forcé, les bras fortement et brusquement élevés au dessus de la tête , les courses à cheval, en voiture, la danse, le chant forcé, le rire immodéré, les coups, les chutes, les convulsions , les efforts pénibles des garderobes, etc.

L'Avortement peut-il être forcé ? Peut-il être l'effet d'un crime, d'un homicide volontaire ? Oui, malheureusement ! Mais dans cette action indigne et coupable, la vie de l'enfant n'est pas seule compromise; celle de la mère l'est également, et beaucoup plus, peut-être. En effet, combien de maladies organiques ou générales, de douleurs aiguës et poignantes, ne sont-elles pas la suite inévitable de toutes les tentatives, de toutes les manœuvres, de toutes les substances mises en usage pour expulser de la matrice le produit d'un amour illicite, d'un commerce réprouvé par nos mœurs et nos habitudes sociales. Que d'exemples terribles et nombreux ne pourrait-on pas citer à l'appui de cette vérité! Et pourtant, rien n'annonce encore que le crime de l'avortement ne sera plus commis; rien ne prouve que les sentimens de la nature auront bientôt le dessus sur l'empire des préjugés, sur la fausse honte, le faux point d'honneur. La société est toujours là, sévère et rigoureuse, pour blâmer toujours et ne plaindre jamais; pour rejeter impitoyablement de son sein toute femme ou fille qui a eu la faiblesse de croire à l'amour, à l'amitié de celui qui, pendant un temps trop court, hélas! lui a tenu le langage de la sincérité et du dévouement. Certes, nous ne demandons pas, pour les femmes qui ont un moment oublié les devoirs rigoureux de leur sexe et de leurs conditions, les égards que l'on doit à toute femme qui a su tenir une conduite régulière et irréprochable; nous demandons seulement plus de justice et plus d'indulgence. Ces deux vertus, mises en pratique un peu plus souvent qu'elles ne le sont ordinairement, appliquées à celles-là qui en seraient dignes, auraient les effets les plus heureux; telle est du moins notre conviction intime.

Les signes précurseurs de l'Avortement sont : Une lassitude générale, des douleurs dans les membres, un sentiment de fièvre plus ou moins intense, l'altération des traits de la face, l'enfoncement des yeux, la lividité des lèvres, etc. Les signes de l'Avortement effectué sont : Une pesanteur dans le bassin, un écoulement glaireux,

séreux, roussâtre , quelquefois sanguin, qui a
lieu par les parties sexuelles; enfin, tous les phénomènes de l'accouchement proprement dit.

Les causes de l'Avortement étant connues
(*voyez* ci-dessus), il sera assez facile, sinon toujours sûr, de l'empêcher en évitant ces mêmes
causes. Bien entendu que nous ne parlons ici que
de celles qui sont dépendantes d'une volonté
ferme, d'un courage à toute épreuve ; celles qui
tiennent aux maladies de l'enfant ou de la mère,
ou qui proviennent de l'atonie ou de la faiblesse
des organes, d'une affection générale ou locale, seront combattues par un repos absolu (on a vu des
femmes qui sont restées couchées pendant quatre
et cinq mois de leur grossesse), par des ceintures
abdominales pour supporter le poids de l'utérus
et de ses annexes ; par des bains froids, une alimentation légèrement fortifiante ; par des saignées, s'il y a pléthore , fièvre , ou congestion
sanguine, etc.

§ XVI. *De l'Accouchement.*

Quand l'accouchement est naturel , et il peut
l'être de plusieurs manières, il n'y a rien à faire
qu'à attendre la fin du travail. Dans ces cas, la
première personne venue, douée de l'intelligence
la plus ordinaire, suffit autour de la femme pour
lui donner les secours et les soins dont elle a
besoin. Quand, au contraire, l'accouchement est
difficile, laborieux, que des circonstances extraordinaires , graves , se présentent, que des convulsions , des hémorrhagies ont lieu, etc., etc. , un
homme de l'art, une sage-femme instruite, doivent
être appelés, et à eux seuls appartiennent les secours , les manœuvres à mettre en usage pour
hâter le travail de l'accouchement, assurer la vie
de la mère et de l'enfant. Cela étant, et ne faisant pas
ici un ouvrage *de professo* sur les accouchemens ,
revenons au but de notre travail, celui de mettre les

personnes charitables à même d'être utiles à la classe indigente, quand celle-ci est plutôt indisposée que sérieusement malade.

Les soins dus à la femme pendant le travail de l'accouchement se bornent à lui donner quelques tasses d'eau Panée, ou de Tilleul, ou de Vin coupé s'il y a de la faiblesse, quelques légers bouillons si le travail dure long-temps, plusieurs jours, comme cela se voit quelquefois; à la faire marcher dans la chambre en la soutenant sous les bras; à la mettre dans le bain si le travail languit, etc. Toutes ces choses peuvent être faites en attendant l'accoucheur, qui dans toutes les règles de la prudence, ne doit pas tarder d'arriver. Une saignée a souvent été nécessaire pour hâter le travail de l'accouchement, et souvent aussi celui-ci s'est effectué aussitôt une saignée pratiquée au bras, aussitôt après avoir fait prendre un grand bain.

La femme qui accouche ne doit avoir auprès d'elle que son accoucheur ou sa sage-femme, et les personnes qui lui plaisent et qu'elle aime, encore celles-ci ne doivent-elles pas être en trop grand nombre, car un air pur est nécessaire autour de l'accouchée.

L'accouchement étant accompli, les soins des assistans doivent être partagés en deux; les uns s'occuperont de la mère, les autres de l'enfant. Nous abandonnons la mère aux soins de l'accoucheur qui s'assurera s'il n'y a pas hémorrhagie, si l'utérus n'est pas renversé, s'il n'y a pas eu de déchirure, etc., etc.

Une personne se chargera de l'enfant après que le cordon ombilical aura été lié par l'accoucheur, et cette ligature doit être faite aussitôt que l'enfant sera hors du sein de la mère. L'enfant (nous supposons que rien ne s'oppose à ses cris, à ses premiers vagissemens, qu'il est parfaitement bien conformé, que sa vie commence avec toute sa liberté, tous les signes certains d'une longue existence) sera lavé, s'il est nécessaire de le faire,

avec un peu d'eau tiède, ou avec un peu d'huile ou
un peu de beurre pour enlever le sédiment qui le
recouvre; il sera ensuite habillé, coiffé, etc., mais
de manière à ce que les mouvemens de ses bras
soient libres, à ce que sa tête ne puisse être renversée en arrière par son propre poids. Aucune
épingle ne sera employée dans ses vêtemens;
partout des cordons pour tenir attaché ce qui doit
l'être. Cette précaution ne saurait être négligée,
si l'on veut être certain que le moindre cri, la
moindre douleur, la plus petite plainte portée par
l'enfant, ne soient dus ni à une piqûre, ni à une déchirure du corps, comme cela peut arriver et être
redouté quand on s'est servi d'épingles.

L'enfant ne donne-t-il aucun signe de vie? sa
face est-elle violacée? son corps noir et vergeté?
en un mot est-il asphyxié? *Voyez* ASPHYXIE DES
NOUVEAUX-NÉS.

§ XVII. *De la Délivrance.*

La femme une fois délivrée, et elle ne peut l'être
que par une personne de l'art, est portée sur un
lit préparé exprès pour les huit à dix jours qui
vont suivre l'accouchement. Ce lit, composé d'une
paillasse ou d'un sommier, selon les moyens des
personnes, de deux matelas, d'un traversin et de
deux oreillers, sera garni, c'est à dire qu'un drap
plié en quatre ou huit doubles sera placé en
travers, afin d'empêcher les matelas d'être imprégnés par les lochies qui doivent s'écouler. L'accouchée sera tenue à une diète sinon sévère, du
moins en rapport avec l'intensité des symptômes
consécutifs de l'accouchement. Les seins seront
soutenus par une serviette douce, le ventre le sera
également; aucun lien, aucune jarretière ne gê-
neront la circulation générale; des boissons tièdes,
telles que l'eau de Tilleul, l'eau de Violette légères, agréablement sucrées, seront données à
la malade. Ces boissons valent certainement l'eau
de Pervenche ou de Canne, dans laquelle le

peuple a encore la plus grande confiance, et qui cependant n'a pas plus de vertu antilaiteuse que les infusions dont nous avons parlé d'abord. On est dans l'habitude d'ajouter dans les tisanes, surtout le quatrième ou cinquième jour, un gros ou deux de Sel Duobus (Sulfate de Potasse), afin de rendre la boisson plus antilaiteuse, ou plutôt plus légèrement purgative. Nous ne blâmons nullement cet usage; nous ne le blâmerions qu'autant qu'on le donnerait par routine et sans avoir tenu compte de l'état de l'estomac et de celui des intestins.

Les seins doivent être tenus chaudement, ainsi que l'abdomen, les cuisses et les jambes.

§ XVIII. *Des Lochies.*

De l'écoulement facile ou difficile des Lochies, matières muqueuses, glaireuses et sanguinolentes qui sortent des parties génitales de la femme, après l'accouchement, dépendent les suites heureuses ou fâcheuses des couches. Quand les Lochies coulent facilement, rien n'est à craindre, et au bout de douze à quinze jours les femmes ont repris une grande partie de leurs habitudes; quand le contraire a lieu, le rétablissement de la femme est long et pénible, la santé générale se trouve ébranlée, et les conséquences les plus funestes en sont quelquefois la suite. Il est donc de la plus grande importance d'éviter tout ce qui pourrait suspendre ou arrêter l'écoulement des Lochies.

On facilitera l'écoulement des Lochies en tenant l'appartement de l'accouchée à une température plutôt un peu élevée que trop basse; on lui donnera toujours des boissons tièdes, on lui appliquera sur les cuisses et sur les jambes des cataplasmes tièdes et émolliens, en évitant les courans d'air froid, le contact des corps froids, et tout ce qui pourrait la blesser, la chagriner ou l'irriter. Les alimens de facile digestion seront permis, si la malade en ressent un besoin impérieux, et ceux-ci seront en petite quantité.

Toutes ces conditions, toutes ces précautions sont-elles donc absolument indispensables pour assurer la santé et à la vie d'une accouchée ? Ne sait-on pas que de malheureuses femmes sont accouchées au milieu des camps, sur des champs de bataille, dans des plaines isolées, sur des charrettes, etc., etc., que pas un des soins que nous venons de recommander n'a pu leur être donné, et que cependant quelques unes ont échappé aux accidens que nous venons de signaler ? Quelques unes ont échappé, c'est vrai ; mais où sont les autres ? et à quoi servent les exceptions, sinon à confirmer la valeur des règles générales ?

§ XIX. *De la Métrite.*

La *Métrite,* ou *inflammation de la matrice,* est une maladie toujours fort grave, assez souvent mortelle ; elle est l'effet ordinaire de la suppression des lochies. Les femmes qui en sont atteintes accusent dans la partie inférieure du ventre des douleurs vives qui augmentent encore par la pression ; une grande faiblesse, un changement subit et profond a lieu dans l'état général de la malade ; une fièvre violente s'allume, la face est grippée ; des vomissemens, des hoquets, le délire, des convulsions se manifestent et la vie de l'accouchée court les plus grands dangers.

Le traitement antiphlogistique le plus actif doit être mis en usage, des boissons émollientes doivent être données en abondance, la diète la plus absolue doit être observée ; ce n'est qu'à toutes ces conditions qu'on évitera les accidens les plus funestes, tels que le squirrhe ou cancer de l'utérus, si toutefois la mort ne précède pas toutes ces affections.

§ XX. *Inflammation des mamelles.*

Cette inflammation, effet du séjour du lait dans

les mamelles, causée par un froid subit, un chagrin violent et inattendu, une colère, des coups, une fayeur ou toute autre action morale ou physique, se traite par des cataplasmes émolliens, des fomentations calmantes que l'on applique sur les seins, et que l'on renouvelle le plus souvent possible; par des onctions avec du Beurre, des frictions avec l'onguent Napolitain, des purgatifs doux, des lavemens laxatifs, des bains de pieds, etc. La saignée au bras est quelquefois nécessaire; il faut en général la préférer aux sangsues appliquées sur les mamelles, les cicatrices provenant des piqûres étant souvent difficiles à guérir sans ulcération.

La diète, le repos, les boissons délayantes seront prescrites à la malade.

§ XXI. *Gerçures des mamelles* ou *bouts des seins*.

Les simples onctions avec le Beurre de Cacao ou le Beurre ordinaire non salé, avec l'huile d'Olive ou d'Amande douce, avec l'onguent Rosa ou la graisse de Porc, quelques purgatifs très doux, suffisent ordinairement pour calmer les douleurs causées par les Gerçures des mamelles, et pour hâter la cicatrisation de ces Gerçures.

Quand les bouts des seins sont gercés, les nourrices ressentent les douleurs les plus vives et les plus aiguës toutes les fois qu'elles donnent à téter, et il faut convenir avec elles qu'un grand courage est nécessaire pour remplir le service de mère ou de nourrice salariée. Toutefois nous admettons qu'il est des cas où, sans perdre les titres et les qualités de bonne mère, une femme est obligée de suspendre complètement l'allaitement.

§ XXII. *Fièvre miliaire*.

La Fièvre miliaire des femmes en couche ne différant que très peu de celle qui arrive dans d'au-

tres circonstances, nous renvoyons au chapitre
Fièvres ce que nous avons à en dire.

§ XXIII. *Fièvre pourprée.*

La *Fièvre pourprée* ou le *Pourpre* des femmes
en couche est une maladie fort grave ; elle se déclare ordinairement du deuxième au cinquième
jour après l'accouchement, mais surtout du deuxième au troisième.

Cette fièvre commence par des frissons, 'de
l'insomnie, des douleurs de tête, des maux de
cœur, des vomissemens bilieux, un découragement, un abattement général ; la langue devient
sèche, les lochies diminuent de quantité ; des pesanteurs se manifestent dans les lombes ; les
garderobes sont compliquées de ténesme,
l'urine devient rare, haute en couleur ; le ventre
se ballonne, devient très sensible, etc.

Une maladie de cette gravité ne devant être
confiée, dans la thérapeutique, qu'à un homme de
l'art fort habile et fort expérimenté, nous ne dirons rien de son traitement, sinon que les antiphlogistiques doivent être mis en usage de suite,
et cela avec une énergie qui doit toujours être en
rapport avec l'intensité de la maladie, la force du
sujet, son âge, les antécédens, etc., etc.

Les vomitifs, les purgatifs salins, les boissons
laxatives conviennent beaucoup dans le traitement
de la fièvre pourprée.

§ XXIV. *Fièvre puerpérale.*

La Fièvre puerpérale, maladie qui devient
quelquefois épidémique, qui enlève alors en très
peu de temps, et sans causes bien appréciables,
un très grand nombre de femmes en couche, se
déclare du troisième au quatrième jour après
l'accouchement, et cela d'une manière presque
subite.

Les symptômes de cette maladie sont de deux
sortes : ceux qui existent constamment, que l'on

nomme *essentiels*, et ceux qui n'existent que quelquefois, que l'on désigne pour cela sous le nom de symptômes *particuliers*.

Les premiers consistent dans une fièvre d'abord peu forte, puis dans l'affaissement subit des seins, le météorisme et la douleur excessive du ventre, sans que pour cela les Lochies aient beaucoup diminué dans leur quantité première.

Les seconds symptômes sont : un frisson plus ou moins fréquent, des vomissemens de matières vertes ou jaunâtres, ou simplement muqueuses, un dévoiement laiteux et très fétide, la décoloration de la face, l'humidité et l'état limoneux de la langue, l'abattement des yeux, etc.

Tels sont les symptômes ordinaires de la fièvre puerpérale, symptômes qui augmentent en très peu de temps, qui diminuent ou cessent tout à coup pour s'aggraver en quelques heures, et cela à un tel point que les malades sont emportées en trois ou quatre jours. Cette circonstance fâcheuse rend compte de la louable habitude qu'ont tous les médecins accoucheurs de faire, pendant huit à neuf jours, des visites exactes aux femmes nouvellement accouchées. Ces visites ont pour résultat certain de parer à tous les accidens imprévus qui peuvent survenir d'un jour à l'autre. Ceux qui manquent à ce devoir sacré de leur ministère sont coupables devant l'humanité, devant leur profession. A ceux-là honte et mépris! aux premiers, au contraire, respect, considération et reconnaissance publiques!

Le traitement de la Fièvre puerpérale doit être prompt, actif et bien entendu; ces trois conditions sont indispensables pour avoir quelques chances de succès, quelque espoir de sauver les malades.

Sauver les malades! Mais les médecins guérissent donc? Oui, les médecins guérissent, quelquefois du moins! Personne ne peut leur contester cette douce et consolante vérité. Ils guérissent quand ils sont appelés assez tôt pour assister au début d'une maladie; ils guérissent quand ils reconnaissent parfaitement la nature de l'affection qu'ils sont appelés à examiner; quand ils se bornent à ne point entraver les efforts de la nature; quand ils ne sont pas systématiques, qu'ils préfèrent la vie des malades à la mort d'un principe établi dans la science; enfin, ils guérissent quand ils se bornent à être médecins, du malade d'abord, de la maladie ensuite.

Aussitôt l'affaissement des seins, on donne à la malade douze à quinze grains de poudre d'Ipécacuanha que l'on délaie dans deux verres d'eau, et que l'on fait prendre en deux ou trois fois, à une heure et demie d'intervalle. On facilite le vomissement en faisant boire beaucoup d'eau chaude. Après le vomissement, on fait prendre toutes les heures une cuillerée à bouche d'une potion préparée avec trois cuillerées d'huile d'Olive ou d'Amandes douces, une cuillerée de Sirop de Guimauve, et deux ou trois grains de Kermès minéral. Après la potion, on revient à l'Ipécacuanha, puis à la potion, et cela jusqu'à trois ou quatre fois, bien que les symptômes de la maladie aient pu s'amender après la première dose de l'Ipécacuanha et les premières cuillerées de la potion.

La persévérance dans le traitement ci-dessus sera plus grande encore si les symptômes de la maladie augmentaient au lieu de diminuer.

On donnera pour boisson ordinaire l'eau de Guimauve ou de graine de Lin.

Le sept ou huitième jour, on purgera la malade avec une ou deux onces de Manne, deux ou trois gros de Sel Duobus (Sulfate de Potasse), dissous dans un verre d'eau. La même purgation sera répétée trois ou quatre fois, et son action sera augmentée ou affaiblie selon les circonstances.

Les frictions faites pendant trois ou quatre jours, sur tout l'abdomen, avec deux, trois et quatre onces de Graisse mercurielle double (*Onguent napolitain*), divisées par petites portions grosses comme des avelines pour chaque friction, ont souvent enlevé la Péritonite puerpérale comme par enchantement.

§ XXV. *Fièvre de Lait.*

La *Fièvre de Lait*, maladie qui attaque particulièrement et seulement les femmes qui ne nourrissent pas, non, comme le pensent plusieurs personnes, par punition des lois de la nature enfreintes par elles, car toutes les femmes ne peuvent pas être nourrices, et la nature ne peut punir des fautes dont elle seule est coupable; mais parce que les seins se gonflent, se remplissent de Lait aussitôt après l'accouchement; que ce Lait ne suivant pas en totalité le cours des Lochies, séjourne quelquefois dans les seins, qu'il s'y épaissit, reflue dans toute l'économie, etc.

Cette Fièvre s'annonce par un léger pointillement entre cuir et chair, par un affaissement, une lassitude particulière, par un mal de tête plus ou moins violent, un gonflement des seins plus ou moins considérable, plus ou moins dur, plus ou moins inégal, etc.

Quand la Fièvre de lait n'est point accompagnée de la suppression des Lochies, qu'il n'y a pas de pesanteur de tête, de tintement d'oreilles, d'oppression de poitrine, de faiblesse du pouls, de délire, etc., elle est ordinairement peu inquiétante et promptement dissipée : vingt-quatre, trente-six, et au plus quarante-huit heures suffisent pour le début, la marche et la fin de la Fièvre de lait.

La diète, le repos, les boissons adoucissantes et légèrement laxatives sont suffisans pour amener à une prompte guérison la Fièvre de lait qui est simple.

Les cataplasmes émolliens et narcotiques, les onctions avec les corps gras, tels que le Beurre, l'huile d'Olive ou de Noix; la précaution d'envelopper les seins de corps chauds, tels que le Coton,

les Peaux d'animaux encore garnies de leur poil
ou de leur laine, sont des moyens excellens à employer pour faciliter le dégorgement des mamelles.

On prévient souvent la Fièvre de lait en faisant
téter les femmes qui ne nourrissent pas, soit par
des parens ou des amis, soit par de jeunes
chiens, etc. Enfin les femmes nouvellement accouchées ne sauraient trop éviter la constipation ; en-
effet, cet état particulier et anormal du canal digestif prédispose à presque tous les accidens qui
sont consécutifs à l'accouchement, et que nous venons de passer rapidement en revue.

§ XXVI. *Du Poil.*

Le Poil ou Lait grumelé dans les Seins, accident qui arrive assez souvent aux femmes qui ont
plus de lait que leur nourrisson ne peut en tirer,
ou bien à celles qui éprouvent subitement de violens chagrins, qui se mettent en colère, à qui on
cause de la peur, de la frayeur, etc., demande les
soins les plus prompts et les mieux entendus, car
du séjour long-temps prolongé du lait dans les
mamelles, des douleurs violentes ressenties dans
ces dernières, de la fièvre qui s'allume et qui est
violente, peut résulter un engorgement chronique, squirrheux ou cancéreux des seins.

On devra se hâter de couvrir les mamelles de
cataplasmes émolliens et calmans, de donner
des boissons délayantes et laxatives, de vider les
Seins, soit avec des pipettes en verre, soit par la
succion faite par les parens, le mari de la malade,
ou un jeune chien.

§ XXVII. *Des Relevailles.*

Les *Relevailles*, temps de la première sortie,
des premières visites faites par les femmes nouvellement accouchées, exigent, de la part de ces
dernières, des soins, nous ne dirons pas extrêmement minutieux, mais qui doivent au moins être

dictés par la prudence la plus ordinaire, par l'hygiène la plus simple. Le froid sera, de tous les
agens extérieurs, celui dont on devra le plus se
garantir, et quand nous parlons du froid, nous
n'entendons pas seulement le froid de l'atmosphère, mais le froid des alimens et des boissons.
Nous blâmerons sans réserve aucune la mauvaise habitude des nouvelles accouchées d'aller,
tout d'abord , de leur chambre , ordinairement
chaude, entendre la messe dans une église, lieu
toujours spacieux , froid et humide. Certes ce
n'est point contre leur dévotion que nous nous
élevons , loin de nous une pareille pensée !
de nous dont la tolérance est la base de nos opi-
nions et de notre jugement sur la conduite
d'autrui; mais nous voulons seulement faire bien
comprendre aux femmes tout le danger d'une
pareille imprudence , et toute la sagesse qu'il y
aurait de remettre cet usage à un temps un peu
plus éloigné de l'accouchement, à un mois ou six
semaines, par exemple.

§ XXVII. *Chute de la Matrice* (*voyez*
CHIRURGIE).

CHAPITRE XXII.

MALADIES DES ENFANS.

A peine l'homme est-il hors du sein de sa mère,
à peine est-il lancé dans le monde, que déjà les
probabilités de sa vie future, déjà fort peu nombreuses, sont exposées à mille chances défavorables , à mille dangers plus ou moins certains. Ces
chances, ces dangers, nous allons les trouver dans la
série des nombreuses affections qui vont, comme à
l'envi l'une de l'autre, tourmenter son enfance,
arrêter son développement, diminuer ses forces,
accélérer sa fin.

Parmi les maladies des enfans, les unes tiennent à l'enfant lui-même, à sa constitution, à sa conformation ; les autres proviennent des parens, des soins mal entendus de ceux-ci, de leur négligence naturelle ou forcée ; enfin, il y en a, et ce sont les plus nombreuses, qui dépendent des vices et des passions qui ruinent la jeunesse, des travaux auxquels l'enfant est trop tôt condamné, des privations, des peines, des chagrins ou injustices dont il est abreuvé à chaque instant. Passons rapidement en revue toutes ces maladies, et insistons surtout, mais brièvement, sur les plus communes, les plus graves et les plus dangereuses.

§ I. *Des premiers Soins que l'on doit à l'Enfant.*

Avant de considérer l'enfant sous les différens états de maladie dans lesquels il peut se trouver pendant le cours de sa première jeunesse et de son adolescence, voyons-le en état de santé, aussitôt après sa naissance, et indiquons les soins qu'il réclame sous le rapport de la propreté dont il doit être entouré, de la nourriture qui doit lui être donnée, de son sevrage, etc., etc.

L'enfant qui vient de naître, à qui l'on vient de lier le cordon ombilical, que l'on vient de laver et d'habiller, réclame de suite, des personnes à qui il est confié, la propreté la plus minutieuse. Heureux alors quand les soins qui l'entourent ne sont pas mercenaires, et qu'une main amie, que le cœur et la tendresse d'une mère peuvent lui prodiguer tout ce dont il a besoin ! Ce n'est qu'à cette condition que son existence est, nous ne dirons pas certaine, car qu'est-ce que l'homme a de certain dans ce monde ? mais probable. Ce n'est qu'à cette condition encore que l'homme pourra oublier un jour la faiblesse qui l'a accompagné aux portes de la vie, et qu'il pourra pardonner à la nature de l'avoir fait naître si chétif, et si nécessiteux des secours et du dévouement de ses semblables.

L'enfant doit-il être changé à des heures fixes et déterminées d'avance dans la journée ? Non, certainement ; les heures voulues seront celles où le besoin sera manifeste. En agissant ainsi, en lavant toutes les parties du corps de l'enfant quand celui-ci est souillé par des impuretés, on prévient les rougeurs des fesses et du pli des aines, on évite ces gerçures et ces excoriations qui arrachent des cris à l'enfant, qui troublent son repos, celui de sa mère et de tous les assistans.

L'enfant sera couché sur de petits matelas de paille d'avoine, de foin ou de mousse ; sa tête sera un peu plus élevée que son corps, son visage sera tourné du côté de la fenêtre, et celle-ci sera garnie d'un rideau, pour diminuer l'intensité des rayons du jour.

L'habitude de bercer les enfans est mauvaise, souvent dangereuse ; les bonnes mères, les nourrices dévouées s'en abstiendront.

Tous les enfans ont-ils besoin d'un léger laxatif après le deuxième ou troisième jour de leur naissance ? Non, s'ils tettent leur mère, le lait de cette dernière étant un peu purgatif et facilitant l'expulsion du *méconium* ; non encore si ce *méconium* a été rejeté par les seuls efforts de la nature ; oui, si ce *méconium* n'a pas été rendu. Le purgatif employé dans ce cas est un mélange à parties égales de Sirop de Chicorée et composé d'Huile d'Amandes douces, que l'on agite bien ensemble, et que l'on donne par petites cuillerées à café dans la journée. Une demi-once de chacun de ces médicamens est suffisante.

La première nourriture de l'enfant qui attend le sein d'une nourrice sera de l'eau sucrée, ou du Gruau coupé avec un peu de Lait.

L'enfant qui tette sa mère peut prendre le sein deux ou trois heures après sa naissance ; il pourra attendre vingt-quatre ou trente-six heures celui de la nourrice qu'on lui destine.

Quand l'enfant ne peut pas tetter, que cette difficulté ou impossibilité provient de la faiblesse
ou de la mauvaise configuration du bout du sein,
on prépare celui-ci en faisant sucer la mamelle
de la mère ou de la nourrice par un parent, ou un
ami , ou par un très jeune chien.

§ II. *Choix d'une nourrice.*

Pour être bonne nourrice, une femme doit avoir
de vingt-cinq à trente ans, une bonne constitution , une bonne santé , de belles dents, des
gencives fermes et vermeilles, une haleine douce,
une transpiration non désagréable, une peau lisse,
douce , non ulcérée , non dartreuse; sa conduite
doit être régulière, son caractère doux , calme ,
exempt de fortes passions ; ses cheveux seront
plutôt bruns que blonds, roux ou très noirs.

Les seins seront d'une grosseur moyenne, peu
pendans et parsemés de veines bleuâtres. Le ma-
melon sera souple , long de plusieurs lignes; il
se développera au moindre toucher, à la plus
légère pression; le lait s'en échappera facilement.
Celui-ci devra être ni trop épais, ni trop clair ;
il laissera dans la cuiller où il aura été reçu un
nuage léger et un peu bleuâtre; sa saveur sera
douce , sucrée et agréable, son odeur sera nulle.

Le lait d'une nourrice ne doit pas être goûté
quand celle-ci est à jeun , et il faut tenir compte,
si ce lait avait une odeur ou une saveur particulière , de la qualité des alimens pris au dernier
repas.

Toutes les fois que le lait d'une nourrice a les
qualités que nous venons de signaler, qu'il ait
deux ou trois mois, ou six ou huit, il est convenable pour l'enfant.

Quand le lait d'une nourrice est trop épais , il
est prudent de donner quelques petites cuillerées
d'eau sucrée à l'enfant après qu'il a tété ; quand au
contraire il est trop clair, comme cela arrive chez
les femmes qui souffrent d'une nourriture insuffi-

sante ou de mauvaise qualité , il faut améliorer le régime de la nourrice.

La menstruation n'est pas une contre-indication de l'allaitement ; il en est de même de la grossesse; mais il faut, dans l'un et l'autre cas, que le lait conserve toutes les qualités qui le constituent *bon lait*, car autrement il est nuisible et même dangereux ; et c'est parce que cette circonstance , la non-altération du lait pendant la grossesse et la menstruation,' est fort rare, qu'on est dans l'habitude de retirer les enfans des femmes qui *voient* tous les mois, ou qui deviennent enceintes,

Toutes les femmes qui nourrissent doivent suivre un régime alimentaire sain et substantiel sans être succulent et épicé ; leur vin doit être coupé avec de l'eau ; les liqueurs spiritueuses , le café , les bals , les plaisirs de l'amour trop souvent répétés, la colère, leur seront défendus ; le chagrin, l'ennui, la tristesse, leur seront épargnés ; enfin , si une nourrice ne peut toujours être entourée de tous les soins, de tous les plaisirs que l'on trouve au sein de l'abondance et de la richesse, qu'elle soit du moins à l'abri de la misère et des privations des premiers besoins de la vie.

§ III. *Allaitement au Biberon.*

Des circonstances nombreuses , majeures, pouvant forcer une famille à élever leur enfant au biberon , quel lait doit être préféré ou choisi par elle ? celui de vache ou de chèvre , et à la rigueur celui d'ânesse ; mais les deux premiers sont les meilleurs.

Le choix étant fait , on prendra le plus léger et le plus nouvellement tiré des organes des animaux; on préférera également les animaux nourris en pleine campagne à ceux que l'on tient renfermés dans les étables. Autant que possible on choisit des biberons en verre; ceux en métal , en bois ou en caoutchouc, contractant toujours à la longue une odeur plus ou moins forte, plus ou moins fétide, désagréable, repoussante pour l'enfant. Un biberon extrêmement simple et facile à faire est celui que les nourrices et femmes de campagne construisent avec une petite fiole de pharmacie dite *fiole à médecine*. On ajuste à cette petite bouteille, en forme de bouchon, une éponge fine, longue d'un demi-pouce, que l'on retient à l'aide d'un linge très fin et très clair et d'un fil tourné autour du goulot de la fiole. Cette éponge se déplace facilement, permet l'introduction du lait tiède dans la bouteille, et elle doit être lavée chaque fois qu'on s'en est servi, ainsi que le linge qui la recouvre et la ficelle qui la maintient.

Dans les premiers jours de l'allaitement au biberon, le lait doit être coupé avec une ou deux parties d'eau sucrée, d'eau d'Orge ou de Gruau. L'affaiblissement du lait sera diminué de jour en jour à mesure que l'allaitement se continuera.

La quantité de lait donnée chaque fois à l'enfant varie entre trois et quatre cuillerées à bouche ; le biberon est à peu près présenté toutes les deux heures à l'enfant. Toutefois la quantité de lait bue chaque fois par l'enfant, le nombre de fois qu'on lui présentera le biberon devront varier, et c'est à la sagacité des mères et des nourrices qu'appartient le soin de décider de l'opportunité ou de l'inopportunité de l'alimentation journalière, que cette alimentation soit artificielle ou qu'elle ait lieu avec le sein.

Le lait sera bien digéré par l'enfant quand celui-ci n'aura que deux ou trois selles toutes les vingt-quatre heures, que les matières seront liquides, jaunâtres et liées comme des œufs brouillés. Le contraire aura lieu toutes les fois que les selles seront plus fréquentes, qu'elles seront séreuses, fétides, blanchâtres ou grisâtres, comme caillebotées. Dans ce cas, un peu d'eau de Chaux (une cuillerée à café par verre de lait), deux ou trois grains de Magnésie calcinée, de poudre d'Yeux d'écrevisses, délayés dans un demi-verre de lait, pourront rendre ce dernier plus facilement digestible.

§ IV. *Du Sevrage.*

Combien de fois dans la journée les enfans doivent-ils téter? Quand la nourriture du sein devient-elle insuffisante? Quand doit-on leur donner, une alimentation plus substantielle? enfin, quand doit-on les sevrer? Telles sont autant de questions que les sentimens instinctifs et naturels d'une bonne mère ou d'une bonne nourrice décident plus facilement que le praticien ou l'accoucheur le plus instruit. Cependant il est sage de donner le sein à l'enfant au moins toutes les trois heures; il l'est également de tenir plus compte de l'avidité, de l'empressement avec lesquels l'enfant saisit la mamelle, du temps pendant lequel il opère la succion, que des cris qu'il fait entendre dans la journée, car ces cris ne sont pas toujours l'indication d'une alimentation devenue nécessaire. L'enfant qui a besoin de téter prend le sein avec ardeur; il le garde dans sa bouche pendant un temps quelquefois assez long, et de suite les cris qu'il faisait entendre sont apaisés. L'enfant qui se plaint, qui pleure sans avoir besoin, peut bien prendre le sein, si on le lui présente, mais il ne tarde pas à le lâcher et à se plaindre de nouveau. Une autre cause existe donc pour lui arracher des cris, et cette cause doit être promptement cherchée, détruite, surtout si les plaintes de l'enfant sont aiguës et incessantes.

L'époque du sevrage est encore une époque variable, et les mères savent beaucoup mieux la fixer que toute autre personne; cependant on ne peut sevrer avant les cinq ou six premiers mois. Une femme qui ne peut pas être nourrice jusqu'à cette époque de la vie de l'enfant, dont le lait se tarit beaucoup plus tôt, est une mauvaise nourrice. Le temps habituel du sevrage varie entre le douzième et le quinzième mois.

Dans les campagnes, les enfans sont, sinon plus tôt sévrés que dans les villes, du moins plus tôt accoutumés à une nourriture autre et plus substantielle que celle qu'ils tirent du sein de leur nourrice. Cette alimentation, qui consiste en une bouillie ou une panade faite avec de la farine de Froment ou de Riz, du Lait de vache ou de l'eau et un peu de sucre, sera convenable si elle est donnée en petite quantité et souvent dans la journée, si elle est plutôt claire que trop épaisse, bien homogène, exempte de grumeaux, de brûlé, d'odeur de fumée, etc. Nous insistons sur toutes ces choses, car nous n'avons point oublié l'espèce de cataplasme onctueux et gluant que l'on prépare chez beaucoup de nourrices, que l'on décore du nom de *bouillie*, que beaucoup d'estomacs d'adultes pourraient à peine digérer, et dont on bourre les malheureux enfans. Nous nous récrierons également contre la sale habitude de certaines nourrices de passer la cuillerée pleine dans leur bouche avant de la donner à l'enfant ; sur la sotte manie qu'elles ont de secouer celui-ci à chaque cuillerée, comme pour faciliter l'écoulement dans l'estomac d'un aliment qu'une répulsion naturelle, mais impuissante, semble vouloir rejeter au dehors.

Quelques cuillerées de Bouillie dans la journée, et une fois seulement dans le même jour, sont les quantités ordinaires d'alimens donnés dans les premiers jours du sevrage ; peu à peu les doses sont augmentées.

Le sevrage étant décidé, l'enfant ayant atteint son seizième ou dix-huitième mois, ayant ses vingt premières dents, appelées *dents de lait*, on suspend peu à peu, c'est à dire qu'on donne moins à téter, surtout la nuit, et que l'on remplace le lait du sein par quelques cuillerées de Bouillie que l'on fait prendre le soir ou le matin seulement, puis deux fois, puis trois fois par jour.

La nourrice qui vient de sevrer prendra les précautions indiquées au paragraphe *Fièvre de Lait.*

§ V. *Indigestions chez les Enfans.*

La plupart des maladies des enfans ont leur siège dans l'estomac ou l'abdomen, et cela à cause des alimens de bonne ou mauvaise qualité qu'on leur donne en trop grande quantité, et à chaque instant du jour. Il est donc de la plus sage importance de régler les enfans, sous le rapport de leur nourriture, sinon comme on le ferait pour des adultes, au moins d'une manière plus raisonnable qu'on ne le fait ordinairement. Quand, malgré ces précautions, l'enfant éprouve des nausées, des envies de vomir ; qu'il refuse de manger ; qu'il a un peu de fièvre, un peu de douleurs de tête, quelques coliques dans l'estomac ou le ventre ; qu'il a des rapports aigres ou fétides, des selles liquides, jaunâtres, fétides, etc., quand, en un mot, on peut supposer que chez lui les alimens passent et digèrent mal, on le met à la diète, non trop sévère, car, de même que les vieillards, ont besoin de soutenir des forces qui vont sans cesse en diminuant, de même l'enfant a besoin d'aider à la croissance qui, tous les jours, s'opère et augmente, mais à une diète raisonnable, c'est à dire qu'on diminue un peu la quantité ordinaire de ses alimens, qu'on choisit ceux-ci légers et de facile digestion, qu'on en donne peu à la fois et souvent. On surveille également les fonctions du ventre et de la tête.

Si les indispositions ne cessent pas, on a recours à un léger vomitif, à un purgatif doux, comme la Manne dissoute dans de l'Eau de Pruneaux, à quelques demi-lavemens d'Eau de Son, de Laitue, ou de Pourpier, additionnés d'un peu de Mélasse ou de Gros Miel (une cuillerée à bouche de l'une ou de l'autre par demi-lavement), etc.

Comme les adultes, les enfans sont sujets à la

Constipation, à *la Chute du Rectum*, aux *Aph-thes*, aux *Tranchées*, aux *Coliques*; mais ces maladies ayant déjà été traitées, nous n'y reviendrons pas.

§ VI. *Des Gerçures , Ecorchures , Excoria-tions chez les Enfans.*

Le peu de consistance de l'épiderme qui recouvre la peau tendre et délicate des jeunes enfans est une prédisposition naturelle aux Gerçures, aux Ecorchures et aux Excoriations. On conçoit de suite pourquoi nous avons tant insisté sur la propreté avec laquelle les enfans doivent être tenus, et combien la malpropreté doit promptement altérer, user, et endommager un tissu tégumentaire aussi délicat et aussi peu résistant. Contre tous ces accidens, malheureusement trop fréquens chez les enfans abandonnés à des soins mercenaires, ou appartenant aux familles malheureuses, on doit opposer les lotions douces et mucilagineuses, les demi-bains ou les bains entiers dans de l'Eau de Son, ou une décoction de Feuilles de Mauve ou de Guimauve; des onctions faites avec un peu de bonne Huile d'Olive ou d'Amandes douces, etc. ; mais un des meilleurs moyens de cicatriser promptement toutes les Déchirures de la peau, quand la grande irritation locale est passée, c'est de saupoudrer les parties, et ce sont ordinairement les plis des aines, le bas des fesses qui sont excoriés, avec de la Poudre de Vieux Bois, appelée encore *Lycopode* ou *Soufre végétal.*

§ VII. *De la Croûte laiteuse.*

Ainsi que la plupart des maladies éruptives des enfans et des adultes, mais surtout des enfans, la *Croûte laiteuse*, affection ainsi nommée parce qu'on l'observe plus souvent chez les enfans qui tettent que chez ceux qui sont sevrés, a pour cause la malpropreté ou une mauvaise alimentation. Toutefois la croûte laiteuse peut être observée et

s'observe quelquefois chez des enfans bien tenus
et bien nourris. La durée de cette maladie ne va
pas habituellement au delà du sevrage ; mais il
n'y a pas de règle sans exception, en médecine
surtout, et il n'est pas extrêmement rare de voir
des enfans de cinq ou six ans avoir la tête et la
face, mais surtout la tête, recouverte en totalité
ou en partie de croûtes laiteuses.

La croûte laiteuse occupe, venons-nous de dire,
la tête et la face ; mais on la voit souvent se répandre sur le dos, la poitrine, le ventre, les
cuisses ; toutefois ces cas sont assez rares.

La croûte laiteuse ne consiste pas toujours en
une seule plaque grisâtre, plus ou moins épaisse,
qui recouvre une surface plus ou moins grande de
la peau ; il s'élève souvent de son épaisseur des
pustules variables par leur grosseur et leur forme,
qui se crèvent au bout de quelques jours, qui
laissent écouler une eau rougeâtre, glutineuse,
qui se dessèche sur la plaque déjà existante, et qui
augmente ainsi l'épaisseur et la consistance de
cette dernière.

En général la croûte laiteuse inspire peu de
crainte et d'inquiétude aux parens : c'est une purgation de la nature, disent ceux-ci, et la santé de
nos enfans, la beauté de leur peau, ne peuvent que
gagner à cette éruption. Cette idée est une erreur
populaire ; mais cette erreur est peu importante,
et il serait à désirer que le peuple *médecin* n'en
eût jamais d'autres.

Il y a donc des croûtes laiteuses qui peuvent
être dangereuses ? Oui, ce sont celles qui durent
très long-temps, ou qui s'affaissent ou disparaissent subitement, dont le liquide est résorbé par
les pores de la peau, passe dans les glandes, etc.

Le traitement de la croûte laiteuse s'opère
souvent par les seules forces de la nature, par les
soins de propreté, les lotions émollientes, les
onctions avec un peu de Beurre frais ou de graisse
de Porc non salé, avec une brosse douce pour dé-

22

tacher légèrement les parties desséchées et peu adhérentes, etc.

Quelques boissons délayantes et laxatives, quelques onces de Manne en sorte données dans un peu de lait ou d'eau, dans l'espace de dix à quinze jours; l'usage d'alimens doux, peu salés, peu épicés, quelques bains, etc., etc., seront encore employés avec avantage comme régime et comme traitement de la croûte laiteuse.

La croûte laiteuse est-elle contagieuse? Sans pouvoir répondre d'une manière affirmative oui ou non, nous croyons qu'il est prudent de ne point laisser jouer ensemble des enfans non affectés de cette maladie avec des enfans qui en seraient atteints. Cette maladie, d'ailleurs, est une maladie éruptive, elle appartient particulièrement à la peau, et beaucoup de praticiens restent dans le doute sur cette question : la plupart des affections cutanées ne sont-elles pas contagieuses? Dans le doute il faut s'abstenir, il faut craindre, il faut être prudent; c'est ce que nous recommandons à nos lecteurs toutes les fois qu'ils auront à donner des conseils à des familles dont les enfans auront la croûte laiteuse.

§ VIII. *De la Teigne.*

Ce que nous venons de dire de la probabilité de la contagion de la croûte laiteuse, nous l'appliquons d'une manière bien plus précise à la Teigne. En effet, le hideux seul de cette dernière affection doit suffire pour engager les parens à éviter tout contact médiat ou immédiat des enfans malades de la Teigne avec ceux qui ne le seraient pas. Une autre considération, qui nous engage encore à faire cette recommandation, c'est la difficulté que l'on a pour arriver à une guérison prompte, facile et durable de la Teigne. Cette affreuse maladie résiste quelquefois aux agens médicamenteux les plus actifs, au régime le plus sévère et le mieux entendu, à la persévérance la plus tenace à faire

exactement tout ce que l'art et l'expérience con-
seillent chaque jour.

Tout le monde sait que la Teigne consiste en
une espèce de dartre plus ou moins vive , plus ou
moins corrosive, pustuleuse ou vésiculeuse, dont
la médecine ancienne ou moderne reconnaît plusieurs espèces et variétés, que nous n'étudierons
pas ici, qui attaque principalement la tête, qui
exhale souvent une odeur désagréable, etc.

Les boissons convenables aux enfans qui ont
la Teigne sont des infusions amères , des tisanes
toniques et stimulantes. Quant aux médicamens
extérieurs , ils sont extrêmement nombreux ; il
n'y a pas de commère un peu répandue , de
médicastre un peu habile, de charlatan un peu ef-
fronté qui n'ait son remède certain, son spécifique
infaillible, sa panacée bien supérieure à celle
déjà vantée. Mais laissons là ces plaies de la société avec leurs remèdes et leurs onguens , abandonnons au mépris public ces *teignes* de nouvelle
espèce attachées à la bourse des malheureux et des
ignorans , et voyons quelles préparations pharmaceutiques peuvent être employées aujourd'hui.

Il n'y a pas encore beaucoup d'années qu'une
espèce de barbarie présidait au traitement des
teigneux. On enlevait, jusqu'à la racine des
cheveux, la peau des malheureux enfans qui
étaient atteints de la Teigne. Qui ne sent de
suite son esprit et son ame se révolter à l'idée des
souffrances cruelles qui devaient résulter d'une
pareille médication ! Aujourd'hui les moyens employés sont beaucoup plus doux , et les résultats
n'en sont pas pour cela moins certains.

Parmi les topiques le plus souvent mis en usage
dans le traitement de la teigne, celui des frères
Mahon est sans contredit un des meilleurs. *Voyez,*
pour sa composition et celle de quelques autres
médicamens contre la Teigne, la PHARMACIE DES
PAUVRES , à la fin de ce volume.

§ IX. *Des Engelures.*

Les *Engelures*, maladies si communes, si fréquentes chez les jeunes enfans, et quelquefois aussi chez certains adultes, ceux surtout dont la profession expose aux alternatives du froid et du chaud, qui mettent plusieurs fois par jour la main dans l'eau froide et dans l'eau chaude, comme les cuisiniers ou cuisinières, blanchisseurs ou blanchisseuses, etc., sont en général des affections peu graves, surtout si on ne les fait pas passer trop promptement.

Le traitement des Engelures varie suivant que celles-ci sont ulcérées ou non ulcérées, très graves ou légères.

Les Engelures ulcérées se traitent comme les plaies ordinaires. (*Voyez* les FORMULES, *Pommade contre les Engelures.*)

Les Engelures non ulcérées et légères cèdent souvent à des frictions faites, soir et matin, avec de la Neige, de l'extrait de Saturne (une cuillerée à café pour chaque friction), de l'Eau-de-Vie Camphrée, le liniment oléo-calcaire (*voyez* les FORMULES),etc.,etc. Les bains de pieds ou de mains, suivant que ces parties sont le siège des Engelures, préparés avec suffisante quantité d'eau tiède et une poignée de Sel de cuisine, ou une once d'acide hydrochlorique (Esprit de Sel des anciens), sont encore très avantageux pour guérir les Engelures.

Quand les Engelures sont très considérables, très graves, que les parties sont fortement tuméfiées, que les enfans sont très gras, bouffis, d'une constitution molle, indolente, en un mot quand les sujets sont lymphatiques, il serait imprudent de procéder à la guérison de la maladie sans quelques précautions préalables, telles qu'un vésicatoire établi à l'un des bras et maintenu pendant quelques mois, des boissons amères, telles que l'infusion de Houblon ou de Gentiane, quelques laxatifs une ou deux fois par semaine pendant le traitement des Engelures.

Comme moyen propre à préserver des Engelures, on vante le soin de ne pas approcher du feu quand on a très froid aux pieds ou aux mains, de se livrer à l'exercice de la marche ou à tout autre pour se réchauffer, de prendre soir et matin des bains de pieds ou de mains dans de l'eau salée, d'éviter l'immersion alternative des mains dans l'eau froide et dans l'eau chaude, etc., etc. Mais, outre que toutes ces précautions ne peuvent pas toujours être observées, il est quelquefois bon de ne pas empêcher totalement, chez certains sujets du moins, l'éruption des Engelures, cette affection étant assez souvent, de la part de la nature, un moyen d'empêcher plus tard des maladies plus sérieuses. De là notre recommandation d'appliquer un vésicatoire, de faire subir un traitement interne aux enfans lymphatiques tourmentés par les Engelures.

Voici encore quelques moyens de guérir et de prévenir les Engelures.

Trempez la partie, ou étuvez-la chaudement, soir et matin, avec de la décoction de Sauge faite dans du gros vin.

Fomentez le mal avec l'Esprit-de-Vin tout seul, ou avec une décoction de Rave ou Navet rond.

Appliquez dessus les Engelures de la pulpe de Navets cuits dans de l'eau.

Lavez le mal avec votre Urine chaude.

Le jus d'Ognon, l'Encre à écrire, et tous les remèdes dont on se sert contre les brûlures, sont bons.

Pour prévenir les Engelures, il est bon de se laver les mains ou les pieds dans des matières chargées de sels volatils, comme d'Urine chaude, la Moutarde.

§ X. *Du Croup.*

Le *Croup* ou *Esquinancie membraneuse,* ou

22*

Angine couenneuse, est une maladie qui s'observe principalement dans les saisons froides et humides de l'année, qui attaque plus particulièrement les jeunes enfans, et qui, à juste raison, effraie toutes les mères de famille, à cause de la spontanéité avec laquelle elle débute, la promptitude avec laquelle elle devient au-dessus des ressources de la médecine. Le mal de gorge le plus léger , la Toux la plus simple en apparence, doivent donc être sérieusement observés chez les enfans. En effet, si quelquefois le Croup a une invasion subite et inattendue, s'il prend les enfans au milieu de leurs jeux, de leur sommeil ou de leur repos, souvent aussi il est la suite d'un entourement simple et négligé. Cela étant bien compris, voici quelles attentions on devra avoir toutes les fois qu'un enfant se plaindra d'un *mal de gorge* dont les caractères seront mal dessinés :

1° Si la saison est ou a été froide et humide ;

2° S'il y règne des *maux de gorge*, s'il y a eu ou s'il y a une épidémie de Coqueluche, de Variole ou de Rougeole ;

3° Si l'enfant a eu les pieds ou le corps mouillés, s'il a poussé des cris perçans en jouant ou en faisant toute autre chose ;

4° Si l'enfant accuse une douleur sourde au larynx ; si cette douleur est accompagnée de tumeur ou d'enflure extérieure, et si enfin la douleur augmente par la pression ;

5° Si l'enfant avale facilement les boissons qu'on lui donne, et si, malgré une déglutition facile, la respiration se fait difficilement ;

6° Si l'enfant est bouffi, plus altéré que d'habitude, et s'il lui prend, dans la journée, des envies de dormir qu'on n'observe pas d'habitude ;

7° Si la voix est étrange, rauque, dure, et assez analogue au chant d'un jeune coq, ou au grognement d'un jeune chien ; ce caractère est pathognomonique ; il suffit de l'avoir entendu une fois pour ne pas se tromper et reconnaître le Croup ;

8° Si l'enfant tousse la nuit, et si sa toux est précipitée , comme étouffée , et non accompagnée d'expectoration ;

9° Enfin , si le fond de la gorge n'est point rouge, et si les amygdales sont également dans leur état ordinaire ;

Quand tous ces symptômes sont réunis ou combinés, quand les circonstances de saison, d'épidémie , etc. , existent, on peut se prononcer sur l'existence du premier degré du Croup, degré contre lequel des moyens actifs sont souvent employés avec succès. Mais il faut que ces moyens soient aussitôt appliqués que le mal a commencé, car si, à tout cet appareil de signes précurseurs et pathognomoniques du Croup, sont venus s'ajouter une fièvre ardente, une soif inextinguible, une respiration très difficile, la rareté des urines, une expectoration impossible ou remplie de quelques lambeaux de membranes, la vie de l'enfant est compromise, et il n'est plus qu'un moyen à employer après les insuccès des agens thérapeutiques ordinaires, c'est l'opération appelée *Trachéotomie*, opération qui ne peut être faite que par une main très habile et très exercée.

Aussitôt qu'un enfant aura les premières atteintes du Croup , on lui mettra les pieds dans l'eau avec une poignée de Sel de cuisine, de Cendres ou de Farine de Moutarde; on le fera vomir avec un ou deux grains d'Emétique dissous dans deux verres d'eau que l'on donnera en trois fois, à un quart d'heure de distance ; on appliquera des Sangsues (ce nombre sera subordonné à l'âge et à la force du sujet) autour du cou; on donnera un ou deux demi-lavemens purgatifs, préparés avec de l'Eau de Son, le gros Miel, ou de la décoction de Séné ; on donnera, pour boisson ordinaire, de l'Eau de Veau ou du Petit-Lait clarifié ; on promènera des Sinapismes sur les jambes et sur les cuisses si l'oppression de la poitrine se manifeste; on appliquera des Vésicatoires autour du cou si les Sangsues n'ont pas soulagé, etc., etc.

L'Alun a été préconisé contre le Croup; on l'emploie en poudre, en pâte ou en solution.

En poudre, on l'insuffle dans l'arrière-gorge, à la dose de un gros, quatre ou cinq fois par jour; et comme il est important de l'insuffler le plus profondément possible, on profite du moment où le malade crie fortement pour faire les insufflations;

En pâte, c'est à dire mélangé avec quantité suffisante de Miel, on en mastique la partie malade avec une spatule ou tout autre instrument convenable;

Enfin en solution, mélange d'Eau, d'Alun, de Miel et de Vinaigre, on le porte avec une petite éponge imbibée et attachée au bout d'un morceau de baleine, le plus loin possible.

§ XI. De la Dentition.

La *Dentition*, opération de la nature si difficile chez beaucoup d'enfans, chez ceux surtout pour lesquels les premiers soins de la vie ont été trop efféminés, demande de la part des mères et des nourrices, des précautions que nous allons indiquer le plus sommairement possible.

Et d'abord que se passe-t-il chez les enfans tourmentés par l'évulsion des premières dents? Les gencives sont irritées, enflammées, gonflées, plus qu'elles ne l'étaient quelque temps auparavant. De là des cris, des pleurs, des convulsions quelquefois, quelques tranchées, des coliques, un peu de diarrhée, une salivation plus abondante que de coutume, un désir incessant de porter les doigts à la bouche, d'appuyer les gencives sur tous les corps durs que les enfans rencontrent à leur disposition, le refus d'alimens, etc., etc.

Les premières dents apparaissent du sixième au septième mois; il y a des exceptions nombreuses à cette règle générale, mais il ne s'agit ici que de ce que l'on observe le plus ordinairement. D'abord on voit poindre les dents de devant appelées *incisives,* puis les *canines,* enfin les grosses dents ou *mâchelières,* ou *molaires.* Toutes ces dents tombent à sept ans, de là leur nom de *dents de sept ans,* pour faire place à d'autres : enfin à vingt ans ou environ, poussent encore deux autres dents, ce sont les dernières, on les nomme *dents de sagesse.*

Les moyens à employer pour faciliter la dentition des enfans sont : de temps en temps quelques laxatifs légers, préparés avec l'eau de Pruneaux et la Manne, l'Huile d'Amandes douces ou le Sirop de Pommes ; mettre entre les mains des enfans quelques corps un peu résistans, comme la Racine de Guimauve ou de Réglisse. Cette mastication exercée sans cesse et avec un certain plaisir par les enfans, comprime les gencives, apaise les douleurs excitées dans celles-ci par la difficulté plus ou moins grande avec laquelle a lieu le mouvement ascensionnel de la dent.

Quand les gencives sont trop irritées, on se trouve bien de les dégorger avec quelques Sangsues appliquées immédiatement. Les gencives sont-elles très compactes, très dures ? une ou deux mouchetures pratiquées avec la pointe d'une lancette, immédiatement à l'endroit où l'on sent la dent, sont très convenables.

Les convulsions occasionnées par la pousse des dents sont assez souvent mortelles ; les antispasmodiques de toute espèce, les bains, les frictions le long de la colonne vertébrale avec des linimens opiacés, des vésicatoires volans appliqués sur les cuisses et les jambes, et pansés avec le cérat belladonisé ou additionné de quelques grains d'acétate de Morphine, de la glace sur la tête, etc., sont autant de moyens qui réussissent, sinon toujours, du moins dans la majorité des cas.

§ XII. *Du Rachitisme.*

Le *Rachitisme,* la *Noueure* ou *Chartre,* est une maladie à l'occasion de laquelle les malheu-

reux, qui en sont atteints, pourraient, à juste
raison, du moins dans la grande majorité des
cas, adresser les reproches les plus amers et les
plus mérités, non seulement à leurs parens qui la
leur ont transmise, mais encore aux personnes
chargées des soins de leur première enfance, et
souvent aussi aux autorités instituées pour veiller
à la santé publique. En effet, à part quelques enfans qui naissent rachitiques, et dont la cause est
complètement ignorée, absolument inexplicable,
en raison de la bonne constitution, de la bonne
santé des parens, combien de fois au contraire
le Rachitisme n'est-il pas consécutif au vice vénérien qui a circulé pendant des années dans le
sang d'un père autrefois débauché, d'une mère
autrefois victime d'un commerce impur? Combien
de fois encore le Rachitisme ne se déclare-t-il pas,
d'une manière presque épidémique, au milieu
d'enfans réunis ensemble dans des hôpitaux, dans
des prisons, ou dans tout autre lieu où les premières lois de l'hygiène sont entièrement ignorées? Qui ne sait que des mariages où les hommes
avaient à peine dix-huit à vingt ans, comme il s'en
faisait pour échapper *à loi de la conscription*,
sont nés beaucoup d'enfans d'une constitution faible, délicate, souffreteuse et maladive? Qui ne sait
encore que de ces enfans-là, quand ils ont pu lutter
contre leur chétive existence, qu'ils ont pu vivre et
se marier, ont donné naissance à des enfans encore
plus faibles et plus souffreteux qu'ils ne l'ont été
eux-mêmes? que les enfans des vieillards (hommes) sont en général condamnés à une existence
tout aussi déplorable, etc.? qu'enfin le Rachitisme
doit être rangé parmi les maladies héréditaires,
qu'il règne endémiquement dans certains lieux, et
que ses causes les plus ordinaires sont le mauvais
régime, l'alimentation malsaine, le défaut d'air,
la masturbation, etc.?

Ces causes étant bien connues, étant vraies, la
statistique est là d'ailleurs pour faire voir : 1° que

des mariages trop jeunes s'opposent à la force, à l'énergie physique d'une population; 2° que depuis les guerres de la république, du consulat et de l'empire, l'élite de la nation en France, la sève de la création, comme on pourrait l'appeler, ayant péri sur les champs de bataille, les hommes qui ont aujourd'hui trente à trente-cinq ans sont vraiment dégénérés; 3° que des rachitiques ou scrophuleux naissent des enfans également rachitiques et scrophuleux; ces causes, disons-nous, étant bien démontrées, ne serait-il pas d'une bonne organisation sociale, d'une bonne hygiène publique, de s'opposer au mariage entre individus trop jeunes, entre personnes douées d'une mauvaise constitution? Ces lois et cette hygiène ne devraient-elles pas être surtout appliquées aux lieux où le Rachitisme est endémique, et où les habitans vivent pêle-mêle, et pour ainsi dire abandonnés du monde entier?

Le Rachitisme se reconnaît à la mollesse et à la flaccidité des chairs, à la diminution des forces, à la contenance froide et sérieuse, à l'intelligence précoce, aux facultés quelquefois extraordinaires de l'enfant; au volume du ventre et de la tête, volume qui n'est point en rapport avec celui des autres parties du corps; au teint fleuri du visage, teint et facultés qui séduisent tant de parens, mais qui plus tard doivent leur coûter tant de larmes! à l'augmentation dans la grosseur des poignets et des malléoles (chevilles des pieds), à la courbure de la colonne vertébrale, à la déformation de la poitrine, etc. Tels sont les symptômes du Rachitisme commençant. Rien ne venant s'opposer à leur marche, le sujet qui en est atteint ne tarde pas à éprouver de la gêne dans la respiration; ses mouvemens deviennent pénibles; une fièvre lente se déclare et augmente peu à peu; les digestions deviennent difficiles; au moindre exercice une sueur abondante couvre toute la surface du corps, le visage principalement; une diarrhée séreuse et plus ou moins abondante se manifeste , et l'enfant succombe dans le marasme, les convulsions ou une paralysie générale. L'intelligence seule reste intacte, du moins pendant assez long-temps; quelquefois même elle s'accroît encore. Il semble que la nature ait voulu dédommager ainsi des êtres qu'elle avait oubliés un moment, qui n'avaient qu'un seul tort dans leur vie, celui d'avoir eu des parens mal portans , malsains ou assez peu dévoués pour négliger l'hygiène de leur première enfance. Cependant, ceux-là qui, jeunes encore, succombent rachitiques, sont-ils tant à plaindre ? non, certainement; ils ne connaissent pas du moins tous les déboires, toutes les injustices, toutes les répugnances que ceux qui leur ressemblent et qui survivent ont à supporter dans une société où presque toujours les dehors physiques ont le dessus en tout et sur tout, où presque toujours encore les formes extérieures du corps sont un langage muet qui captive et séduit, qui vous fait des amis ou des indifférens, des protecteurs ou des ennemis.

Le traitement prophylactique du Rachitisme consiste, pour les très jeunes enfans, dans une alimentation avec le lait d'une bonne nourrice, les panades légères faites avec les fécules de Riz , de Sagou , de Salep, dans l'exposition à l'air chaud et sec, le coucher sur des plantes aromatiques, sur la fougère, etc. Pour les enfans plus âgés, on les expose de temps en temps à l'action du soleil, on les couche également sur des herbes odorantes, on les habille de flanelle , on les nourrit avec des viandes rôties ou grillées, on leur fait boire un vin généreux coupé avec un peu d'infusion de houblon, on leur fait prendre un exercice modéré, on les baigne dans l'eau de la mer ou dans une eau salée préparée artificiellement, on les soumet à l'action des douches chaudes et aromatiques, on frictionne de temps en temps la surface de leur corps et de leurs membres avec des morceaux de flanelle chauds, secs ou imprégnés d'une liqueur légèrement aromatique et alcoolique; enfin, on peut les mettre à l'usage, tous les n.atins à jeun, pendant une quinzaine de jours, d'une tasse de tisane amère (Houblon, Fumeterre, Gentiane, Chicorée, etc.), édulcorée avec une ou deux cuillerées à café de Sirop de Quinquina ou de Gentiane. Cette médication, devant être long-temps continuée, sera interrompue tous les quinze jours, ou toutes les trois semaines, afin de ne pas être obligé de trop augmenter la dose des médicamens. On sait que l'habitude d'une longue médication rend celle-ci insignifiante, si on ne l'abandonne pour y revenir plus tard, ou si on n'augmente pas sans cesse la dose des agens employés.

Un autre traitement prophylactique très en vogue aujourd'hui contre le Rachitisme, c'est celui qui est basé sur le ramollissement des os, qui a toujours lieu dans le début de la maladie, qui a donné naissance à cette nouvelle branche de l'art de guérir que l'on nomme ORTHOPÉDIE; branche nouvelle que quelques médecins exploitent comme *industrie*, qu'ils vantent dans tous les cas et dans toutes les circonstances, mais que d'autres, au contraire, beaucoup plus jaloux de l'honneur de leur profession que de son produit matériel, n'exercent que comme science, et qu'ils ne proposent que dans certains cas, que dans certaines circonstances. Voyons ces cas; examinons ces circonstances.

La théorie seule sur laquelle est fondée l'Orthopédie indique de suite que tous les moyens imaginés par cette nouvelle science, ou plutôt par ce nouvel art médical, ne peuvent être applicables que dans un âge très peu avancé de l'enfance, que lorsque les os n'ont pas encore acquis, non pas leur entière solidité, mais seulement une partie de cette solidité; en un mot, il faut que le tissu organique, entre les mailles duquel doit se déposer peu à peu la partie solidifiante (le Phosphate de chaux), soit encore assez élastique, assez extensible pour céder aux tractions modérées et incessantes qui doivent être exercées sur les membres ou sur les organes au centre desquels se trouvent des os. Soutenir une proposition contraire, dire qu'on peut à tout âge de la jeunesse appliquer avec succès, ou avec avantage seulement, les moyens orthopédiques au traitement du Rachitisme, c'est une très grande erreur.

Les moyens orthopédiques consistent d'abord dans une gymnastique des mieux étudiées et des mieux entendues; viennent ensuite des lits mécaniques, des moyens d'extension et de compression dans la description desquels nous ne pouvons pas entrer. Enfin une hygiène éclairée, une nourriture tout à la fois médicale et fortifiante, complètent l'ensemble des moyens qui, employés avec méthode, avec sagesse, avec des connaissances variées et appropriées à la nature de la spécialité à laquelle l'homme de l'art probe et consciencieux s'est livré, constituent la bonne Orthopédie.

L'Orthopédie guérit-elle beaucoup de rachitiques; redresse-t-elle beaucoup de colonnes vertébrales, beaucoup de jambes, de bras ou de cuisses infléchies ou contournées; vient-elle à bout de dissimuler les hanches, les épaules ou les poitrines enfoncées ou saillantes? Non, ou du moins nous n'avons pas encore été assez heureux pour voir beaucoup de ces merveilles ailleurs que dans les journaux ou dans les comptes-rendus des Académies ou des Sociétés savantes. Ces Académies ou ces Sociétés savantes tromperaient-elles le public? Non; mais il arrive parfois qu'elles sont trompées elles-mêmes, qu'elles jugent plutôt des théories que des faits pratiques, et que, d'ailleurs, ceux-ci sont de la plus grande difficulté à bien voir, à voir toujours, pour les constater et les affirmer bons et valables dans la science. Toutefois, nous nous hâtons de le dire, la création de l'Orthopédie est un nouveau droit

que la médecine moderne s'est acquis à la reconnaissance de l'humanité; en effet, si, sans être médecin, on conçoit d'avance tous les accidens qui
peuvent résulter d'une application mal raisonnée
de sangles, de liens, de lacets, etc., autour d'un
membre déjà fort ; si on voit de suite qu'une
traction exercée sur une colonne vertébrale, sur
une jambe, un bras ou une cuisse dont les os seront
déjà solides, déjà très infléchis ou contournés, si,
disons-nous, on conçoit et on voit qu'une pareille
manière de faire est beaucoup moins utile qu'elle
n'est nuisible et dangereuse, qu'elle doit donner
lieu à la compression et à l'atrophie des organes,
à la phthisie, en un mot à tous les désordres qui
résultent nécessairement d'un développement général arrêté dans sa marche, on conviendra du
moins avec nous qu'appliqués convenablement,
dans un âge encore jeune, quand les organes sont
peu développés, les lésions sur lesquelles on
doit agir peu considérables, etc., les modes de
traitement fournis par l'Orthopédie au Rachitisme
sont de bons et utiles moyens thérapeutiques.

§ XIII. *Des Convulsions.*

Les Convulsions sont des maladies assez communes, et malheureusement presque toujours
mortelles, chez les enfans. Que ces maladies soient
essentielles ou symptomatiques, c'est à dire dépendantes d'autres affections, et ce sont les cas
les plus ordinaires, voici les causes générales qui
peuvent leur donner naissance. Tout ce qui peut
irriter le système nerveux et le canal alimentaire peut donner lieu aux convulsions; cette proposition médicale est vraie chez les enfans comme
chez les adultes. La constipation, les tranchées,
les passions violentes de la nourrice, la suppression de quelques éruptions cutanées, les fièvres
intermittentes, la syphilis, la diarrhée, etc., chez
les nourrices, sont autant de circonstances fâcheuses qui peuvent amener des Convulsions.

Des liens trop fortement serrés autour des membres ou autour du corps, une alimentation trop substantielle et trop succulente, l'usage des liqueurs fortes et spiritueuses, une exposition trop long-temps prolongée soit au chaud, soit au froid, une frayeur, un châtiment trop sévère, une contrariété, une taquinerie trop souvent répétée, etc., etc., sont encore des causes fréquentes de Convulsions.

Le traitement des Convulsions symptomatiques sera d'abord et uniquement celui des causes, car celles-ci n'existant plus, l'enfant reviendra dans son état de santé primitif. Celui des Convulsions essentielles consiste dans l'administration des antispasmodiques les plus actifs, tels que l'Opium, l'Assa-Fœtida, le Camphre, la Valériane, l'Ether sulfurique, l'eau de fleurs d'Oranger, l'eau de Tilleul, les Bains généraux, tièdes ou frais, etc., etc.

§ XIV. *Eclampsie.*

L'*Eclampsie* ou *Epilepsie passagère* se traite comme la convulsion essentielle. Au surplus, nous avons déjà parlé de l'Epilepsie, et nous y renvoyons.

§ XV. *Hydrocéphale* ou *Hydropisie de la Tête.*

Les chutes, les blessures, les coups reçus sur la tête, la compression de cet organe pendant l'accouchement, la dentition, la présence des vers dans l'estomac, dans les intestins, etc., donnent lieu à un amas de liquide, soit dans les tégumens ou enveloppes de la tête, soit entre les anfractuosités du cerveau lui-même. L'affection qui résulte de l'un ou de l'autre de ces deux cas prend, dans le premier, le nom d'*Hydropisie de la tête* ou *Hydrocéphale* proprement dite; dans le second celui d'*Hydropisie du cerveau*. Quoi qu'il en soit de la dénomination, nous pouvons affirmer d'avance que ces deux affections sont également

graves, également inquiétantes pour les parens,
et le médecin leur applique le même mode de traitement, c'est à dire qu'il se borne, quand l'enfant
n'est pas trop jeune, qu'il n'est point né avec une
tête énorme, pleine de liquide, à faire usage de
purgatifs et de diurétiques légers, d'alimens pris
en petite quantité, de vésicatoires appliqués sur
les extrémités, etc. Mais, nous devons le dire,
des enfans ainsi conformés à leur naissance, ainsi
devenus malades en avançant en âge, sont des enfans condamnés à une mort certaine, ou du moins
il en est bien peu qui survivent, bien peu pour
lesquels la nature fasse de ces efforts que seule
elle peut faire, et que la médecine est loin de
pouvoir tenter.

§ XVI. *Du Carreau.*

Le *Carreau*, gonflement du ventre avec dureté
de cette partie, est une affection scrophuleuse
contre laquelle les secours de la médecine sont
souvent impuissans. En effet, que peut un art
aussi borné dans sa puissance curative que l'art
médical sur un mal qui a sa source primitive
dans une mauvaise constitution, dans une mauvaise organisation? Que peut la médecine toutes les
fois qu'il y a altération, désorganisation des tissus,
comme cela arrive si souvent dans le Carreau ?
Que peuvent enfin toutes les ressources de la
science contre un vice héréditaire, un vice qui
a été engendré par tant d'autres vices déjà si souvent rebelles et si variés dans leurs formes et
leurs modes d'action sur l'économie ; nous voulons parler de la syphilis, des dartres, du scorbut, etc., qui sont autant de causes du Carreau chez
les enfans ? Bien peu de chose, malheureusement,
et ce peu de chose nous l'indiquerons en parlant
des *scrophules* en général.

§ XVII. *Des Scrophules.*

Les *Scrophules, Ecrouelles* ou *Humeurs froi-*

des, sont des maladies qui sont beaucoup plus fréquentes dans les villes que dans les campagnes, dans les lieux bas et humides que dans les lieux secs et élevés, dans les pays situés dans les gorges des montagnes et boisés que dans les pays plats, où l'air circule facilement, etc.

Les Scrophules cèdent plus au régime et à l'hygiène qu'à la médecine médicatrice. Toutefois, parmi les médicamens proposés contre cette maladie, l'Iode et ses préparations pharmaceutiques méritent à juste titre d'être cités comme spécifiques, pour ainsi dire; mais des mains habiles et expérimentées peuvent seules se permettre l'administration d'une substance qui, donnée à une dose trop forte, ou dans des circonstances mal déterminées, pourrait amener après elle les plus graves accidens.

Les Scrophules se développent principalement dans les glandes et surtout dans celles du cou.

Ceux qui en sont affectés sont ordinairement bouffis, blafards ou rosés, et doués d'une intelligence très développée; très souvent même les enfans scrophuleux, mais au premier degré seulement, ou plutôt chez lesquels la maladie n'a pas encore fait ou ne doit pas faire des progrès sensibles, ont une beauté de figure, une blancheur et une transparence de peau qui plaisent, qui séduisent les parens. Mais ce teint rosé et fleuri, cette beauté factice et peu durable, est souvent l'indice d'une santé et d'une existence malheureuses pour la suite de la vie.

Les Scrophules sont-elles héréditaires? sont-elles contagieuses? Elles sont héréditaires; des parens syphilitiques, dartreux, scorbutiques, etc., peuvent donner naissance à des enfans scrophuleux; cela ne peut faire aucun doute. En est-il de même de la contagion? Nous ne le croyons pas absolument.

Toutefois nous pensons qu'il serait imprudent de laisser des enfans bien portans, mais faibles et délicats, dans un contact habituel ou prolongé

avec d'autres enfans atteints de Scrophules ulcé-
reuses, de Scrophules en suppuration. Il ne suffit
pas d'ailleurs de croire qu'une maladie n'est pas
contagieuse, et ici nous n'avons pas assez de
données certaines pour nous prononcer pour ou
contre, pour perdre de vue la facilité avec laquelle
l'enfance contracte toutes les maladies en général,
et pour ne pas prendre toutes les précautions qu'in-
diquent la sagesse et la prudence contre une affection aussi repoussante que l'est en général la
maladie dont nous nous occupons. Les traces
seules que les Scrophules laissent sur la peau,
sous forme de cicatrices rougeâtres ou jaunâtres,
ridées, plus ou moins enfoncées, etc., inspirent le
dégoût et la répugnance pour les personnes qui
en sont marquées.

Les signes ou caractères à l'aide desquels
on reconnaît la Scrophule sont les suivans : de
petites duretés apparaissent d'abord sous le men-
ton et derrière les oreilles, dans les aisselles,
dans les aines, aux pieds, aux mains; enfin on
en rencontre, après la mort des malades, dans les
poumons, le foie, la rate, le mésentère, etc., etc.
Ces duretés augmentent insensiblement en nombre et en grosseur, jusqu'à ce qu'elles forment une
tumeur dure, considérable, qui persiste plus ou
moins long-temps dans cet état, et qui finit le plus
souvent par s'abcéder, par s'ouvrir et donner lieu
à l'écoulement d'une sanie aqueuse d'une consistance et d'une transparence très variables.

Quand les tumeurs scrophuleuses sont ulcérées,
leur guérison est très lente et très difficile à obtenir. Il n'est pas rare alors de voir survenir des
engorgemens des articulations que l'on désigne
ordinairement sous le nom de *Tumeurs blanches*
(*Voyez* CHIRURGIE), des ophthalmies dites scrophuleuses, des décollemens de la peau, des trajets
fistuleux, des ulcérations dans le nez, des crachemens de sang, etc., etc. Arrivée à cet état, la
Scrophule a envahi toute l'économie, et les se-

cours de l'art deviennent, sinon tout à fait et toujours impuissans, du moins les succès qu'on doit en attendre se font attendre bien long-temps.

Le régime préservatif et curatif des Scrophules est tout dans l'hygiène et le régime, que les accidens soient graves ou peu avancés. Les temps où l'on croyait au *toucher* du roi ou de tout autre personnage haut placé dans la société, soit par ses vertus ou ses talens, soit par toute autre cause, sont trop loin de nous pour nous y arrêter, et y ajouter la foi qu'y ajoutaient quelques uns de nos aïeux; c'est dans des choses moins sottes et moins ridicules que nous avons confiance aujourd'hui. Au lieu donc de promener les scrophuleux de chapelle en chapelle, de les amener devant de hauts ou bas personnages, comme les rois et les saints des églises, ou les aventuriers et les prétendus sorciers, on fera beaucoup mieux de les exposer souvent à l'air chaud et sec, de les couvrir de flanelle de la tête aux pieds, de les nourrir de végétaux frais, amers et un peu aromatiques; de leur donner des viandes rôties ou grillées, et plutôt noires que blanches, c'est à dire provenant d'animaux des bois ou des forêts; de leur couper leur boisson ordinaire avec des vins généreux; de les soumettre de temps en temps à un exercice modéré et pris au soleil; de leur faire prendre des bains dans l'eau de la mer ou dans une eau que l'on sale soi-même. On fera bien encore de les soumettre à l'usage des eaux minérales ferrugineuses, des eaux iodurées contenant par livre depuis un demi jusqu'à deux grains d'Iode, etc.

Quant au traitement des abcès, ulcères, fistules, ophthalmies des scrophuleux, on doit l'abandonner aux connaissances positives d'un bon médecin ou d'un bon chirurgien.

§ XVIII. *De l'Epaississement du mucus nasal chez les enfans.*

Il arrive assez souvent que les ouvertures du

nez des enfans sont bouchées par le mucus nasal
qui s'est peu à peu épaissi, et ensuite desséché
sous forme de plaques grisâtres ou jaunâtres, qui
gênent la respiration, fatiguent et irritent les malades.

 · Quand cet épaississement nasal ne tient qu'au
défaut de propreté ou à la difficulté avec laquelle
s'écoule le mucus ordinaire du nez, des lotions
dans les narines faites avec un peu d'eau de Guimauve, d'eau de Mélilot ou de Sureau tiède,
suffisent pour détacher et cicatriser les croûtes.
Après la chute de celles-ci, quelques légères onctions avec la graisse, le beurre, l'huile d'Olives ou
d'Amandes douces, sont nécessaires pour adoucir
l'intérieur du nez. Mais si, comme cela arrive
quelquefois, le mal tient à une affection locale, à
une ulcération scrophuleuse de la cloison du nez,
au vice dartreux ou syphilitique, un traitement
général et spécifique est indispensable, et un médecin doit être appelé pour ordonner ou diriger ce
traitement.

§ XIX. *Des Coliques chez les enfans.*

Il n'est pas rare de voir les jeunes enfans en
proie à des Coliques intestinales qui sont plus ou
moins violentes et plus ou moins fréquentes, et
dont les causes sont tellement variables qu'il n'est
pas toujours facile de bien les préciser. On connaît
de suite que, dans ces cas obscurs, la thérapeutiqne
ne peut être qu'expectative et peu active. On se
contente donc, en attendant le médecin, de placer
l'enfant dans un bain, de lui frictionner le ventre
avec des brosses très douces, ou avec la main
enveloppée de morceaux de flanelle légèrement
chauds, de lui faire prendre quelques cuillerées à
café d'un mélange fait avec parties égales de bonne
huile d'Olives ou d'Amandes douces, de Sirop de
Pavot blanc et d'eau de Fleurs d'Oranger; de lui
donner des quarts de lavement d'eau de Son, de
Pavot; de graine de Lin, etc. Le médecin une fois

arrivé constatera si la Colique tient à la dentition ; au mauvais état de l'estomac ou des intestins, ou à la mauvaise nourriture de l'enfant, ou bien enfin à un refroidissement subit, etc., etc; et il prescrira un régime et un traitement appropriés à la nature de la maladie, à ses causes, à l'âge du sujet, etc.

§ XX. *De la Syphilis chez les enfans.*

Si la morale a à souffrir à la vue d'un enfant venant au monde avec tous les signes et caractères d'une affection vénérienne, l'humanité n'a pas moins à se plaindre quand elle voit, sur un enfant déjà âgé de quelques mois ou de quelques années, se déclarer tous les symptômes d'un mal aussi honteux que la Syphilis. Ces cas, malheureusement, ne sont pas extrêmement rares dans les villes. Heureux les villages qui en sont exempts, et plus heureux encore les enfans qui naissent de parens sains et robustes ! Ces derniers, du moins, ont quelques probabilités de parcourir leur existence sans traîner avec eux les stigmates du vice et de la débauche. Parfaitement bien constitués, doués d'une force et d'une santé tout à fait en rapport avec celles que donne toujours une naissance heureuse et régulière, ils n'ont point à redouter les maux repoussans d'une Dartre, d'une Scrophule, d'un Rachitisme, que beaucoup d'enfans doivent à la conduite coupable de leurs parens.

La Syphilis des jeunes enfans demande les mêmes soins et le même traitement que la Syphilis des adultes. Mais comme cette maladie exige, pour être reconnue et traitée, des connaissances spéciales et positives que nous ne supposons pas acquises à nos lecteurs, nous bornerons là ce que nous avions à en dire, et nous nous contenterons seulement de conseiller aux personnes qui aiment à s'occuper des malheureux de faire promptement examiner par un homme de l'art tout enfant qui, en naissant, présenterait à la surface de la peau, à l'ouverture de l'anus, du vagin, de la bouche, des oreilles, etc., des tumeurs, des excoriations, des excroissances, etc., d'une nature suspecte ou insolite.

§ XXI. *Danse de Saint-Guy.*

La *Danse de St-Guy* ou de *St-Weit*, accès convulsif dont la durée est bien variable, et pendant lequel les malades exécutent des mouvemens, des gesticulations, des sauts bizarres, plus ou moins précipités et plus ou moins extraordinaires, a été observée pour la première fois, dit-on, autour d'une chapelle, près d'Ulm, ville impériale sur le Danube, dans le cercle de Souabe. Tous les ans, au mois de mai, viennent à cette chapelle, dédiée à St-Guy ou Gui, des fanatiques et des exaltés qui se livrent à des exercices, à des danses on ne peut plus ridicules, et qui finissent par tomber dans des convulsions quelquefois réelles, et le plus souvent simulées. Mais toutes les personnes, tous les enfans, affectés d'accès convulsifs qui constituent la Danse de St-Guy, ne sont pas allés près d'Ulm, et il faut bien le reconnaître, cette maladie n'est pas toujours le fait de l'exaltation et de la jonglerie.

La Danse de St-Guy s'observe chez les enfans des deux sexes, mais principalement chez les filles de dix à quinze ans. Les purgatifs, les saignées en général, les moxas, les sétons à la nuque ou le long de la colonne vertébrale, les bains par surprise, les anti-spasmodiques sont les moyens à l'aide desquels on combat cette maladie. L'époque de la puberté, la menstruation chez les jeunes filles, le mariage, ont souvent fait cesser tous les caractères de la Danse de St-Guy.

La Danse de St-Guy, ainsi que l'Epilepsie et quelques autres Névroses, sont souvent simulées chez les jeunes gens à l'époque de la conscription, chez les jeunes filles que l'on contrarie dans leurs affections d'amour ou de mariage. La science possède des faits nombreux de ce genre; heureu-

sement que toutes ces ruses peuvent être facilement découvertes, et que les hommes de l'art ne
sauraient y être trompés. Le lecteur nous par-
donnera de ne pas lui faire connaître le vrai et le
faux dans ces diverses affections, car il sera évi-
dent pour lui comme il l'est pour nous que ce
serait sortir du cadre de notre sujet et de notre
but, que de donner ici des descriptions et des détails qui appartiennent plus à la médecine légale
qu'à la médecine pratique.

§ XXII. *De la Coqueluche.*

La Coqueluche est une maladie qui est tout
aussi bien connue des mères et des nourrices que
des médecins eux-mêmes. Tout le monde sait aussi
qu'elle n'attaque que bien rarement les adultes, et
que ce sont les enfans les plus sédentaires, ceux
qui sont nourris d'alimens peu fortifians, qui
sont exposés aux indigestions, qui vivent dans un
air malsain, etc., qui sont le plus exposés à cette
maladie. Toutefois disons que la Coqueluche
sévit quelquefois d'une manière épidémique, et
qu'alors peu d'enfans en sont exempts. Nous ne
rappellerons pas non plus les signes de la Coqueluche. Il suffit d'avoir entendu une fois la quinte
de toux qui la caractérise, d'avoir été témoin des
angoisses, des spasmes convulsifs, des espèces de
contorsions dont les malheureux enfans sont sans
cesse tourmentés, pour reconnaître de suite une
maladie qui heureusement n'est pas souvent
mortelle.

Le régime à suivre dans la Coqueluche consiste
dans une alimentation légère et facilement diges-
tive, le changement d'air, un exercice modéré,
les précautions ordinaires contre le froid et la
chaleur trop forte, etc.

Comme traitement de la Coqueluche, les saignées générales ou locales sont quelquefois nécessaires, surtout s'il y a de la fièvre. On a recours
ensuite aux vomitifs et aux purgatifs, et il est d'un

bon augure de voir l'estomac se vider à la suite d'une quinte de toux. Les boissons émollientes et légèrement stimulantes, comme celles que l'on prépare avec l'Hysope, le Lierre terrestre, le Bouillon blanc, etc., sont encore très convenables. Nous en dirons autant des frictions faites sur le creux de l'estomac avec gros comme une noisette, chaque fois, d'un mélange de Graisse et d'Emétique. (*Voyez* POMMADE D'AUTHENRIETH, PHARMACIE DES PAUVRES.)

Quand la Coqueluche est à sa seconde période, que les symptômes inflammatoires sont diminués, que la fièvre a baissé, que l'expectoration veut se faire, on se trouve bien de l'administration des médicamens balsamiques et diurétiques, tels que les sirops de Tolu et d'Ipécacuanha, les Oxymels simple et scillitique, le Kermès minéral, la poudre d'Ipécacuanha, celle dite contre la Coqueluche. (*Voyez* LES FORMULES, etc.)

Les sirops de Tolu ou d'Ipécacuanha se donnent le matin à jeun, à la dose d'une ou deux cuillerées à café, purs ou dans un peu d'eau tiède. Les doses et les modes d'administration sont les mêmes pour les Oxymels simple et scillitique : ce dernier Oxymel est généralement préféré. Quant aux poudres d'Ipécacuanha, de Kermès minéral, on les donne par deux ou trois grains pour la première, un quart, un demi ou un grain pour la seconde, délayées dans un peu d'eau tiède.

Quand la Coqueluche devient convulsive, on a recours aux calmans, aux opiacés de toutes espèces. Le Julep suivant est employé avec succès : dans un verre d'infusion de Coquelicot ou de fleur de Violettes, ajoutez une cuillerée à bouche de sirop de Guimauve ou de Capillaire, un demigrain d'Extrait d'Opium, et deux grains d'Extrait de Belladone; agitez le tout ensemble et donnez une cuillerée toutes les heures.

§ XXIII. *De la Petite-Vérole* ou *Variole.*

La Variole est une maladie à laquelle peu de personnes échappent en France et même en Europe. Cette maladie est contagieuse; elle se montre rarement en hiver; l'été, elle est beaucoup, plus fréquente qu'au printemps, et l'automne est la saison où on l'observe le plus rarement.

Suivant son intensité, ou plutôt suivant le nombre plus ou moins grand de boutons dont elle recouvre la surface de la peau, et suivant aussi que les boutons sont plus ou moins rapprochés les uns des autres, la Petite-Vérole est'dite *confluente* ou *discrète*· la première est généralement plus grave que la seconde. Toutefois, ces deux cas n'établissent pas deux espèces ·de Varioles; ils constituent seulement deux états ou deux degrés différens de la même maladie.

Les causes de la Petite-Vérole sont d'abord la contagion, puis l'état épidémique sous lequel elle règne assez souvent.

Les symptômes de la Petite Vérole sont les suivans : Une tristesse, un abattement, une indifférence, inaccoutumés, se font remarquer chez les sujets qui vont en être atteints; on remarque également une soif plus prononcée que d'habitude, quelques frissons, de la chaleur, une sueur faciale ou générale. Les reins, la tête, deviennent douloureux; des vomissemens ont lieu; une fièvre plus ou moins intense se déclare; le sommeil est agité, troublé par des songes ou des soubresauts.

Vers le troisième ou quatrième jour de l'invasion des premiers symptômes, apparaissent d'abord sur le visage, puis sur les bras, sur la poitrine, des petits boutons assez analogues à des piqûres de puces, et dont le nombre et la contiguïté sont très variables. En général l'éruption est complète dans les vingt-quatre heures. Du cinquième au sixième jour, les boutons deviennent plus saillans, et offrent à leur sommet d'abord un point brillant, puis une vésicule remplie d'un liquide incolore ou jaunâtre. Cette vésicule s'élargit, se déprime à son centre, et est entourée à sa circonférence par une rougeur qui s'efface insensiblement. Vers le huitième jour, les pustules s'élèvent, s'arrondissent, et le cercle rouge qui les entoure est mieux dessiné. Vers le même temps la peau du visage se gonfle; celle des mains se gonfle également, mais un peu plus tard. Peu à peu le liquide contenu dans les pustules devient louche, quelquefois purulent, ensuite jaune et brunâtre quand la dessiccation a lieu.

Vers le cinquième jour, on voit, sur un certain nombre de boutons de la face, un point noir remplacer la dépression centrale. Quelques pustules se fendent et laissent suinter une partie de la matière qu'elles contiennent : cette matière se durcit et forme une croûte jaune, rugueuse, qui brunit et finit par se détacher. Toutes les pustules ne se fendent pas; il en est qui résistent et dans lesquelles la matière contenue se dessèche et forme une sorte de durillon qui offre successivement les mêmes variétés dans la couleur.

La chute des croûtes a lieu du quinzième au vingt-cinquième jour.

Les pustules des membres et du tronc suivent la même marche et présentent les mêmes phénomènes que celles de la face; seulement, elles apparaissent quelques jours plus tard, elles sont plus plates et se dessèchent ordinairement sans se rompre. Cette éruption sera peu dangereuse si elle se fait lentement, et si la fièvre tombe à mesure que se fait l'apparition des boutons. La Petite-Vérole sera encore peu dangereuse quand la base des boutons sera d'un beau rouge et que ceux-ci se seront remplis peu à peu d'une matière purulente épaisse, blanchâtre d'abord, puis d'une couleur jaunâtre. La lividité et la couleur brune des boutons, l'existence d'un point noir dans leur milieu, d'un liquide aqueux ou muqueux dans leur intérieur, sont généralement des signes de mauvais caractère. Il en est de même des Petites-Véroles où il y a beaucoup de boutons sur la figure, et où ceux-ci se touchent; toutefois la Petite-Vérole dite *discrète* (l'autre est *confluente*) n'est pas toujours aussi bénigne qu'on le pense généralement.

Une Petite-Vérole constamment accompagnée de fièvre est dangereuse; elle sera plus redoutable encore si, entre les boutons, il y a des pétéchies ou taches purpurines, brunes ou noires; s'il y a complication de pissement de sang, de gonflement du ventre, de strangurie, de dysurie, de délire, d'accès convulsifs, de dépression du visage et des boutons, de diarrhée, de sueurs nocturnes, etc.

Dans la Petite-Vérole confluente, l'éruption des pustules est plus précoce; elle a lieu quelquefois le deuxième jour. Les boutons sont beaucoup plus nombreux, non entourés d'auréoles à cause de leur rapprochement, plus petits et mêmes saillans. La vésicule se fait plus promptement : elle est aplatie, irrégulière et se réunit à plusieurs autres; souvent une seule vessie inégale et bosselée, formée par la réunion d'un grand nombre de pustules, couvre toute la figure; celle-ci est plus gonflée que dans la Petite-Vérole discrète. La suppuration commence plus tôt et finit plus tard. La fièvre ne cesse pas; elle va même en augmentant jusqu'au douzième ou quatorzième jour. Enfin la dessiccation des pustules n'est quelquefois pas encore achevée le vingt-quatrième ou vingt-sixième jour.

Le régime à prescrire aux enfans qui vont avoir la Petite-Vérole est très simple. Il suffit de tenir le malade dans une température douce, de le mettre à l'usage des boissons tièdes et délayantes, telles que l'Eau de Violettes, de Tilleul ou d'Orge Miellée, etc.; de le couvrir légèrement, de ne pas l'exposer au bruit, aux secousses violentes. Le repos au lit n'est pas toujours nécessaire. On voit souvent des enfans, dans la campagne, atteints de la Petite-Vérole, n'interrompre ni leurs jeux ni leurs habitudes ordinaires, et se livrer, sans aucun accident, à leur appétit accoutumé. Mais ces cas ne sont que des exceptions qui n'infirment nullement les précautions qu'il est toujours sage et prudent d'avoir pendant toutes les maladies éruptives, et en particulier pendant la durée de la Variole.

Aussitôt que les boutons de la Petite-Vérole seront sortis, on se hâtera de séparer les malades des enfans ou des sujets encore jeunes qui n'en seront pas atteints; on les couchera séparément dans des lits tenus proprement; on se gardera bien de les gorger de cordiaux de toute nature, de liqueurs alcooliques, etc., comme on a quelquefois la mauvaise habitude de le faire, sous prétexte de les faire suer; on se contentera, pour maintenir la peau moite et entretenir une douce perspiration, de leur donner des boissons tièdes, sucrées ou miellées; préparées avec des fleurs de Bourrache, de Tilleul, de Violettes ou de Coquelicot; on renouvellera souvent les linges qui seront salis autour des malades, et les linges nouveaux devront être choisis doux et secs.

Le traitement à suivre dans la Petite-Vérole varie suivant les degrés de la maladie, et suivant les périodes ou époques de l'éruption. Quatre périodes étant admises dans le début, la marche, la durée et la terminaison de la Variole, quatre modes particuliers de traitement seront également mis en usage.

Vers le début, nous l'avons déjà dit, on se borne à prescrire le repos, la diète, les boissons adoucissantes, des cataplasmes sinapisés autour des pieds si les douleurs de tête sont très violentes; une saignée du bras s'il y a une congestion sanguine au cerveau ou à la poitrine; quelques lavemens émolliens, ou légèrement laxatifs, s'il y a de la constipation, etc.

24*

La seconde période, celle de l'éruption, se traite à peu près de la même manière que la première, avec cette différence que le régime et la médication antiphlogistiques sont plus sévères qu'ils ne l'étaient d'abord. Les calmans sont mis en usage s'il y a de l'insomnie, de l'agitation, du délire, etc.; dans ces cas, les saignées locales ou générales sont indiquées. Les complications telles que la strangurie, la dysurie, assez communes dans cette période de la maladie, fixeront l'attention des personnes qui entoureront les malades. Les boissons légèrement tempérantes, telles que l'Eau de Groseilles (préparée avec les fruits ou la gelée de Groseilles délayée dans de l'eau: une cuillerée à bouche pour deux verres d'eau), alterneront avantageusement les boissons adoucissantes. Les lavemens laxatifs ou même purgatifs seront également prescrits afin de s'opposer à la constipation. Survient-il des pétéchies? on donnera, dans la journée, quelques cuillerées à bouche d'une infusion de Quinquina acidulée avec de l'Eau de Rabel faite dans les proportions suivantes : Quinquina gris concassé, une demi-once; Eau, un litre; Eau de Rabel, un gros; sirop de Sucre ou Sucre blanc, une once.

Les boutons s'affaissent-ils, au lieu de grossir et de se remplir d'une matière purulente? ou en d'autres termes, la petite-vérole *rentre-t-elle?* on appliquera un vésicatoire aux membres inférieurs, et on se comportera comme dans toutes les maladies éruptives répercutées.

La troisième période, celle dite de suppuration, celle qui est la plus dangereuse de toutes, car il peut y avoir résorption du pus, exige les plus grands soins et la plus grande prudence. On évitera donc autour des malades des courans d'air froid et subit; on s'attachera aux soins de propreté; on veillera à ce que les boissons soient toujours tièdes, que le ventre soit libre, que les boutons ne soient point écorchés ni déchirés par les malades, etc.

Le pouls devient-il plus vif, plus dur, plus fort qu'il ne l'était d'abord? on pratique une ou deux saignées suivant la force et l'âge du sujet, suivant l'intensité de la fièvre.

Les pustules deviennent-elles subitement pâles, les extrémités froides? on a recours aux vésicatoires, à quelques cuillerées de Vin ou de boissons fortifiantes, comme l'Eau de Cannelle orgée, l'Eau de Menthe poivrée, sucrées et additionnées de quelques gouttes, par tasse, de Teinture de Cannelle, de Ratafia de ménage, etc.

Enfin les boutons sortent-ils avec peine; leur suppuration est-elle difficile, rare, peu abondante? On se trouvera bien d'ouvrir ces derniers avec la pointe d'une lancette, de recouvrir les surfaces qui en seront chargées de cataplasmes émolliens ou de linges trempés dans de l'Eau concentrée chaude de Racine de Guimauve, de Graine de Lin, de Feuille de Mauve, etc.; toutefois, cette opération, toujours douloureuse, peut être remplacée avec avantage, quand la volonté des parens ou des malades eux-mêmes s'oppose à son exécution, par quelques potions laxatives, ou quelques lavemens purgatifs.

Le temps de la dessiccation de la Variole, ou quatrième période de cette maladie, n'exige que les soins de régime et d'hygiène qui doivent être suivis dans toute fin de maladies et dans toute convalescence. Après la dessiccation, si l'appétit ne revient pas facilement, on conseille un léger purgatif. Survient-il des abcès? on les traite avec des cataplasmes maturatifs. Enfin, pendant cette période de la Variole, la saison est-elle froide et humide? on prendra les plus grandes précautions pour éviter la toux, les maux de gorge, les inflammations des paupières, etc., qui surviennent facilement chez les varioleux. On engagera donc ces derniers à ne pas sortir sans être chaudement vêtus, à ne pas boire froid, à éviter les changemens brusques de température, etc., etc.

§. XXIV. *Petite-Vérole volante.*

La *Petite-Vérole volante* ou *Variolette*, souvent confondue avec la Petite-Vérole discrète et bénigne, en diffère cependant, et voici quelles sont ces différences :

La fièvre qui précède l'éruption est très légère, elle ne dure guère que vingt-quatre heures. Le malade se plaint d'un léger malaise, d'une simple courbature, d'un peu de mal à la tête. L'éruption se fait souvent du premier au second jour, rarement au troisième ; on voit cesser de suite la fièvre et toutes les autres causes d'indisposition. Les pustules sont peu nombreuses, jamais confluentes, jamais dangereuses ; elles ne contiennent que de la sérosité souvent limpide, et elles disparaissent au plus tard le quatrième jour.

Cette Variole n'exige d'autres remèdes qu'une ou deux purgations quand les boutons sont desséchés ; on peut même se dispenser de donner des boissons délayantes ou émollientes au malade, mais il faut cependant éviter la répercussion des pustules peu nombreuses qui ont paru çà et là sur la peau. Si, par extraordinaire, la Petite-Vérole volante devenait plus sérieuse qu'elle ne l'est habituellement, on se comporterait comme si on avait affaire à une Variole discrète grave.

§ XXV. *De l'Inoculation.*

La gravité avec laquelle la Variole sévit quelquefois, puisqu'elle enlève ordinairement un malade sur huit ou dix quand elle est simplement discrète, et un sur trois quand elle est confluente, a dû nécessairement faire chercher par les médecins et tous les philanthropes un moyen de combattre une cause aussi manifeste de mortalité. Ce moyen ou plutôt cette prophylactie, qui date du commencement du siècle dernier, a été trouvé dans l'*inoculation*, opération qui consiste à prendre, à l'aide de la lancette, sur des pustules varioliques actuellement en suppuration, une petite quantité de pus, et à introduire ce pus dans le bras d'un individu non encore atteint de la Variole. Une pustule se développe sur l'endroit inoculé, et, sept ou huit jours après, les phénomènes d'invasion de la Variole commencent à se montrer comme ils ont été décrits dans le paragraphe précédent.

Ce préservatif a été appliqué peu à peu, car les choses nouvelles ne sont pas toujours, dans ce monde, aussi promptement accueillies qu'elles devraient l'être, sur des millions d'individus, en Angleterre, en France, et dans plusieurs autres contrées de l'Europe. Mais les résultats n'ont pas été aussi heureux qu'on l'avait espéré d'abord, et, malgré les précautions de toute espèce qui ont été prises, malgré les modes différens d'inoculation, malgré enfin l'espèce de privilège, de vertu particulière, dont quelques inoculateurs se disaient investis dans leur manière de faire, beaucoup de sujets ont succombé à la Variole inoculée, beaucoup d'autres ont perdu la vue, etc. L'inoculation a donc été abandonnée pour faire place à la Vaccine, préservatif reçu avec enthousiasme, pratiqué avec un succès qui ne s'est pas encore démenti, et que la mauvaise foi, l'ignorance ou la sottise, le calcul et l'intérêt peuvent seuls déprécier encore. Heureusement que le nombre des incrédules, en fait de Vaccine, diminue tous les jours, et que les adversaires d'un mode de conservation aussi certain et aussi précieux pour l'espèce humaine, se cachent dans l'ombre, et n'agissent plus que là où l'éducation la plus simple, le bon sens le plus commun, n'ont pu et ne peuvent se faire jour !

Quel est l'homme du monde qui n'ait point été frappé du petit nombre d'individus que l'on rencontre aujourd'hui avec la figure déchirée, comme labourée par des enfoncemens et des saillies toujours irréguliers et plus ou moins hideux, que l'on voyait autrefois après l'éruption de la Petite-

Vérole? quel est le médecin qui ne sache parfaitement que les taies sur les yeux, les ulcérations
des paupières, etc., sont moins fréquentes maintenant? quelle est enfin, de toutes les personnes
qui s'occupent d'économie politique, celle qui
ignore que la vie commune a beaucoup augmenté,
en France surtout, depuis un certain nombre
d'années, et qui oserait affirmer que l'hygiène,
beaucoup mieux étudiée et mieux appliquée qu'elle
ne l'avait jamais été, que le bien-être de la vie
matérielle devenu plus général, que l'aisance
beaucoup plus répandue dans toutes les classes
de la société, soient les seules causes d'une pareille longévité? Certes dans cette prolonga-
tion de la vie, dans cette cause de la régularité
et de la beauté plus communes des traits de la face,
la vaccine a payé son tribut, et personne n'oserait aujourd'hui soutenir une opinion contraire.

§ XXVI. *De la Vaccine.*

La *Vaccine*, du mot latin *vacca*, vache, est une
maladie que les Anglais appellent *cowpox*, qui est
propre à la vache, et qui, transmise à l'homme
par le moyen de l'inoculation, préserve ce dernier de la contagion de la Variole.

La Vaccine affecte particulièrement le pis de
la vache; elle se manifeste par des boutons qui
ne donnent pas de pus, mais seulement un liquide
transparent et séreux. Ce liquide, déposé sous
l'épiderme, donne lieu à une éruption de boutons qui est absolument identique avec ceux qui
viennent sur le pis des vaches, et qui préserve de
la Petite-Vérole.

La découverte de la Vaccine est due à Jenner,
médecin anglais. Elle date de 1775. Citer un nom
semblable aujourd'hui, en parlant de la Vaccine,
c'est presque faire insulte à la mémoire et à la reconnaissance publiques, car quel est celui d'entre
nous qui n'a pas l'esprit et le cœur pleins d'ad-
miration et de respect pour un philanthrope

que l'humanité tout entière regarde comme son libérateur et son conservateur! A côté du nom immortel de Jenner doit être placé celui de notre vertueux compatriote Larochefoucault de Liancourt, à qui la France doit l'importation de la Vaccine, et sous le patronage duquel un comité de douze médecins fut établi en l'an VIII de la république (1800) pour répéter et propager les expériences faites en Angleterre. Tout le monde sait que ce comité de Vaccine existe encore, que beaucoup de familles doivent à son zèle, à ses soins et à sa libéralité la conservation de leurs enfans, et que tous les ans, des prix, des récompenses, des distinctions honorifiques sont, à sa recommandation, donnés aux plus infatigables vaccinateurs.

La préparation à la Vaccine est nulle si le sujet que l'on doit vacciner est bien portant; on attendra que sa santé soit rétablie, s'il était malade ou indisposé.

L'âge le plus propre à la Vaccine est l'enfance, à partir du deuxième mois de la naissance jusqu'au travail de la première dentition, et depuis la fin de ce travail jusqu'à la deuxième dentition. Toutefois on peut vacciner, avec tout autant de succès, des personnes âgées de quinze, de vingt, de trente ou quarante ans.

Beaucoup de manières ont été proposées pour inoculer la Vaccine; la plus ordinairement suivie consiste à prendre, sur la pointe d'une lancette, un peu de matière d'un bouton en maturation, et à introduire cette matière sous l'épiderme de l'enfant. Le nombre des inoculations est de trois sur chaque bras, et c'est au tiers supérieur de ce dernier qu'on les pratique. Le sang ne doit pas sortir des piqûres, et la lancette doit être retirée en appuyant sur la piqûre, comme pour y essuyer l'instrument. On laisse sécher les petites plaies et on réhabille l'enfant.

Le choix du vaccin est indifférent; des expé-

riences directes ont été faites pour constater le
danger de l'innocuité du vaccin pris sur tel ou tel
sujet, dans tel ou tel état de maladie, etc., et toujours le résultat de ces expériences a été sans accident. Toutefois il est plus prudent, plus sage,
quand on veut complaire aux parens, quand on
ne veut point braver les préjugés qui ne sont pas
toujours à fouler aux pieds, en médecine pratique
surtout, quand on veut encore ne point être ac-
cusé d'être cause des accidens qui pourraient
survenir, de prendre du vaccin sur une personne
ou une vache actuellement en *vaccination*, et de
choisir ce vaccin parfaitement transparent.

On ne peut pas toujours se procurer du vaccin
frais. Dans ce cas, on emploie du vaccin sec et
conservé soit sur des fils imbibés, soit entre deux
petites plaques de verre, soit dans des tubes de
cristal, soit enfin sur des pointes de lancettes. De
ces quatre modes de conservation le deuxième et
le troisième sont les plus suivis.

Pour employer le vaccin conservé, on détache à
froid la cire qui ferme les tubes ou qui tient réunies les deux plaques de verre; on délaie le vaccin
dans une goutte d'eau claire, et on l'introduit
entre l'épiderme et la peau à la manière ordinaire.

Enfin, quand on est obligé de prendre du vaccin
sur le pis d'une vache malade du *cowpox* naturel,
ou par inoculation, on attend, comme si on opé-
rait *de bras à bras*, que les boutons soient en
parfaite maturation, qu'ils soient encore enveloppés dans leur auréole, qu'ils ne contiennent qu'une
très petite quantité de matière, et on inocule cette
dernière à la manière ci-dessus décrite.

Les caractères d'une *bonne vaccine*, car il y
en a une *fausse*, sont les suivans : A l'instant où
la piqûre est faite, il se forme autour d'elle un
cercle rouge de six à douze lignes de diamètre,
qui disparaît au bout de quelques minutes, et laisse
une tuméfaction qui persiste un peu plus. Vers la
fin du troisième jour au plus tôt, et quelquefois

même à la fin du quatrième, la piqûre, qui était restée dans un état complet d'inertie, commence à se gonfler et à rougir. Le cinquième jour, elle se déprime légèrement à son centre, et cause quelque démangeaison. Du sixième au huitième jour, elle prend la forme pustuleuse, devient plus large (3 à 5 lignes de diamètre), acquiert une couleur argentée en même temps que l'auréole qui l'entoure s'agrandit (c'est là le moment de prendre le vaccin quand on veut vacciner). Le dixième jour, la pustule commence à prendre une couleur foncée, l'auréole s'agrandit encore, et souvent le tissu cellulaire participe à l'inflammation qui devient phlegmoneuse. La dessiccation commence le douzième jour ; la liqueur se trouble, le centre se dessèche, l'auréole pâlit, la croûte devient par degré plus brune ; elle tombe du vingt-quatrième au vingt-septième jour, et laisse une petite cicatrice semblable à celle qui succède à la variole.

Quand le sujet vacciné ne doit avoir qu'une *fausse Vaccine*, Vaccine sur laquelle on ne doit pas compter, qui n'est point préservative, et qui a amené, dans ces derniers temps, les *doutes* qui se sont élevés au sein de quelques sociétés savantes sur la nature des qualités primitives du vaccin, les caractères ou symptômes que nous venons de passer en revue se développent plus tôt, les boutons suppurent plus vite, la croûte qu'ils forment se détache au bout de sept à huit jours au plus, etc.

La Vaccine n'exige, en général, aucun régime, aucun traitement. A peine si quelques sujets éprouvent un peu de malaise, un peu de fièvre. Si, par extraordinaire, une inflammation vive se manifestait à l'un des bras ou à tous les deux, s'il y avait un peu de nausées, de perte d'appétit, etc., on donnerait quelques boissons tempérantes ou laxatives, en un mot on se comporterait selon les cas ou complications qui se présenteraient.

§ XXVII. *De la Rougeole.*

La Rougeole, maladie qui a quelque analogie avec la variole, qui parut en Europe à peu près à la même époque que cette dernière, que l'on n'a également qu'une fois dans sa vie, qui se communique aussi par contagion, mais qui est beaucoup moins grave dans ses résultats, à moins qu'elle ne soit maligne, s'annonce par des alternatives de froid et de chaud, par la perte ou la diminution de l'appétit, la blancheur et l'humidité de la langue, une toux légère et brève, une pesanteur de tête, la rougeur et le larmoiement des yeux, l'assoupissement, l'écoulement d'une sérosité nasale, des selles verdâtres, des vomissemens, etc. Vers le quatrième jour de l'invasion de la maladie, on voit sur le visage, puis sur la poitrine, les bras, les cuisses, etc., de petites taches d'un rouge plus ou moins foncé, analogues à des piqûres de puces, peu saillantes, qui s'en vont par écailles, et qui, avant de disparaître, pâlissent de plus en plus. Ces taches s'effacent du sixième au septième jour, et le neuvième, ordinairement, on n'en voit plus aucune trace.

La toux, la fièvre, l'oppression, l'enchifrenement, la diarrhée, continuent, augmentent même quelquefois, après l'éruption; c'est le contraire dans la petite-vérole; le vomissement seul a cessé.

Quand la Rougeole doit être maligne, tous les symptômes que nous venons d'indiquer sont plus violens, et l'éruption, au lieu de se faire sur le visage d'abord, au front par exemple, commence par les épaules et les autres parties du corps.

La Rougeole apparaît ordinairement au printemps, puis disparaît en été; elle se traite par le repos au lit, des boissons émollientes et délayantes tièdes; la diète absolue si les symptômes sont graves; une alimentation légère et végétale si les symptômes sont légers; une saignée au bras, des bains de pieds si la fièvre est forte. Y a-t-il une vive oppression, un violent mal de tête, du délire? on pose des vésicatoires aux extrémités, et on pratique une saignée si la fièvre reprend quand l'éruption disparaît. On donne des boissons acidulées, comme une décoction d'Ecorce de Chêne ou de Saule, préparée avec demi-once d'Ecorce par pinte, et un demi-gros ou un gros d'Acide Nitrique ou Sulfurique, si des taches noires ou purpurines succèdent aux taches lie de vin de l'éruption ; enfin on applique des vésicatoires , des sinapismes autour des poignets et des malléoles (chevilles des pieds), si la Rougeole rentre subitement.

La convalescence de la Rougeole demande les précautions les plus minutieuses , car les malades sont alors très aptes à contracter des affections de poitrine qui souvent deviennent mortelles. On évitera donc tous les changemens brusques de température, les impressions du froid, les alimens salés et épicés, en un mot toutes les causes d'irritation locale ou générale. On conseillera les boissons délayantes et tempérantes, telles que l'Eau de Veau, l'Eau de Pruneaux, le Petit-Lait, les alimens légers et peu abondans, comme les panades claires, les végétaux frais, les viandes blanches, etc.

§ XXVIII. *De la Scarlatine* ou *Fièvre Rouge.*

La *Scarlatine* , *fièvre Scarlatine* ou *fièvre Rouge*, maladie ainsi nommée à cause de la couleur rouge que prend presque toute la peau du sujet qui en est atteint, qui se manifeste dans presque toutes les saisons de l'année, mais surtout vers la fin de l'été, débute de la manière suivante : Alternatives de froid et de chaud; malaises plus ou moins considérables ; taches rouges sur la peau : ces taches sont plus larges, plus nombreuses, plus foncées et plus irrégulières que dans la rougeole; elles ne durent que deux ou trois jours, après quoi l'épiderme tombe par écailles. Tels sont

les phénomènes de la Scarlatine bénigne, maladie
contre laquelle il n'y a souvent rien à faire. En
effet, une légère diminution dans les alimens, des
boissons tièdes et délayantes, légèrement laxatives, des bains de pieds, des lavemens, sont les
remèdes à mettre en usage.

Les symptômes sont-ils plus sérieux? y a-t-il de
l'abattement, des frissons, de l'oppression, des
nausées, des vomissemens, un mal de gorge, etc.?
en un mot, la maladie est-elle *maligne*, comme
on le voit quelquefois? On a recours alors aux
saignées, aux boissons émollientes, puis aux boissons toniques acidules, enfin aux purgatifs, aux
lavemens, aux bains de pieds, etc.

§ XXIX. *De la Masturbation.*

La *Masturbation*, habitude vicieuse et souvent
mortelle, que les enfans contractent encore fort
jeunes, qu'ils conservent en avançant en âge, et
qui, chez eux, est la source d'une foule de maladies
plus graves les unes que les autres, telles que la
phthisie pulmonaire, le rachitisme, le marasme,
la consomption, etc., etc., ne doit nous occuper ici
que pour avertir les parens d'apporter de bonne
heure, dans leur famille, la surveillance la plus
active, la sollicitude la plus tendre et la plus dé-
vouée. A chaque instant du jour et de la nuit, leur
vigilance est indispensable pour déjouer les
moyens et les artifices employés par l'enfance et
la jeunesse qui a la fureur de la Masturbation. En
effet, il est vraiment surprenant, incroyable et
pénible tout à la fois, de voir avec quel acharne-
ment, avec quelle ténacité, quelle persévérance,
quelle sagacité, on peut le dire, les malheureux
onanistes mettent en défaut l'œil scrutateur d'un
père ou d'une mère, d'un maître ou d'un directeur.
Tout est mis en usage par eux pour assouvir leur
funeste passion. Leur coucher, leurs vêtemens,
leurs jambes, leurs cuisses, leurs mains, les ca-
misolles préservatives dont on les habille, etc.,

sont autant d'agens excitateurs à l'aide desquels ils ruinent leur santé, énervent leur moral et se préparent une vie honteuse, languissante et à charge à eux-mêmes.

Tout ce que la médecine a proposé contre l'onanisme, comme la diète, les bains tièdes, les boissons tempérantes et débilitantes, etc., ne vaut pas ce que la surveillance, les soins bien entendus d'un père et d'une mère peuvent faire en pareille circonstance. Ceux-ci, en effet, par leurs soins et leurs veilles continuelles, par les conseils qu'ils donneront et les punitions qu'ils infligeront, les plaisirs, les jeux et les promenades qu'ils procureront, les précautions qu'ils prendront de ne jamais laisser leurs enfans seuls, la constance qu'ils auront à les surveiller le jour et la nuit, la persévérance qu'ils mettront à leur faire comprendre les conséquences malheureuses d'un vice aussi honteux et aussi funeste que celui de la Masturbation, contribueront beaucoup plus à détruire la mauvaise habitude des plaisirs secrets que tous les remèdes fournis par la pharmacie, l'hygiène et la thérapeutique. C'est donc aux bons parens que nous confions la cure de l'onanisme.

§ XXX. *Opération du Filet.*

Le *Filet de la langue* est un repli triangulaire formé par la membrane muqueuse de la bouche, et placé contre la paroi inférieure de cette cavité et la face inférieure de la langue. Lorsque ce repli se prolonge jusqu'à l'extrémité de la langue, il gêne ses mouvemens, s'oppose à la succion, etc. On remédie à cet inconvénient en le coupant avec des ciseaux, après avoir soulevé la langue avec la plaque fendue d'une sonde cannelée. On nomme cette section l'*Opération du Filet.*

§ XXXI. *Abus des Sucreries chez les Enfans.*

Une habitude des plus mauvaises, si elle n'est

pas toujours dangereuse, chez les parens, c'est de gorger les enfans de Bonbons, de Sucreries de toute nature et de toute espèce. Il semble vraiment, à les voir faire et à les entendre dire, qu'ils croiraient manquer de bonté et de tendresse s'ils n'agissaient pas ainsi. Mais combien leur erreur est grande, et combien la faiblesse qu'ils ont de satisfaire ainsi à la friandise de leurs enfans est nuisible à la santé, à la force de ces derniers! Qui ne sait par expérience que les enfans des malheureux, qui ne connaissent souvent des Sucreries et des Friandises que le nom, ont presque toujours un teint meilleur, une constitution plus robuste, une force plus grande que ceux des villes et des riches; que ceux-ci, au contraire, qui ne manquent de rien de ce que donnent l'opulence et la mollesse, sont le plus ordinairement faibles, pâles et efféminés. Une nourriture plutôt saine que succulente, plutôt fortifiante qu'abondante; des mets plutôt choisis que recherchés, du pain sec plutôt que des gâteaux, des fruits mûrs plutôt que des confitures et des sucreries, du vin plutôt que des liqueurs, tels sont les alimens qui conviennent aux enfans riches ou pauvres, à qui l'on veut assurer une force et une santé capables de lutter avantageusement contre le besoin, les revers de fortune et les privations qui peuvent les atteindre dans le cours de leur vie.

CHAPITRE XXIII.

MALADIES DE LA PEAU.

§ I. Des Dartres.

Les Dartres sont des maladies de la peau caractérisées par de petits boutons ou des pustules qui causent de la démangeaison, qui sont réunies en plaques plus ou moins larges, communément arrondies, sur lesquelles se forment ensuite des écailles, des croûtes, et quelquefois des ulcérations.

Les Dartres changent souvent de lieu et de place. Elles peuvent occuper toutes les parties de la peau, et s'étendre même à l'origine des membranes muqueuses qui ne sont autre chose que la peau interne.

Les Dartres sont héréditaires; si toutes ne sont pas contagieuses, quelques unes doivent l'être nécessairement; il est donc prudent d'éviter un contact prolongé avec les personnes dartreuses.

Les individus qui exercent une profession sédentaire, qui sont malpropres, qui ont une constitution lymphatique, qui portent de la laine immédiatement sur la peau, qui font des écarts de régime, qui se nourrissent d'alimens âcres et indigestes, qui font abus du café, des liqueurs fortes, du vin de bonne ou mauvaise qualité, mais en trop grande quantité, etc., sont plus exposés que d'autres à avoir des Dartres.

Les Dartres peuvent encore être la suite d'une évacuation habituelle supprimée, d'un exutoire interrompu sans précautions préalables, etc.

Les Dartres sont des maladies qui durent ordinairement fort long-temps, qui réapparaissent surtout au printemps et à l'automne, mais qui sont rarement mortelles. Toutefois il n'est pas très rare d'en voir qui envahissent peu à peu toute la surface de la peau, qui s'ulcèrent, font maigrir le malade, etc. On peut dire d'une manière générale que les Dartres sont plutôt difficiles à guérir que dangereuses par elles-mêmes.

Les auteurs qui se sont occupés de cette partie de la médecine ont établi pour les Dartres des classifications, des distinctions dans les détails desquels nous nous garderons bien d'entrer, et cela avec d'autant plus de raison, que les moyens de traitement sont presque toujours les mêmes. Connaître les causes, attaquer celles-ci, persévé-

rer dans le traitement adopté pendant des mois
entiers et souvent des années entières, suspendre
momentanément l'emploi des agens thérapeutiques
afin d'éviter leur peu d'action par suite de l'habitude, reprendre le traitement au moins deux
fois dans le cours de l'année, au printemps et à
l'automne, varier et multiplier la médication selon les cas, les circonstances, l'âge, le tempérament, les habitudes du sujet, etc., etc., telles sont
les indications à remplir dans la thérapeutique
des maladies dartreuses.

Toutes les Dartres ne sauraient être traitées,
guéries, sans de graves inconvéniens. Il y en a,
en effet, qui sont dites *salutaires*, et celles-là se
reconnaissent à l'altération plus ou moins grande
qui ne tarde point d'avoir lieu dans la santé générale du sujet, toutes les fois que les Dartres sont
amendées sous l'influence d'un régime et d'un traitement employés. Aussi on se gardera bien de donner sa confiance à tous les *guérisseurs* de profession qui, ne voyant que le mal local, se hâtent
d'appliquer leur remède afin de recevoir le salaire
de leur ignorance et de leur cupidité. Celui-là qui,
en médecine pratique, ne considère jamais l'état
du malade, qui ne voit jamais que la maladie,
n'est ni médecin ni homme utile à la société ; c'est
un médicastre dangereux, passible de toute la sévérité des lois.

Les moyens les plus ordinairement mis en usage
dans le traitement des Dartres consistent à prescrire un régime doux, l'usage des bains tièdes,
un exercice modéré, l'habitation de la campagne,
une alimentation végétale, le lait s'il y a de la
douleur dans les parties affectées, l'application
d'un cautère ou d'un vésicatoire si la dartre four-
nit un liquide séreux, purulent, plus ou moins
abondant, et si la répercussion avait eu lieu ; des
médicamens amers, toniques, fortifians si la constitution du sujet est lâche, molle, lymphatique.
La saignée, les purgatifs, les vomitifs, les sudori-

fiques ne conviennent que dans certaines circonstances.

Les plantes avec lesquelles on prépare des tisanes ou des sirops pour les dartreux sont la Chicorée, la Patience, la Bardane, la Fumeterre, le
Houblon, la Gentiane, la petite Centaurée, la
Douce-Amère, etc. Les autres préparations pharmaceutiques mises en usage sont les extraits de
Gentiane, de Chicorée, les Pommades soufrées,
mercurielles, iodurées, les sels de Potasse et de
Soude, le Sublimé Corrosif, les arséniates de Potasse ou de Soude, etc., etc.; on conçoit d'avance
que tous ces agens thérapeutiques, ayant une action très énergique, ne peuvent être prescrits que
par un homme de l'art.

Certaines Eaux minérales naturelles ou artificielles, et principalement celles qui contiennent du
soufre, conviennent dans le traitement interne et
externe des Dartres. On les emploie en boissons,
en bains liquides, en bains de vapeur, en lotions,
en douches, en injections, etc., selon les cas, les
lieux occupés par la maladie, les désorganisations
occasionnées par les Dartres. (*Voyez*, Pharmacie
DES PAUVRES, les diverses formules consignées
pour les Dartres.)

§ II. *De la Gale.*

La Gale est une maladie contagieuse, qui est
disséminée sur toute la surface de la peau, mais
qui occupe principalement les intervalles des
doigts, le dos des mains, les poignets, la face interne des membres thoraciques et abdominaux,
les aisselles, les jarrets, les aines, la partie antérieure de la poitrine et de l'abdomen, etc. La Gale
affecte rarement le visage.

La Gale atteint tous les âges, mais surtout les
enfans, les gens malpropres, les soldats, les ma-
rins, les prisonniers, les infirmiers des hôpitaux, etc.

L'éruption de la Gale est souvent précédée de

démangeaisons à la peau, aux endroits où les boutons doivent se développer. Peu après des pustules petites, prurigineuses, apparaissent dans tous les endroits du corps que nous avons énumérés. Chez les enfans à la mamelle, la Gale se montre d'abord aux fesses, endroit où les nourrices posent habituellement les mains.

Le nombre des pustules de la Gale va dès le début de la maladie sans cesse en augmentant, et il devient quelquefois très considérable, surtout dans les saisons chaudes.

Quand la Gale est récente, les pustules sont petites; elles contiennent à leur sommet une liqueur séreuse qui, à mesure que les boutons augmentent de volume pour arriver à la grosseur d'une lentille, devient séro-purulente. Déchirée par les ongles des malades, qui ne peuvent céder au besoin incessant de se gratter, surtout quand ils ont chaud et qu'ils sont en sueur, les pustules se couvrent d'une croûte peu épaisse, au dessous de laquelle se forme du pus, et quelquefois une ulcération.

La Gale n'est pas en général une maladie grave et rebelle; huit à dix jours de traitement suffisent ordinairement pour la guérir. Mais il n'en est pas toujours ainsi; on voit quelquefois les malades perdre l'appétit, le sommeil, le mouvement des doigts, le teint ordinaire de la face, etc.; enfin on a vu des cas malheureux où les galeux tombaient dans l'amaigrissement, la fièvre hectique et le marasme; mais, nous le répétons, ce sont de ces cas heureusement fort rares.

La Gale est quelquefois périodique, c'est à dire qu'elle revient plusieurs années de suite, à des époques fixes de l'année, puis elle disparaît pour se montrer ensuite, et cela sans accidens autres que les démangeaisons ordinaires.

La Gale peut se répercuter, disparaître tout à coup. Cet accident est grave, et mérite tous les soins des hommes de l'art.

Les praticiens distinguent deux espèces de Gale, l'une très petite, dite *Gale de Chien, Gale sèche;* c'est celle dont les boutons sont très nombreux, à peine visibles à l'œil nu, transparens et fort douloureux; une autre dite *Grosse Gale, Gale humide, Gale boutonnée, pustuleuse,* etc. Cette espèce est caractérisée par des boutons gros, larges, contenant beaucoup de sérosité purulente, qui se recouvrent de croûtes agglomérées entre elles, etc.

De tous les remèdes proposés contre la Gale, il n'en est pas de meilleur que le soufre appliqué en pommade, sous forme de frictions, ou en bains liquides ou de vapeur. La pommade soufrée se prépare en mélangeant une ou deux parties de soufre sublimé avec huit parties d'Axonge. On frictionne le malade soir et matin, devant un bon feu, si c'est en hiver, avec gros comme une noix du mélange. La friction se fera principalement sur les mains, entre les doigts, aux aisselles, aux jointures des bras, aux jarrets et sur le ventre.

Les bains de soufre liquides se font avec deux ou quatre onces de Foie de soufre (sulfure de potasse), dissous dans une livre d'eau, que l'on ajoute ensuite dans suffisante quantité d'eau ordinaire. Le bain se prend dans une baignoire en bois, un tonneau, etc.

Les bains de vapeur de soufre ne peuvent être pris que dans des appareils disposés exprès.

§ III. *De la Lèpre.*

La Lèpre étant fort rare aujourd'hui, surtout dans nos climats, nous nous contenterons de dire que cette maladie a beaucoup d'analogie avec le Scorbut, et que, se présentant par hasard, on lui opposerait avec avantage le traitement de cette dernière affection. (*Voyez* Scorbut.)

§ IV. *Du Prurit ou démangeaisons.*

Maladie qui donne à la peau l'aspect d'une surface dartreuse. Le prurit est *sec* ou *humide*, quelquefois *pustuleux*, avec *sérosité farineuse*, quand on gratte les endroits qui sont le siège de cette maladie.

Le Prurit se traite à peu près comme les dartres légères, c'est à dire avec des graisses ou pommades soufrées ou alcalines, avec des bains généraux simples, ou alcalins, ou sulfureux ; avec des lotions adoucissantes ou astringentes, selon que les parties sont douloureuses ou peu humectées, et que le Prurit peut être supprimé sans accidens consécutifs.

§ V. *Des Pustules cutanées appelées Echauboulures, Ebullitions, Sudamina, Echauffement,* etc.

Les Pustules, symptômes ordinaires de quelques maladies plus ou moins graves, ne sont vraiment rebelles qu'autant qu'on veut s'en occuper absolument, sans tenir compte des circonstances qui les ont fait naître, suivant aussi que l'on croit devoir leur appliquer des remèdes un peu actifs, etc.; car le régime, le repos, une petite saignée, quelques tasses de tisane tempérante, délayante ou laxative, des bains généraux, quelques lavemens purgatifs, suffisent dans les neuf dixièmes des cas pour obtenir leur prompte guérison. Toutefois voyons les distinctions que l'on établira pour donner à ces Pustules des noms différens.

Les *Echauboulures* sont de petites éruptions cutanées, inflammatoires et pustulaires, que l'on appelle *Ebullition*, quand elles tiennent à une violente âcreté de sang, qu'elles apparaissent sur la poitrine, aux bras et au visage, qu'elles sont accompagnées de fièvre, et qu'elles cessent avec cette dernière ; *Sudamina*, quand elles semblent être dues à l'âcreté de la sueur, qu'elles se manifestent au cou, aux bras, à la poitrine, sur les cuisses, les jambes, etc., qu'il y ait fièvre ou non ; *Echauffement*, quand elles sont dues aux grandes chaleurs de l'été, qu'elles attaquent préférablement les enfans et les jeunes gens.

Ces trois espèces de Pustules cutanées rendent la peau dure et inégale ; elles durent peu de temps, deux ou trois jours, après quoi l'épiderme tombe en écailles.

Une quatrième espèce d'Echauboulure est celle dite *Pourpre blanc*, par opposition avec les trois précédentes, qu'on appelle *Pourpre rouge ;* cette espèce consiste en des Pustules vésiculeuses, pleines de sérosité, et elle se rencontre quelquefois dans les fièvres de mauvais caractère.

Enfin la cinquième espèce d'Echauboulure est celle que les médecins ont appelée *Purpura Urtica*. Ce Purpura se manifeste par des tubercules qui forment ordinairement de larges plaques élevées, accompagnées d'ardeur et de démangeaisons, comme si on avait été piqué par un grand nombre de cousins, ou battu avec des orties.

Les tubercules de l'*Urtica* couvrent quelquefois tout le corps, disparaissent en peu de temps, surtout lorsque l'on quitte le lit, mais elles reviennent bientôt ; elles durent ordinairement deux ou trois jours, elles sont rarement accompagnées de fièvre. Les personnes qui ont mangé des moules, des écrevisses, etc., en sont souvent atteintes ; enfin on les observe quelquefois dans les fièvres malignes.

§ VI. *De l'Érysipèle.*

L'Erysipèle, affection cutanée appelée *Rose, Rosalie* ou *Violet*, s'observe le plus souvent sur des sujets de trente et quarante ans, d'un tempérament sanguin, pendant les saisons froides et humides de l'automne.

Les passions violentes, les affections vives de l'ame, la crainte, la colère, un refroidissement subit dans l'atmosphère après de grandes chaleurs, l'usage d'alimens âcres, de liqueurs alcooliques, d'assaisonnement de haut goût, de vête-

26

mens de laine sur la peau, un bain chaud, une plaie, une contusion, la suppression de quelques évacuations accidentelles ou habituelles, la répercussion de la Gale, d'une Dartre, de la Goutte, etc., etc., sont les causes les plus ordinaires de l'*Erysipèle spontané*.

L'Erysipèle accidentel est produit par l'application d'agens irritans, tels qu'une chaleur vive, des onguens irritans, des topiques cantharidés, sinapisés, la piqûre de certains insectes, etc. Aussitôt l'action de ces causes, la maladie se développe : ainsi la douleur et la chaleur, la tuméfaction, le gonflement et la dureté de la peau surviennent rapidement, acquièrent en peu de temps leur plus haut degré d'intensité, et diminuent ensuite peu à peu. Quelquefois il y a de la fièvre, mais cette fièvre est légère.

L'Erysipèle accidentel est généralement peu grave, il est rarement ambulant, et sa durée moyenne dépasse rarement une semaine; sa desquamation est prompte et facile. Les répercussifs légers, tels que l'eau froide, l'eau végéto-minérale, font souvent arrêter cet Erysipèle.

L'Erysipèle spontané est souvent précédé de malaise général, de lassitudes, de frissons vagues, quelquefois de démangeaison et de chaleur dans l'endroit où l'éruption doit se faire, etc.

De tous les signes de l'Erysipèle, les plus constans sont la rougeur, la tuméfaction et la dureté des parties affectées; rougeur, tuméfaction et dureté qui s'étendent peu à peu; rougeur, enfin, qui s'efface à la moindre pression, pour reparaître tout aussitôt que cette pression a cessé.

L'Erysipèle peut affecter toutes les parties du corps; mais c'est surtout aux membres, à la face, au cuir chevelu qu'on l'observe ordinairement. De tous les Erysipèles, celui de la face, et surtout celui de la peau du crâne, sont les plus dangereux.

Dans beaucoup d'Erysipèles, il y a de la fièvre,

perte de l'appétit, soif, frissons passagers, insomnie, etc.

L'Erysipèle a toujours une marche aiguë; sa durée moyenne est de huit à quinze jours; quelquefois il se termine en trois ou quatre; ailleurs il se prolonge au-delà de quatre à cinq semaines; mais alors il change de place, et il y a, en quelque sorte, plusieurs Erysipèles qui se succèdent.

La terminaison la plus ordinaire de l'Erysipèle est la desquamation; cependant il peut se terminer par flegmon, par gangrène ou par ulcération. Quand il occupe la tête, il n'est pas très rare de voir les paupières tomber en suppuration, le voir des vésicules sur les joues, des escarrhes gangréneuses sur les oreilles, etc.

L'Erysipèle peut être inflammatoire, bilieux, adynamique, fixe, vague, ambulant, phlycténoïde, flegmoneux, boutonneux, œdémateux, gangréneux, périodique, etc.

L'Erysipèle simple, léger, exige peu d'activité dans son traitement; on se borne à éloigner toutes les causes qui pourraient l'aggraver; on recommande aux malades une position telle que la partie affectée soit élevée, de se garantir du froid, de s'abstenir de tout topique gras et huileux. La chaleur, la tension des parties sont-elles douloureuses? on prescrit des lotions, des fomentations émollientes et légèrement résolutives, préparées avec l'Eau de Mauve et de Sureau. On prescrit en même temps des boissons tempérantes et laxatives, comme les Limonades, le Petit-Lait, etc.

Les sangsues sont rarement applicables dans les cas d'Erysipèle, surtout sur les parties malades, le lieu de leur piqûre devenant souvent le siège d'un autre Erysipèle.

L'Erysipèle est-il flegmoneux? on le couvre de cataplasmes émolliens, et on facilite la sortie du pus en incisant les vésicules avec la pointe d'une lancette.

L'Erysipèle est-il gangréneux? on a recours aux

poudres d'Écorce de Chêne ou de Saule appliquées en nature ou sous forme de cataplasme.

Y a-t-il changement de lieu de l'Erysipèle, transport de celui-ci sur un organe malade, etc.? cet Erysipèle est généralement fâcheux. Enfin est-il périodique? on a recours aux bains tièdes, au régime doux, au séjour à la campagne, à l'application d'un vésicatoire ou d'un cautère, etc.

§ VII. Coup de Soleil.

On appelle *Coup de Soleil* l'action prompte et subite des rayons du soleil sur quelques parties du corps. On conçoit de suite que certaines parties du corps seulement sont plus exposées que d'autres à éprouver l'influence désagréable des rayons solaires ; ainsi la tête, la face, les mains, les bras, le cou, les épaules des ouvriers de la campagne, ou de chantiers non couverts, sont beaucoup plus souvent affectés de *Coups de Soleil* que les cuisses, les reins, les fesses, etc.

Le Coup de Soleil peut être *grave* ou *léger*. Il est souvent grave dans les campagnes, dans le temps des moissons, des fortes chaleurs, où l'on voit les ouvriers revenir de leurs travaux avec des maux de tête violens, du délire, de l'agitation, etc. Quand le Coup de Soleil est léger, il simule assez bien l'érysipèle, et, comme ce dernier, il cède au moindre régime, aux boissons tempérantes et délayantes, aux topiques froids d'Eau Simple ou d'Eau Blanche, aux cataplasmes de Farine d'Orge et de Sureau, aux lotions de Mélilot, de Racine de Guimauve, etc.

Le traitement du Coup de Soleil sur la tête est celui de la méningite (inflammation des enveloppes du cerveau). On se hâtera donc, quand les accidens seront graves, de se faire ouvrir la veine du bras, de tirer dix ou douze onces de sang, plus ou moins, selon la force du sujet, l'intensité du mal ; on prescrira le repos, la diète absolue, les boissons délayantes et tempérantes, les topiques froids sur la tête ; les sangsues à l'anus, les bains de pieds avec le Sel de cuisine, les sinapismes sur les cuisses et sur les jambes, les lavemens purgatifs, les vésicatoires aux extrémités inferieures, etc.

CHAPITRE XXIV.

MALADIES DES MEMBRES.

§ I. *De la Goutte.*

La Goutte est une maladie qui fait le désespoir des médecins, non seulement sous le rapport des causes qui lui donnent naissance, mais encore sous celui des moyens à opposer pour la combattre. Nous disons sous le rapport de ses causes, car celles-ci sont souvent ignorées par les hommes de l'art. En effet, bien que la Goutte s'observe le plus ordinairement chez les gens riches et aisés, chez les amateurs de la bonne table et de tous les genres d'excès, chez les hommes sédentaires, les individus qui ont eu des sueurs rentrées, des écoulemens naturels ou artificiels supprimés trop tôt, sans précaution aucune, etc.; on sait que tous ceux qui commettent de pareils écarts, soit dans leur régime diététique, soit dans leurs mœurs, leurs habitudes ou l'hygiène la plus simple, ne sont pas tourmentés de la Goutte.

La Goutte est une maladie héréditaire, mais cela ne nous apprend rien de son étiologie (connaissance des causes des maladies). Elle attaque les adultes, les vieillards, et quelquefois aussi les enfans et les jeunes gens ; mais ces cas sont plus rares que les premiers.

La Goutte est *régulière* ou *irrégulière;* elle prend différens noms selon le siége ou les parties qu'elle occupe : on lui donne le nom de *podagre*, quand elle se jette sur les pieds; *chiragre*, quand

26.

ce sont les mains qui sont prises ; *gonagre ,* quand ce sont les genoux ; *sciatique ,* quand elle attaque la tête du fémur (os de la cuisse). Quant au siège principal de la Goutte, on pense généralement que ce sont les ligamens et les tendons des articulations.

La Goutte est caractérisée par la douleur, le gonflement et la rougeur des petites articulations, comme celles des doigts et des orteils. Il semble souvent au malade que de l'eau tiède est versée sur les parties douloureuses ; mais bientôt la douleur devient plus vive ; elle est âcre, pulsative et lancinante. Ailleurs elle cause une sensation de déchirement, de morsure, de dislocation ; elle est exaspérée par la moindre pression, par le mouvement le plus léger, et néanmoins elle oblige le malade à changer continuellement de position, etc. Tel est le tableau, en abrégé, des souffrances endurées par les goutteux ; on n'est plus étonné alors de voir tous ces malades si maussades, si difficiles à vivre, et rendre si malheureuses les personnes qui les entourent.

La Goutte revient par attaques ou accès qui sont plus ou moins rapprochés les uns des autres, plus ou moins longs dans leur durée, et qui se déclarent souvent au milieu de la nuit. Son début est quelquefois brusque, précédé de certains phénomènes, comme des engourdissemens, des spasmes, des sensations insolites, la distension des veines dans les parties que la Goutte doit occuper. Quelquefois encore les malades éprouvent un léger mouvement de fièvre, quelques nausées, quelques dérangemens dans les fonctions digestives, etc.

Quand la Goutte est *régulière,* qu'elle n'occupe que les pieds et les mains, qu'elle est sans complication grave, qu'elle ne se porte sur aucun viscère, qu'enfin elle ne *remonte* pas, qu'elle n'est pas *irrégulière,* comme on le dit ordinairement, c'est une maladie plutôt douloureuse, fatigante pour le malade, que dangereuse ; elle peut même, dans ces cas, passer pour un brevet de longévité, car on voit souvent des goutteux très âgés, et chez lesquels la Goutte date depuis long-temps. Mais la Goutte ne se borne pas toujours à des accès plus ou moins violens, plus ou moins sensibles, plus ou moins durables. Il arrive quelquefois que les malades sont paralysés. En effet, il n'est pas extrêmement rare de voir des goutteux privés tout à fait des mouvemens de leurs pieds et de leurs mains, et placés ainsi à la merci de l'amitié ou du dévouement de ceux qui les servent.

Le Goutte régulière se traite, pendant les accès, par le repos absolu de la partie malade, l'usage des Fomentations ou des Topiques émolliens, du Taffetas gommé; l'application de quelques Sangsues; des Boissons adoucissantes ou délayantes, quelques Bains de pieds, des frictions sur les parties douloureuses avec le Laudanum, etc. Une saignée générale est souvent utile, surtout si le sujet est vigoureux et pléthorique.

Après l'accès on conseille le régime végétal, la privation du café, des liqueurs fortes, des excès, des passions, etc.

La Goutte est-elle compliquée de vents, de rapports, de constipation, d'hémorrhoïdes, etc.? on s'occupe du traitement de ces complications.

Quant à la Goutte dite *remontée* ou *irrégulière*, le régime et le traitement consistent à se hâter de rappeler le mal dans le lieu où il existait primitivement, et cela à l'aide de topiques rubéfians ou vésicans, tels que des sinapismes ou des vésicatoires; à donner des boissons toniques et sudorifiques, etc. Enfin la Goutte est-elle mal placée? craint-on qu'elle ne s'étende à des organes importans à la vie? on se comporte comme dans le cas où elle est *déplacée* ou *remontée*.

Voici encore quelques remèdes que nous proposons contre la Goutte.

Quelques vomitifs, quelques purgatifs, conviennent dans la Goutte,

Il faut s'abstenir, au commencement des douleurs de la Goutte, d'appliquer des huiles et des
graisses sur les parties douloureuses, car on augmente l'inflammation, et on empêche la transpiration.

Si les douleurs de la Goutte sont supportables,
il vaut mieux les endurer tranquillement que d'y
rien appliquer.

Prenez deux poignées de son, une poignée de
sel avec de l'urine; faites bouillir le tout ensemble; faites-en un Cataplasme que vous appliquerez sur la douleur; laissez le Cataplasme pendant vingt-quatre heures.

Le *Chamæpitys* et le *Chamædrys*, cueillis l'un
et l'autre quand ils sont en fleurs, séchés à l'ombre et pris à la manière du Thé, sont très bons
pour les goutteux.

Appliquez des feuilles vertes de Tabac, ou de
Lierre, trempées un peu de temps dans du vinaigre, sur les parties douloureuses, et vous sou-
lagerez le malade. Des compresses trempées dans
le bouillon dans lequel on aura fait cuire de la
raie sont encore bonnes.

Il est bon de faire lécher l'endroit douloureux
par un chien.

Un homme tourmenté de la Goutte depuis un
mois s'est guéri en s'abstenant de vin, et faisant
usage de la Bétoine. Brunet rapporte qu'un goutteux s'est bien trouvé de prendre jusqu'à un
dragme de poudre de Bétoine mêlée avec du sucre. D'autres font usage de tablettes faites avec
de la poudre de Bétoine, du sucre et de l'eau distillée, pour se préserver de la Goutte.

Prenez la fleur et la tige de Bouillon-Blanc;
coupez-les très menues, mettez-les dans un chaus-
son, et mettez le pied du malade dedans, en sorte
que toute la partie douloureuse soit entourée de
ladite herbe; dans peu de temps la douleur cesse
quelquefois.

Prenez **Polypode de Chêne**; **Hermodates**;

Squine, Salsepareille, de chacun quatre onces, bois de Gayac six onces. Concassez les Hermodates, mettez les autres drogues par petits morceaux dans un vaisseau capable de les contenir avec neuf pintes d'eau et trois pintes de vin blanc ; faites bouillir le tout jusqu'à la diminution du quart ; passez, et remettez sur le marc six pintes d'eau et deux pintes de vin blanc; faites comme ci-dessus. Buvez de cette décoction le plus que vous pourrez. Il en faut boire pendant quatre jours, et pendant ce temps-là s'abstenir de bouillons, potages, salades, laitages et fruits, etc.

Pour les nodosités de la Goutte, pilez et mêlez du vieux fromage avec du bouillon de Jambon salé, et appliquez-le en topique. Ce remède a réussi entre les mains de Galien.

Faites cuire des pieds de Porc salés jusqu'à ce qu'ils soient réduits en mucilage ou espèce de colle; ajoutez-y une fois autant de vieux Fromage, et moitié moins de poudre de graine de Cresson ; incorporez bien le tout ensemble et appliquez sur les nodosités.

Le malade ayant été suffisamment purgé, appliquez sur les duretés de la Goutte du vieux fromage pilé avec de l'huile.

La Gomme Ammoniaque appliquée sur les nodosités des jointures, sur les tubercules endurcis, les dissout assez bien. Le *Galbanum* dissous dans le Vinaigre réussit également.

§ II. *Des Rhumatismes.*

Si la goutte est la maladie de l'opulence et de l'oisiveté, les Rhumatismes sont souvent la seule et triste récompense, et par conséquent le fléau de l'homme actif et nécessiteux. Il n'est pas rare, en effet, de voir tous les ouvriers des ports, tous les cultivateurs, les moissonneurs, les débardeurs, les postillons, les courriers, les charretiers, les rouliers, en un mot, tous ceux qui sont sans cesse exposés aux injures et aux variations atmosphériques, couverts de Rhumatismes sur la fin de leurs jours. Toutefois, quelques personnes riches sont aussi affectées de Rhumatismes.

Le Rhumatisme est aux grandes articulations, à la fibre musculaire et nerveuse, ce que la Goutte est aux petites articulations, c'est à dire une affection toute spéciale, toute particulière, dont on ne connaît pas parfaitement la nature, et qui, comme la Goutte, est héréditaire, mais qui, plus que cette dernière, est sous l'influence des temps froids et humides.

Les signes des Rhumatismes sont une douleur dans les parties musculaires ou fibreuses, douleur qui augmente par la pression et surtout par le mouvement.

La cause la plus ordinaire des Rhumatismes paraît être l'exposition au froid humide ; mais cette cause n'est pas la seule.

Le Rhumatisme se montre plus généralement dans les saisons froides et humides, dans les climats tempérés, dans les pays bas et marécageux, etc. Il survient ordinairement aussitôt après qu'on s'est exposé au froid, à un courant d'air, après qu'on a conservé des vêtemens mouillés, qu'on a pris, ayant chaud, des boissons froides ou un bain froid, ou qu'on s'est couché sur la terre humide, comme cela arrive souvent aux militaires en campagne.

Le Rhumatisme peut exister avec ou sans fièvre; il peut être aigu ou chronique. Son signe est variable : de là les différens noms qu'il porte, tels que ceux de *Torticolis, Lombago*, *etc.*

Le Rhumatisme ne se tient pas toujours aux douleurs plus ou moins vives qu'il fait endurer aux malades, à la difficulté plus ou moins grande qu'il imprime aux mouvemens, à la tuméfaction des parties, etc. Il donne lieu encore, comme la Goutte, à des altérations telles dans toute l'économie, que les sujets qui en sont atteints sont comme contrefaits et paralysés.

Le traitement des affections rhumatismales présente des médications très variées.

Dans le Rhumatisme aigu léger, on prescrit le repos, l'application des Topiques émolliens, ou d'un certain nombre de Sangsues sur l'endroit malade ; on donne des boissons chaudes et sudorifiques faites avec le Tilleul, la Violette, la fleur de Bourrache, etc.

Dans le Rhumatisme aigu intense, la saignée générale et souvent répétée, mais cependant proportionnée à la force et à l'âge du sujet, l'application d'un grand nombre de Sangsues autour du siège du mal, l'apposition de vésicatoires volans autour des articulations, quand la douleur a beaucoup diminué, des boissons sudorifiques en grande quantité, le repos des parties malades, un régime végétal, pas de vin, pas de café, pas de liqueurs ; tels sont les moyens à opposer, et ces moyens réussissent quelquefois. Nous disons quelquefois, car il est des cas où, quoi qu'on fasse, le Rhumatisme ne cède à rien, suit sa marche, tient toutes les articulations, tous les membres les uns après les autres, et ne cesse que lorsque le mal a parcouru tout le temps et toutes les périodes qu'il devait parcourir.

Quand le Rhumatisme est chronique, on emploie avec avantage, sinon avec des succès constans, les sinapismes, les vésicatoires, les pommades, les onguens, les linimens alcooliques, etc. (voyez les FORMULES) sur les parties malades ; on a recours également aux bains locaux ou généraux, aux douches de vapeur, aux boissons sudorifiques, aux narcotiques à l'intérieur, etc. Les bains et les douches sont préparés tantôt avec des eaux sulfureuses naturelles ou artificielles, tantôt avec de l'eau ordinaire chargée ou non de principes médicamenteux, tels que ceux de Safran, de Benjoin, d'Encens, de Myrrhe, etc., ou bien de plantes aromatiques telles que la Marjolaine, le Thym, le Pouliot, la Sauge, la Menthe poivrée, le Romarin, la Mélisse, etc., etc.

Certaines eaux minérales naturelles, telles que celles à bases de soufre, administrées à l'intérieur ou à l'extérieur, sous forme de boissons, de douches, de bains ou de lotions, sont employées avec avantage contre les Rhumatismes chroniques. Nous en dirons autant de l'huile de foie de Morue, donnée à l'intérieur à la dose de une ou deux cuillerées à bouche, par jour, dans une tasse de café ou de toute autre infusion aromatique.

L'Onguent mercuriel double employé en friction a réussi contre les Rhumatismes. Chaque friction se fait matin et soir, pendant huit ou quinze jours, avec un gros ou deux d'Onguent.

Les purgatifs conviennent encore dans le traitement du Rhumatisme.

Le Rhumatisme est-il simplement articulaire? On a recours aux vésicatoires volans, aux purgatifs, aux boissons sudorifiques, à l'emplâtre stibié, aux frictions avec la teinture de Colchique, à l'usage de cette teinture à l'intérieur (*voyez* les FORMULES).

Le Rhumatisme est-il nerveux, ce que l'on reconnaît à l'augmentation des douleurs quand on est au lit, ou qu'on a chaud (la chaleur diminue ordinairement les douleurs des Rhumatismes simplement musculaires ou articulaires)? On met en usage les boissons sudorifiques et aromatiques, telles que celles que l'on prépare avec la Sauge, le Sassafas, le Sureau, les bourgeons de Sapin, le Gayac, etc.; l'Electricité, le Galvanisme ont quelquefois réussi contre le Rhumatisme nerveux.

Toutes les fois que le Rhumatisme n'affecte que les muscles, les nerfs, ou les grandes articulations, et qu'il n'est pas très violent, que ses accès ne sont pas de très longue durée, il ne constitue réellement qu'une maladie seulement douloureuse, seulement fatigante; mais s'il atteint le cœur, l'estomac, les intestins, la vessie, l'utérus, il peut devenir très grave, dangereux même. Les vésicatoires, les sinapismes, les frictions irritantes sur toutes les extrémités; les boissons chaudes et sudorifiques, les grands bains, sont alors les agens thérapeutiques auxquels il faut se hâter d'avoir recours.

§ III. *Lombago*.

Nom donné au Rhumatisme qui affecte particulièrement les Lombes (le bas du dos), qui est plus ou moins persistant, et qui cède quelquefois aux grands bains, aux frictions faites avec des morceaux de flanelle ou des brosses douces, chargées soit des vapeurs épaisses du Benjoin jeté sur des charbons ardens, soit des vapeurs de Camphre, de plantes aromatiques, etc. Une saignée est quelquefois nécessaire dans le traitement du Lombago, ainsi que des purgatifs avec la Manne et le Séné (*voyez* les FORMULES), des lavemens purgatifs, des emplâtres de Poix de Bourgogne, qu'on laisse long-temps séjourner sur la partie malade, de l'huile essentielle de Térébenthine mêlée avec du Miel Rosat (*voyez* les FORMULES), etc.

§ IV. *Torticolis*.

Rhumatisme aigu du cou, qui est généralement peu grave, et qui cède le plus ordinairement à l'usage, pendant quelques jours, de cravates épaisses en laine, de bas de laine remplis de cendres chaudes et maintenus autour du cou, de quelques boissons sudorifiques et délayantes, de cataplasmes émolliens sur les parties douloureuses, d'un ou deux grands bains, etc.

Il est rare que le Torticolis réclame la saignée, les purgatifs et les frictions avec les vapeurs ou les liquides alcooliques.

§ V. *Courbature*.

La Courbature, maladie de toute l'économie, qui consiste en un malaise plus ou moins considérable, un dérangement sensible, mais léger, dans toutes les fonctions, qui cesse le plus habituelle-

27

ment au bout de vingt-quatre ou trente-six heures,
a pour causes ordinaires un exercice violent ou
prolongé, des veilles très longues, des passions
vives, des écarts dans le régime, des excès dans
le plaisir de l'amour, en un mot, tout ce qui peut
épuiser ou énerver, soit physiquement, soit morale-
lement.

Toutes les personnes courbaturées se plaignent
d'un malaise général dans tout le corps, de brise-
ment dans les membres, de mal de tête, de difficulté
de remuer et de marcher, d'insomnie ou de sommeil agité, ne pouvant trouver aucun repos, aucun
bien-être, etc. Souvent aussi on voit dans la Courbature que l'appétit diminue, que la langue et la
bouche deviennent sèches, que le pouls est accéléré, l'urine plus foncée en couleur, etc., etc.

De tous les signes de la Courbature, aucun n'est
dangereux; un grand bain, le repos, la diète, quelques tasses d'Eau de Violettes ou de Tilleul sucrée,
une légère transpiration, suffisent pour rappeler
la santé primitive.

§ VI. *Sciatique.*

On donne le nom de *Sciatique* à l'affection gout-
teuse ou rhumatismale qui attaque la tête de l'os
de la cuisse, la cavité dans laquelle loge la tête de
cet os, et les parties environnantes.

La *Sciatique* est une maladie assez ordinairement rebelle à tous les moyens thérapeutiques et
pharmaceutiques: et quand les vésicatoires volans
saupoudrés d'acétate de morphine et renouvelés
trois ou quatre fois en vingt-quatre ou trente-six
heures, quand les saignées locales ou générales
et les grands bains, quand le repos et le régime
végétal continués pendant sept à huit jours,
n'ont pas apporté de soulagement, on peut dire
que la maladie aura son cours, sa durée, marqués
par la nature, et que, quoi qu'on fasse, on échouera
dans la médication employée. Toutefois on pourra
essayer contre la Sciatique les remèdes et les

moyens proposés contre la goutte et les rhumatismes en général. *Voyez* dans les Formules les
préparations faites avec l'Essence de Térébenthine.

On pourra encore essayer des remèdes ci-dessous
indiqués. Faites un Emplâtre de Poix noire ou de
Poix de Bourgogne, saupoudrez-le de Soufre en
poudre ou de fleur de Soufre, ou bien de poudre de
Minium; appliquez-le sur la partie; laissez-le jusqu'à ce qu'il tombe de lui-même; bassinez les
démangeaisons qui surviennent quelquefois avec
de l'eau commune mêlée avec autant d'Eau-de-Vie.

Mêlez trois onces d'huile de Millepertuis avec
une once d'Eau-de-Vie, frottez-en chaudement
l'endroit malade.

L'herbe de Germandrée, prise pendant plusieurs jours en guise de Thé, apaise quelquefois
la douleur de la Sciatique.

Borel ordonne de prendre trois fois par mois,
et de continuer, s'il est besoin, jusqu'à un
dragme de poudre de Jalap infusée dans du vin
blanc; il dit avoir guéri, en trois prises seulement,
une Sciatique rebelle.

Fomentez la partie avec une décoction chaude
de baies de Genièvre faite dans du vin.

Appliquez sur l'endroit malade des feuilles entières de Tabac infusées pendant quelque temps
dans du vinaigre.

Frottez la partie avec de l'huile chaude de semence de chanvre.

Frappez l'endroit douloureux avec des Orties
piquantes jusqu'à ce que la partie soit rouge, et
lavez-la ensuite avec du Vin blanc.

Un emplâtre préparé avec quatre onces de Poix
de Bourgogne, un peu d'huile de Térébenthine et
une once de Cire est très bon contre la Sciatique.

Frottez le mal le soir devant le feu avec de
l'huile de Térébenthine; appliquez par-dessus des
linges chauds; réitérez plusieurs fois.

Battez ensemble cinq ou six blancs d'Œufs frais;
étendez-les sur de la filasse, répandez par-dessus

du Poivre en poudre fine ; appliquez sur l'endroit de la douleur ; ce même remède est bon contre la Pleurésie.

Faites bouillir une chopine d'huile de Noix avec une pinte de bon Vin jusqu'à la réduction de la moitié du Vin ; ajoutez-y la grosseur d'une noix de Chaux vive ; faites réduire ou évaporer le reste du Vin. Ce mélange est bon contre la Sciatique.

CHAPITRE XXV.

Des Fièvres en général.

Les Fièvres sont des maladies qui enlèvent plus de la moitié du genre humain, et qui ont reçu des noms différens selon que les auteurs qui s'en sont occupés les ont considérées sous le rapport de leur nature intime, ou sous celui de leurs symptômes. De là des Fièvres *idiopathiques* ou *essentielles*, quand ces maladies ne sont liées à aucune autre maladie apparente; et des Fièvres *symptomatiques*, quand elles sont le résultat d'une autre affection. Ne voulant point faire ici un traité *ex professo* sur les Fièvres, nous allons de suite donner les définitions et les caractères des différentes espèces de Fièvres, espèces ou classifications établies d'après le type d'abord, puis d'après les symptômes; mais avant, disons ce que, d'une manière générale, on entend par Fièvres. On appelle *Fièvre* tout état de l'organisme où il y a augmentation de chaleur, fréquence du pouls, perte de l'appétit, faiblesse générale, et difficulté de remplir quelques unes des fonctions soit vitales, soit animales.

On a divisé les Fièvres en *continues*, en *intermittentes* et *rémittentes*, voilà pour le type ; en *inflammatoires*, *bilieuses*, *muqueuses*, *adynamiques*, *nerveuses*, *etc.*, selon les symptômes; en *quotidiennes*, *tierces*, *quartes*, etc., selon les accès; enfin, quant aux saisons pendant lesquelles elles existent, on les appelle *automnales, printanières, etc.*

§ I. *Fièvres continues.*

Les *Fièvres continues* ont pour premier caractère d'offrir un trouble permanent des fonctions, depuis leur début jusqu'à leur terminaison. Les causes qui les produisent sont toutes du genre de celles que l'on nomme *Prédisposantes;* ces Fièvres n'ont pas de causes spécifiques; elles se montrent dans tous les lieux, dans tous les temps; elles ont une durée déterminée; elles se prolongent rarement au delà d'un ou deux mois.

Les Fièvres continues, appelées encore *Ardentes, Aiguës* ou *Inflammatoires,* attaquent le plus ordinairement les jeunes gens et les adultes forts et vigoureux; elles se déclarent habituellement au printemps et à l'été. Leurs causes sont un exercice violent, une exposition au soleil trop long-temps prolongée, l'abus des liqueurs fortes, des alimens épicés, en un mot tous les excès soit dans le travail, soit dans les plaisirs.

Les signes ou symptômes sont : un resserrement ou un froid général, suivi d'une grande chaleur, puis d'un pouls plein et fréquent, d'un mal de tête, d'une sécheresse à la peau; de rougeurs aux yeux, d'un teint animé, d'une douleur dans le dos et dans les reins, d'une gêne dans la respiration, d'anxiétés, d'envies de vomir, d'une grande soif, d'un dégoût pour les alimens solides, d'insomnies, enfin de la couleur noire et de la dureté de langue, de délire, d'oppression de poitrine, de difficulté extrême dans la respiration, de soubresauts dans les tendons, de hoquet, de refroidissement des extrémités, de sueurs visqueuses, d'écoulement involontaire des urines si la fièvre doit être grave et dangereuse.

Au début d'une Fièvre continue, on donnera abondamment des boissons délayantes, telles que l'eau de Gruau, l'eau d'Orge, de pomme de Reinette, édulcorée avec du Miel ou de la racine de Réglisse ; on pourra encore aciduler les tisanes avec du suc de Groseille, de Framboise ou d'Orange. Le malade est-il constipé, on lui prescrira le Petit-Lait clarifié, l'eau de Pruneaux ou l'eau de Tamarin, et on lui fera prendre quelques lavemens préparés avec du gros Miel ou de la Mélasse.

Les tisanes seront prises chaudes ou au moins tièdes.

Les alimens ordinaires seront diminués ; on n'en donnera que de légers, de faciles à digérer, tels que des Panades claires, des potages au Riz, au Vermicelle, préparés avec le Bouillon de veau ou de poulet ; on permettra les fruits cuits, tels que Pruneaux, Poires, Pommes, etc.

Le malade gardera le repos, à la chambre ou au lit ; il respirera un air pur, pas trop froid, et évitera tout ce qui pourrait le faire suer abondamment et l'affaiblir. Etant en sueur, il se gardera bien de s'exposer à tout corps froid, à tout courant d'air.

On pourra faire sucer au malade quelques tranches d'Orange, on lui fera prendre quelques grands bains, etc. Tels sont les premiers soins à donner aux personnes atteintes d'une Fièvre continue peu grave.

Comme traitement curatif, on pratiquera une ou deux saignées suivant l'intensité des symptômes inflammatoires, la force et l'âge du sujet. Toutefois on ne répétera les saignées qu'autant que le malade en éprouvera du soulagement.

On combattra les nausées, les envies de vomir, par une infusion légère de Camomille ou par beaucoup d'eau chaude ; la constipation, par les lavemens préparés avec de l'eau de Son et une ou deux cuillerées à bouche de sel de cuisine, ou de sel d'Epsum (Sulfate de Magnésie).

Y a-t-il difficulté, gêne de la respiration, soubresauts dans les tendons, délire, faiblesse dans le pouls, etc.? on appliquera des vésicatoires sur les membres inférieurs, ou bien on prescrira sur

les cuisses, les jambes, etc., des Sinapismes plus
ou moins animés.

La convalescence des Fièvres continues se traite
par un régime plutôt fortifiant que débilitant; l'u-
sage des boissons toniques et stimulantes, comme
le Vin de Quinquina, le Vin de Gentiane, le Vin
d'Aunée, donnés, le matin à jeun, à la dose de une
ou trois onces. Les malades se trouveront bien de
quelques purgations avec le Séné, la Manne, la Rhubarbe et le Sulfate de Soude (*voyez* les FORMULES).

Les ouvriers, tous ceux qui exercent une profession ou un métier dur et fatigant, ne repren-
dront que fort lentement et que peu à peu leurs
travaux habituels.

§ II. *Fièvres intermittentes, ou d'Accès, ou
Anormales, Périodiques.*

Les Fièvres *Intermittentes* ont pour premier
caractère de reparaître, à des intervalles déterminés et à peu près les mêmes, sous forme d'accès, entre lesquels la santé semble être presque
rétablie. A ce trait principal s'en joignent beaucoup d'autres. Elles sont produites presque ex-
clusivement par des causes spécifiques, telles que
les émanations marécageuses; elles ne se montrent
que dans certains lieux, que dans certaines saisons. Leur durée est souvent très longue; elles persistent pendant plusieurs mois, quelquefois pendant une année, et même au delà. Elles entraînent
à leur suite des désordres qui leur sont particuliers, comme l'hydropisie, l'engorgement des viscères abdominaux. Elles peuvent être suspendues
dans leur marche par un médicament spécifique (le
sulfate de Quinine), et elles ne réclament pas un
régime aussi sévère que les Fièvres continues.

Dans les Fièvres Intermittentes légères, qu'elles
soient quotidiennes, tierces, quartes, etc., les malades éprouvent d'abord un mal de tête plus ou
moins violent, puis ils accusent de la douleur
dans les lombes, dans les reins, une fatigue dans

tous les membres, un sentiment de froid aux extrémités; ils éprouvent des pandiculations, des
bâillemens accompagnés d'anxiétés, de nausées,
et quelquefois de vomissemens. Les urines sont
rouges, briquetées.

A tous ces symptômes succèdent le frisson, puis
un violent tremblement; bientôt la peau devient
moite; enfin une sueur coule avec plus ou moins
d'abondance. Tel est l'accès des Fièvres Intermittentes peu graves.

Quand la Fièvre Intermittente est *pernicieuse*,
qu'elle peut enlever le malade au second ou troisième accès, les symptômes sont les mêmes, seulement ils ont *tous* une intensité et une violence
des plus prononcées.

Pendant l'accès on donne à boire aux malades
beaucoup d'Eau d'Orge ou de Gruau, d'Eau de
Camomille ou du Petit-Lait aromatisé avec le suc
d'Orange ou de Citron, ou additionné d'un peu
de Vin. Toutes ces boissons doivent être prises
chaudes.

Entre les accès on soutiendra le malade avec
des alimens légers, de facile digestion, mais cependant nourrissans. Ainsi on prescrira des bouillons de Veau ou de Poulet, des panades avec
le Riz, le Gruau ou la Fécule de Pomme de Terre.
On donnera pour boissons un peu de Vin trempé
avec de l'Eau simple, ou de l'Eau de Chicorée, de
petite Centaurée, de Camomille, d'Ecorce de
Chêne, de Gentiane, l'Ecorce de Saule, etc.

Dans le traitement de ces Fièvres les vomitifs sont très utiles, donnés une heure ou deux
avant l'accès de la Fièvre. Le Tartre émétique est le plus usité et le meilleur : on en donne
ordinairement quatre ou six grains , selon
les forces du malade, dans un bouillon ou dans
un verre de tisane laxative ; ce remède fait vomir
et aller par le bas.

La saignée n'est pas absolument nécessaire pour
guérir les fièvres intermittentes, et on s'en passera,

pourvu que le malade ne soit pas pléthorique.

Un petit verre de suc de Chicorée sauvage, quatre onces de l'eau distillée de la même plante, donnés aux premières approches de l'accès des fièvres, les guérissent ordinairement en deux ou trois prises.

La racine de grande Gentiane, donnée depuis un demi-dragme jusqu'à un dragme en poudre, avant l'accès, réussit également.

Contre toutes les fièvres intermittentes, les amers sont bons.

Les purgatifs sont également bons contre les Fièvres Intermittentes ordinaires. Mais de tous les médicamens à mettre en usage pour combattre les Fièvres Intermittentes, le meilleur, le plus certain, celui qui doit être regardé comme spécifique, c'est le Sulfate de Quinine, que l'on fait prendre avant l'accès ou dans l'intervalle de l'accès, à la dose de dix à vingt grains, en bols ou pilules, ou mieux, délayés dans de l'Eau Sucrée. Dans les Fièvres Intermittentes pernicieuses, il est très important de donner le Sel de Quinine dès le début ou à la fin des accès, car ceux-ci sont tellement rapprochés les uns des autres qu'ils ne laissent aucun repos au malade.

Quand la Fièvre Intermittente est légère, et que le malade quitte, pour une cause quelconque, le lieu qu'il habite, il n'est pas rare de voir disparaître les accès. Ce moyen, on ne peut plus simple, sera donc tenté tout d'abord, surtout si les Fièvres règnent endémiquement là où l'on est depuis quelque temps.

Le meilleur moyen à employer pour se préserver des Fièvres Intermittetes, c'est de fuir les lieux où règnent ces fièvres, de se mettre à un régime diététique plutôt sobre que substantiel et recherché, et ensuite de prendre tous les matins à jeun une tasse ou deux d'une infusion amère, faite avec la Chicorée, l'Absinthe, la Camomille, le Petit-Chêne, la Petite-Centaurée, etc., etc.

§ III. *Fièvres Rémittentes.*

Les *Fièvres Rémittentes* tiennent le milieu entre les fièvres continues et les fièvres intermittentes, non seulement par leur marche, mais encore par leurs causes, leurs phénomènes consécutifs et l'influence des moyens thérapeutiques sur leur marche.

Les symptômes de ces Fièvres persistent sans interruption depuis le moment où elles commencent jusqu'à celui où elles finissent; et de véritables accès, marqués par le frisson, la chaleur et la sueur, surviennent pendant leur cours à des intervalles déterminés. Elles se développent tantôt sous l'influence simultanée de causes spécifiques et prédisposantes, tantôt elles paraissent dues seulement à l'un ou à l'autre de ces deux genres de causes.

La Fièvre Rémittente peut être régulière ou irrégulière, compliquée ou non de symptômes inflammatoires, bilieux, nerveux, etc.

Le régime à indiquer dans cette maladie consiste dans une diète légère, une boisson faible et délayante. Le malade sera tenu fraîchement, proprement, et tranquillement. L'air de sa chambre sera renouvelé souvent, et celle-ci devra être grande et bien exposée. On l'arrosera souvent d'Eau et de Vinaigre, d'Eau et de Suc de Citron, etc.

La saignée, les vomitifs, les purgatifs acidulés, seront mis en usage. *Voyez*, pour plus de détails, ce que nous avons dit pour les Fièvres continues et intermittentes.

On se préservera de la Fièvre Rémittente en prenant des alimens sains et nourrissans, en observant la propreté la plus scrupuleuse, en se tenant le corps dans une chaleur modérée, en se livrant à un exercice modéré, en évitant le serein des soirées d'été, etc. Enfin, si on habite un pays où cette fièvre règne endémiquement, on fera usage, le matin à jeun, d'une tasse d'infusion aqueuse de Quinquina, ou de deux ou trois onces de Vin de Gentiane ou d'Absinthe, à moins que les voies digestives ne soient trop irritées. Si cette circonstance existait, on lui opposerait d'abord les moyens ordinaires. (*Voyez* GASTRITE, ENTÉRITE.)

§ IV. *Fièvre Bilieuse.*

La Fièvre Bilieuse est la fièvre continue, intermittente ou rémittente accompagnée d'une évacuation abondante et fréquente de bile, soit par le haut, soit par le bas. Cette fièvre s'observe principalement en Angleterre et en France vers la fin de l'été ; elle attaque surtout ceux qui travaillent en plein air, qui habitent les champs, qui couchent sur le sol, etc.

Cette Fièvre est commune et dangereuse dans les pays chauds, marécageux, et où de grandes pluies tombent après de fortes chaleurs.

Quand la Fièvre Bilieuse existe avec une grande excitation générale, une ou deux saignées sont quelquefois nécessaires dès le début. Dans le cas contraire, on se contente de mettre le malade au régime rafraîchissant et délayant ; on le purgera avec le Séné et le Sulfate de Soude ; on lui donnera des lavemens avec le Miel Mercuriel ou le Sulfate de Magnésie ; on lui donne pour boisson de la Limonade, de l'Eau de Tamarin, de l'Eau Vineuse, etc.

Si des sueurs naturelles survenaient, et que celles-ci apportassent un amendement dans l'état du malade, on favoriserait la transpiration à l'aide de boissons chaudes (Eau de Tilleul, de Violettes, de Sureau), dans lesquelles on ajouterait, par pinte, une once d'Esprit de Mindérérus (Acétate d'Ammoniaque).

S'il survenait une diarrhée opiniâtre, on soutiendrait les forces du malade avec la Gelée de Corne de Cerf, la Décoction blanche de Sydenham (*voyez* les FORMULES).

L'usage du Quinquina, de la Gentiane, de l'E-
corce de Chêne ou de Saule, en infusion aqueuse
ou vineuse, sera bon pour hâter la convalescence
et prévenir le retour des Fièvres bilieuses.

§ V. *Fièvre lente Nerveuse.*

La *Fièvre lente Nerveuse*, maladie des personnes dont le courage et les forces sont abattus par
le chagrin, le travail excessif, les passions, la débauche, la vie de cabinet, des alimens trop aqueux,
des fruits non parfaitement mûrs, une habitation
malsaine et humide, des habits mouillés et séchés
sur le corps, la suppression de transpiration, etc.,
se reconnaît aux symptômes suivans :

Il y a de l'abattement, perte ou diminution de
l'appétit, faiblesse, lassitude après les moindres
mouvemens, insomnies, soupirs profonds, découragement de l'esprit ; le pouls est petit et fréquent,
la langue sèche, la soif est peu prononcée, un peu
de froid et de chaud se manifeste ; puis surviennent des vertiges, des nausées, des envies de
vomir, la pâleur des urines, l'oppression de poitrine, etc.

Tous ces symptômes seront peu alarmans si,
vers le neuvième, le dixième ou douzième jour,
la langue s'humecte, si les crachats deviennent
abondans, si de légères évacuations se manifestent
par en bas ; s'il y a une légère moiteur à la peau ;
s'il arrive quelque suppuration à l'une ou l'autre
oreille, si quelques pustules apparaissent sur les
lèvres ou sur le nez, etc. Si au contraire le malade
a un cours de ventre abondant, s'il éprouve des
sueurs colliquatives, suivies de fréquens accès de
syncope, si la langue tremble, si les extrémités
sont froides, si le pouls est tremblotant, s'il y a
des soubresauts dans les tendons, si la vue et l'ouïe
sont presque éteints, si enfin les excrémens ne sont
plus retenus, la vie est en danger.

Dans la Fièvre lente Nerveuse, on se hâtera de
placer le malade dans une condition où il soit à

l'abri du tumulte, de l'agitation et de la contrariété: on soutiendra son courage par tous les moyens dictés par le dévouement et l'humanité; on lui prescrira des potions et des boissons acidulées, des limonades minérales, des affusions, des saignées locales ou générales, proportionnées à son âge, à ses forces, à son énergie morale.

§ VI. *Fièvre Maligne.*

La *Fièvre Maligne* ou *Putride, Pourprée, Pétéchiale, Adynamique*, des *Camps*, *Nosocomiale* ou *des Hôpitaux, Pestilentielle* (peste), *Typhoïde*, (typhus), *Gastro-Entérite*, etc., est une maladie des plus graves, des plus sérieuses et des plus souvent mortelles. Les causes sont aussi nombreuses, aussi diverses que les variétés, que les noms sous lesquels on l'a étudiée et décrite sont eux-mêmes nombreux et multipliés. Qu'il nous suffise de dire que les personnes à constitution délicate, à tempérament mélancolique, à passions tristes et chagrines; que celles qui s'épuisent par des veilles et des travaux excessifs, par les plaisirs de la table et de l'amour, par l'abus des liqueurs fortes; que les jeunes gens qui quittent leurs familles, leurs amis ou leur pays pour aller au loin, contre leur gré et leur désir, comme les conscrits, les exilés, les prisonniers, etc., sont très souvent victimes de la Fièvre Maligne. Disons même que ceux-là qui sont forcés d'entrer dans un hôpital malsain, une prison froide et humide, de vivre au milieu d'individus réunis en grand nombre, également malades, ou seulement mal tenus, malpropres ou mal nourris, sont encore très exposés à contracter la Fièvre Maligne ou Putride.

La Fièvre Maligne s'annonce en général par une faiblesse remarquable, par des lassitudes spontanées et sans aucune cause apparente. La fatigue est quelquefois si grande, que le malade peut à peine se soutenir. Il y a un abattement et un découragement extrêmes, des nausées et des vo_

missemens de matière bilieuse , un violent mal de
tête , de l'oppression , un battement considérable
des artères temporales, une rougeur vive des
yeux , un bourdonnement dans les oreilles , une
respiration laborieuse , des soupirs fréquens , des
douleurs dans l'estomac ; le dos et les reins. La
langue , d'abord blanche, devient peu à peu noire
et gercée; les dents se couvrent de tartre noirâtre;
enfin des frissons , un tremblement général , des
délires surviennent.

Saigne-t-on le malade? le sang ne présente plus
les caractères et la consistance plastique ordinaires; il est comme *dissous,* et il se putréfie
promptement. Les déjections alvines sont très
fétides; leur couleur est tantôt verdâtre, tantôt
noire ou rougeâtre. La peau se couvre de taches
pâles, pourpres, livides, brunes ou noires, ou
bien elle devient sèche, aride et brûlante. Les
hémorrhagies ont souvent lieu par la bouche , le
nez, les yeux, les oreilles, etc. Le pouls devient
petit, vite et dur, ou bien mollasse, languissant
et intermittent. Une sueur froide et gluante
s'exhale de la peau; enfin on voit encore l'épiderme de celle-ci s'en aller par lambeaux; des
pustules, des escarrhes, la gangrène, se forment
dans l'épaisseur du tissu cutané, etc. Tel est le
tableau effrayant sous lequel se présente la Fièvre
Maligne, quand celle-ci n'est point arrêtée dès son
début ou enrayée dans sa marche, et qu'elle doit
parcourir toutes ses périodes et enlever le malade.

La Fièvre Maligne est-elle contagieuse? non.
Peut-elle se communiquer par infection? oui. La
première indication à remplir dans le régime et le
traitement de cette maladie est donc d'isoler les
malades les uns des autres , de les placer seul à
seul dans des chambres séparées, ou au moins de
n'en mettre qu'un petit nombre dans des appartemens larges et spacieux, où l'air puisse être renouvelé facilement, où le sol puisse être lavé

souvent, en un mot, dans des salles où toutes les lois de la propreté et de l'hygiène puissent être rigoureusement et religieusement observées. Ce n'est qu'à toutes ces conditions qu'on se rendra maître du ravage de la Fièvre Maligne, qu'on diminuera le nombre des victimes. *Voir* ce que nous avons dit à l'occasion de la DYSENTERIE.

Quels sont les symptômes favorables de la Fièvre Maligne? Seront considérés comme un bon augure : un cours de ventre léger qui surviendra du quatrième au cinquième jour; une chaleur douce et une sueur modérée; des pustules miliaires qui paraîtront entre les pétéchies et les taches pourprées; une espèce de gale qui surviendra sur les lèvres et le nez; la cessation des symptômes nerveux, le maintien ou la diminution peu considérable des forces ordinaires; la surdité arrivant, c'est le déclin de la maladie (la durée de la Fièvre Maligne varie entre le septième et le quatorzième jour, ou bien elle se prolonge au delà de la cinquième ou sixième semaine); les tumeurs ou abcès qui se développeront dans les aines, les aisselles, ou les glandes parotides.

Seront au contraire considérés comme défavorables : une diarrhée excessive, la dureté et le gonflement du ventre, les taches larges, noires et livides de la peau, les aphthes de la bouche, les sueurs froides et visqueuses, la goutte sereine (amaurose) et la cécité; l'altération de la voix, la difficulté d'avaler, le tremblement de la langue, l'agitation, les urines foncées en couleur, les soubresauts des tendons, les déjections fétides, involontaires, aqueuses, le froid glacial des extrémités, etc.

Le traitement d'une maladie aussi grave que l'est ordinairement la Fièvre Maligne doit être tout à fait symptomatique, c'est à dire qu'il faut s'attacher particulièrement à combattre les phénomènes les plus saillans, les plus prononcés. En effet, dirons-nous, avec quelques uns, qu'il faut

saigner, saigner coup sur coup, abondamment?
que dans la saignée seule se trouve la thérapeutique, la cure des Fièvres Malignes? que chez
tous les praticiens qui saignent la *guérison est la
règle générale*, la *mort une exception?* Dirons-
nous, avec d'autres, qu'il faut purger? avec ceux-ci,
qu'il faut donner des tempérans et des rafraîchissans? avec ceux-là, des Toniques, de l'Alun, etc.?
Non; nous ne serons pas aussi exclusifs. C'est dans
la médecine *éclectique*, dans une médication appropriée aux circonstances, aux symptômes, à
l'âge, au sexe, à la constitution, à l'idiosyncrasie, etc., du malade, que nous chercherons les
moyens à mettre en usage dans le régime et le
traitement des Fièvres malignes.

Ainsi, les symptômes inflammatoires seront-ils
prédominans? le sujet sera-t-il jeune, fort, vigoureux? On aura recours aux saignées générales ou
locales, et les saignées générales seront répétées
autant de fois que l'état du malade le permettra,
autant de fois que la maladie elle-même ne sera
pas augmentée par cette médication. Aux saignées
on joindra les bains généraux, les boissons émol-
ientes et adoucissantes, les bains de pieds, les
lavemens, la diète, le repos, etc.

Le malade sera-t-il âgé? sa force affaiblie par
des maladies antérieures? sa constitution se-
ra-t-elle molle, lymphatique? les symptômes
existans feront-ils craindre une atonie générale,
une décomposition, une altération commençante
du sang et des autres liquides, des autres humeurs
de l'économie? On relèvera les forces, on combattra l'atonie par des boissons acidules et légèrement
toniques, comme les limonades végétales ou minérales, l'eau de Cerise, l'eau de Groseille, le
Petit-Lait, etc., par quelques cuillerées de Potages
féculens, quelques tasses d'infusion légère de
Quinquina, de Gentiane, d'Absinthe, etc; on in-
sistera surtout sur les boissons acides, sur l'eau
vineuse, la succion de tranches d'Orange, le re-

nouvellement de l'air dans les salles ; sur les soins de propreté, etc.

Le malade est-il abattu par le chagrin, découragé par la pusillanimité, l'ennui, la nostalgie et la crainte de la mort? On commencera par relever son courage par l'exhortation et la promesse d'une guérison qui ne peut être tardive, et qui sera d'autant plus prompte et plus certaine que le malade viendra lui-même au secours de la médecine, en chassant de son esprit toute idée de crainte et de désespoir; puis on choisira, parmi les moyens ci-dessus indiqués, ceux qui seront le plus convenables, le plus appropriés aux symptômes existans.

Les vomitifs, les purgatifs, sont quelquefois utiles, les purgatifs surtout. Parmi ces derniers, ce sont les purgatifs comme le Sulfate de Soude, la crême de Tartre, etc., que l'on emploie préférablement. Dans ces derniers temps, de nombreux succès ont été retirés dans bien des hôpitaux de Paris de l'usage des purgatifs dans le traitement des Fièvres typhoïdes. En sera-t-il toujours ainsi? Cette médication doit-elle être regardée comme *spécifique*, comme invariable, comme devant être à tout jamais la meilleure et la seule employée? Non certainement. La thérapeutique n'est pas une science aussi fixe, aussi constante; elle varie selon les temps, les lieux et les circonstances. Où est le temps en effet où l'on gorgeait de Quinquina les malades atteints de Fièvre Maligne? Où sont également tous les systèmes d'autrefois, systèmes qui étaient, au dire de leurs auteurs, les seuls vrais, les seuls utiles, les seuls indispensables pour la guérison certaine des maladies, pour la conservation de l'espèce humaine? Là où iront les systèmes et les théories d'aujourd'hui, dans les pages immenses et nombreuses de l'histoire de la science.

Les taches de la peau, les pétéchies disparaissent-elles subitement? le pouls faiblit-il? le délire s'empare-t-il du malade? on applique quelques vésicatoires sur les membres inférieurs, ou bien on remplace ces derniers par des sinapismes sur les bras, les cuisses et les jambes. Ces derniers médicamens seront préférés toutes les fois qu'on craindra une altération profonde dans toute l'économie, une gangrène partielle des tissus cutanés ou sous-cutanés.

§ VII. *Peste; s'en préserver.*

Le courage, le sang-froid, la frugalité, sont les meilleurs préservatifs. On peut encore s'entourer de vapeurs alcooliques ou de Vinaigre ; de chlorure de Chaux, de Camphre, d'Ail pilé ; se frotter avec des corps gras ; ne point entrer à jeun dans les prisons ou hôpitaux où il y a des malades atteints de maladies pestilentielles ou contagieuses. On a encore vanté la Rue, l'Oseille, le Citron, etc. On a dit que l'Oseille avait une vertu admirable contre la Peste, si, l'ayant fait tremper dans du Vinaigre, on en mange le matin ; que si on avale chaque matin une petite quantité, une cuillerée ou deux, de sirop de Citron, on est également préservé de la peste ou de toute autre maladie contagieuse. Mais, nous le répétons, la pusillanimité est une chose dangereuse en cas de peste ; il faut donc s'en abstenir.

Quand on ira parmi les pestiférés, il sera bon d'avoir à la main une petite boîte percée dans laquelle il y ait un morceau d'éponge imbibée de chlorure de chaux.

§ VIII. *Fièvre miliaire.*

Cette Fièvre, ainsi nommée à cause des petites pustules ou vessies rouges ou blanches qui paraissent sur la peau, et qui ont la forme et la grosseur du grain de millet, est quelquefois le prélude d'autres maladies telles que la Petite-Vérole, la Rougeole, les Fièvres inflammatoire, maligne, etc. Elle attaque les personnes indolentes, phlegmatiques ou accoutumées à un régime

de vie très excitant. Les causes les plus ordinaires
sont les passions vives, les fortes impressions de
l'ame, les veilles prolongées, les évacuations
abondantes et opiniâtres, une diète trop sévère et
trop débilitante, l'usage immodéré de fruits verts,
d'alimens malsains, etc.

La Fièvre miliaire attaque souvent les femmes
en couche, qui sont habituellement constipées et
qui n'opposent aucun régime, aucun traitement à
cet état du tube digestif.

Les symptômes de cette Fièvre sont d'abord un
léger frisson suivi de chaleur, de faiblesse, d'abattement et de soupirs; puis un pouls petit et fréquent, une respiration difficile, une oppression
de poitrine; il y a quelquefois de la toux et du
délire : ce délire est plus ou moins violent. Des
démangeaisons se font sentir à la peau, etc.

Chez les femmes en couche atteintes de la Fièvre
miliaire, le lait et les lochies disparaissent quelquefois; les vésicules sont remplies d'une eau
claire qui devient peu à peu jaunâtre.

Le régime à suivre dans cette Fièvre, comme
dans toutes celles du même genre, c'est de placer
le malade dans des conditions hygiéniques telles
que rien ne vienne s'opposer à la sortie des pustules. On tiendra donc le malade au repos et au
lit; sa chambre sera tenue chaudement, et on évitera autour de lui tout ce qui pourrait lui causer des émotions vives, des chagrins, de la
frayeur, etc.

Les alimens consisteront en de légers Potages
maigres, ou des bouillies claires et féculentes. Les
boissons seront de l'eau de Violette, de Tilleul,
de Mauve, édulcorée avec le sirop de Miel ou la
racine de Réglisse. Si la tête est lourde, pesante;
s'il y a du délire, de la fièvre, on promènera sur
les jambes et sur les cuisses des cataplasmes
chauds de farine de Lin, saupoudrés de graine de
Moutarde pulvérisée. On prescrira quelques bains
de pieds sinapisés, des demi-lavemens laxatifs.

Des symptômes de mauvais caractère surviennent-ils? on a recours aux Boissons acidules, aux Limonades vineuses, aux infusions aqueuses de Quinquina, de Gentiane, d'écorce de Chêne ou de Saule aiguisées de deux ou trois gros d'eau de Rabel (Acide sulfurique et Alcool) par pinte de tisane. Les pustules se sont-elles supprimées subitement pour ne plus reparaître? on applique quelques vésicatoires sur les membres inférieurs.

On évitera la Fièvre miliaire, et c'est surtout aux nouvelles accouchées que cette recommandation s'adresse, en respirant un air pur et sec, en se livrant à un exercice modéré, en se nourrissant d'alimens faciles à digérer; en évitant la constipation par l'usage des lavemens émolliens et laxatifs; en se gardant bien de manger des fruits nouveaux et de mauvaise qualité, et même en faisant cuire ceux qui seraient mûrs et que l'on désirerait goûter.

§ IX. *Fièvres de Printemps, d'Automne.*

Les Fièvres de Printemps et d'Automne sont généralement peu graves; elles durent deux ou trois mois, puis elles cessent complètement. Cependant elles peuvent se continuer plus longtemps, se compliquer de symptômes inflammatoires, bilieux, muqueux, etc.; mais ces cas sont rares, et quand ils se présentent, on a recours aux régime et traitement indiqués pour les Fièvres de mauvais caractères.

Le régime à suivre dans les Fièvres printanières et automnales consiste dans des boissons tempérantes et rafraîchissantes prises en petite quantité à la fois et souvent. Il faut également s'attacher à favoriser la sécrétion et l'écoulement des urines par des boissons délayantes et légèrement diurétiques.

Comme boissons tempérantes, on donnera de l'eau de Tamarin, le Petit-Lait, l'Eau vineuse, les Limonades citrique et tartrique (*voyez* les

Formules); et comme boissons délayantes et diurétiques, on prescrira l'eau de Gruau, de graine de Lin, de Mauve, de Guimauve, de Violettes, etc. Le repos au lit ou à la chambre sera conseillé aux malades. Les alimens permis à ces derniers seront légers et faciles à digérer; on les choisira parmi les végétaux, tels que les fruits cuits (Pommes, Pruneaux, Poires, etc.); on évitera les toniques et les stimulans, comme le Vin sucré, les Liqueurs, les Ratafias, etc.

Les malades choisiront pour domicile un lieu où l'air soit pur, où il n'y aura ni marées, ni eaux stagnantes, ni matières animales en putréfaction, etc.

Les saignées ne sont utiles dans les Fièvres dont il est question en ce moment, comme dans toutes les maladies du même genre, qu'autant que les symptômes inflammatoires sont prédominans.

La convalescence des Fièvres de Printemps, d'Automne et de toutes les Fièvres en général, exige qu'on se prémunisse contre le froid, qu'on se livre à un exercice modéré en plein air, qu'on ne mange que peu à la fois et souvent, et qu'on n'oublie pas cette vérité physiologique : *que ce n'est pas ce que l'on mange qui nourrit, mais ce que l'on digère.*

Tissot, dans son avis au peuple, conseille encore de ne prendre qu'une espèce d'aliment dans le même repas, de mâcher beaucoup ce que l'on prend de solide, de diminuer la quantité des boissons que l'on prenait pendant la fièvre, et de préférer l'eau vineuse à tout autre liquide; de faire une promenade après chaque repas; de prendre peu d'alimens le soir; de prendre de temps en temps un lavement purgatif si on ne va pas à la selle; de se purger avec la Manne et le Séné, si l'estomac ne fait pas ses fonctions, sans cependant être irrité; de ne pas se livrer trop tôt à des occupations sérieuses, à des travaux pénibles, d'éviter le serein du soir, etc.

§. X. *Fièvres Quotidiennes, Tierces, Quartes, etc.*

Ce que nous venons de dire des fièvres de Printemps et des fièvres d'Automne peut s'appliquer entièrement aux Fièvres quotidiennes, tierces, quartes, etc.; car les premières peuvent ne se présenter que tous les deux ou trois jours, tous les trois ou quatre jours. Quoi qu'il en soit, nous dirons que les propriétés de la graine de Thalitron ont été éprouvées contre ces Fièvres. On en donne un demi-dragme dans un œuf cuit mollet, deux heures avant le frisson.

Pour les fièvres Quotidiennes, il faut faire prendre au malade pareil poids de demi-dragme de cette graine, les jours de crise, à jeun, avec pareille observation pour le régime de vie; il faudra couvrir le malade, attendu qu'il ne manquera pas de suer.

Pour les enfans, il ne faut que le poids de dix-huit ou vingt grains de la graine.

Quelques personnes ont été guéries de la Fièvre Tierce et Double-Tierce, en mâchant et avalant, à l'approche de l'accès, environ le poids de demi-dragme de feuilles vertes du Chardon étoilé, ou Chausse-trappe.

D'autres, après avoir coupé ces feuilles fort menues avec des ciseaux, les mettent infuser pendant quelques heures dans un demi-verre de Vin blanc, et étant prêts à avaler le tout, ils y mêlent autant d'eau qu'il y a de vin.

On peut faire sécher de ces feuilles à l'ombre pour prendre en hiver le même poids de leur poudre infusée comme ci-dessus. Pour les enfans, on diminue la dose à proportion de l'âge.

Le jus de Bourrache, pris au commencement des Fièvres Tierces, en a guéri un grand nombre.

Les préparations de Quinquina, d'écorces et de plantes amères conviennent beaucoup contre ces fièvres.

La guérison de la Fièvre Quarte exige quelquefois une légère saignée et une petite purgation, telle que celle-ci :

Prenez un verre de décoction de Petite Centaurée, dans laquelle vous ferez infuser trois gros de Séné, y délayant une once de Sirop de fleurs de Pêcher ou de pommes composé ; au commencement de l'accès, qui suivra la prise de cette purgation, donnez un gros de poudre de Quinquina, qui aura infusé toute la nuit dans un verre de Vin clairet ; réitérez si la Fièvre revient, et quand même elle ne reviendrait pas, il est bon de continuer deux fois la même médication.

M. Boyles assure qu'il a guéri plusieurs Fièvres Quartes avec une ou deux prises d'un dragme de poudre de Quinquina, immédiatement avant l'accès.

Un dragme de Myrrhe délayé dans un verre de Vin blanc, pris au commencement du froid de la Fièvre Quarte, la guérit quelquefois.

Quelques-uns prétendent qu'un dragme de poudre d'écorce de Prunier et de Cerisier, infusé dans du Vin blanc, et donné au commencement de l'accès de la Fièvre Quarte, réussit comme le Quinquina.

Pour la Fièvre Tierce et Quarte, l'Eau Sulfureuse naturelle ou artificielle réussit quelquefois. On donne un verre de cette eau avant chaque accès.

Vingt-quatre heures avant l'accès, faites tremper une poignée de toute la plante de *Bursa Pastoris* dans un demi-setier de vinaigre, avec plein une coquille d'œuf de Sel commun. Lorsque la Fièvre commencera à se faire sentir, appliquez sur l'estomac du malade la susdite herbe infusée ; maintenez le tout avec un linge.

Pour les Fièvres avec frissons, faites bouillir une demi-poignée de Bourrache dans un demi-septier de Vin clairet ; faites réduire à moitié ; passez dans un linge avec expression, et faites prendre un moment avant le frisson.

§ XI. *Manière de prendre le Quinquina dans les Fièvres.*

Prenez du Quinquina en poudre, passé au tamis le plus fin, au poids d'une once. Prenez ensuite une bouteille de verre double, qui tienne environ quinze ou seize verres de vin, et qui ait le col étroit, afin qu'on la puisse boucher plus exactement, pour empêcher le vin de s'éventer ; mettez dans votre bouteille l'once de Quinquina, et quatorze verres de vin du plus rouge et du meilleur ; bouchez bien la bouteille et laissez infuser le Quinquina deux jours et deux nuits avant que d'en user.

Le même jour qu'on mettra infuser le Quinquina, c'est à dire deux jours avant que d'en user, il faudra donner au malade une légère purgation ; mais s'il doit avoir l'accès de la Fièvre le matin, il faudra le purger le jour précédent ; et s'il a l'accès tous les jours, on lui donnera la purgation hors le temps de l'accès.

Il ne faut pas oublier de remuer la bouteille, de haut en bas, au moins cinq ou six fois le jour, et aussi immédiatement avant que de verser le Quinquina pour le boire.

Le tout étant ainsi disposé, il faudra observer exactement ce qui suit.

Le premier jour que le malade prendra le Quinquina, il faudra lui en donner un verre de quatre en quatre heures ; on s'arrêtera au quatrième verre. Ainsi à cinq heures du matin on lui donnera le premier verre ; à sept heures il mangera un peu s'il a besoin ; à neuf heures il prendra le second verre, à onze heures il mangera ; à une heure le troisième verre, à trois heures il mangera ; à cinq heures le dernier verre, et à sept heures il mangera.

Si on veut que le dernier repas ne se fasse pas si tard, il n'y a qu'à avancer la première prise du Quinquina.

On gardera ponctuellement la même conduite le second jour.

Le troisième jour, on observera encore la même chose, excepté que le malade ne prendra que trois verres de Quinquina.

Le quatrième jour, il n'en prendra que deux verres ; le premier à sept ou huit heures du matin, pour manger à neuf ou dix heures, et l'autre verre à quatre heures après midi, pour manger à six heures.

Pendant ces quatre jours, la nourriture du malade doit être solide, c'est à dire qu'il ne mangera que du bon pain et du bon rôti, et s'abstiendra de bouillons, potages, fruits, poissons, et autres choses semblables ; il boira du bon vin avec un peu d'eau.

Les pauvres pourront remplacer le rôti par du bouilli.

Quelques marchands mêlent plusieurs sortes d'écorces avec le Quinquina, mais on les peut distinguer facilement, ou par le goût, ou en le rompant.

On ne doit pas se servir de celui qui est pulvérisé depuis long-temps, car il perd sa force et son activité ; il faut donc le pulvériser deux ou trois jours au plus avant que de s'en servir, et ne l'acheter réduit en poudre que chez des marchands honnêtes.

Si la maladie a été longue, il sera à propos, pour éviter une rechute, de prendre encore une demi-once de Quinquina trois ou quatre jours après en avoir pris une once, le faire infuser, comme le précédent, dans huit verres de bon vin, et en prendre deux verres par jour, le premier à sept ou huit heures du matin, pour manger à neuf ou dix heures, et le second verre à quatre heures du soir, pour manger à six.

Pendant l'usage de ce remède, le malade est libre de se tenir couché et levé; il peut agir et faire quelque ouvrage, pourvu que ce soit sans grande fatigue.

Quinze jours ou environ après avoir pris le Quinquina, il faut prendre une légère purgation, qu'on peut réitérer de temps en temps si la Fièvre a laissé quelque incommodité, comme pesanteur dans les membres, enflure aux pieds et aux jambes, ce qui est assez ordinaire après la Fièvre Quarte.

La manière suivante pour purger n'est point dégoûtante, et fait un bon effet.

Prenez demi-once de Séné, un gros de Rhubarbe, deux gros de Cristal minéral, un Citron coupé par tranches, et un petit morceau de Sucre.

Faites macérer le tout ensemble, depuis midi jusqu'au lendemain matin, dans un vaisseau bien bouché, dans environ une chopine d'eau de rivière ; puis vous en prendrez un bon verre à six heures du matin, et un autre verre à sept heures, et à neuf heures un bouillon où l'on aura mis un peu de Bourrache, de Laitue, Pourpier, etc.

Il y aurait du danger de faire prendre du Quinquina aux enfans, cependant on y est quelquefois forcé.

Il faut alors que ceux auxquels on en fait prendre soient assez raisonnables pour voir que ce remède est d'une nécessité absolue.

Si on le fait prendre à des jeunes gens, il faut avoir la prudence de diminuer quelque chose des doses marquées ci-dessus ; par exemple, au lieu d'une once de Quinquina, n'en mettre que demi-once, ou environ, dans sept ou huit verres de vin, et n'en donner qu'un demi-verre chaque fois au lieu d'un verre entier.

§ XII. *Cas dans lesquels il faut s'abstenir de l'usage du Quinquina.*

Je suis convaincu, dit du Bé, que le Quinquina est très recommandable, non seulement contre les Fièvres Quartes, mais encore contre toutes sortes de fièvres intermittentes; toutefois il faut avouer qu'il est des cas où il peut être nuisible. Ainsi il sera contr'indiqué dans les fièvres continues accompagnées d'inflammation, dans les fièvres compliquées d'affections de poitrine, d'irritation de l'estomac et des intestins, toutes les fois qu'il y aura de la toux, de la sécheresse de la langue, du délire, etc. Voyez au surplus tout ce que nous avons dit à chaque espèce de Fièvre.

DEUXIÈME PARTIE.

Chirurgie.

—

CHAPITRE I.

§ I. *Fluxions froides sur quelques Membres.*

Prenez semences d'Anis, de Fenouil, de Coriandre et de Persil, de chacune deux pincées; faites-les infuser dans un demi-setier de vin blanc pendant une nuit; le lendemain, faites bouillir le tout pendant quelques minutes dans un pot vernissé, passez dans un linge, et faites boire à jeun au malade, le plus chaud qu'il pourra, étant au lit; couvrez-le bien pour faciliter la sueur.

Le soir, en vous couchant, ayez un sachet plein de feuilles de petite Sauge; faites-le chauffer dans du vin; appliquez-le tout sur la partie, et mettez une serviette par dessus.

Pour la douleur des bras et des jambes, faites chauffer des yèbles dans une grande poêle, appliquez-les chaudement entre deux linges sur la douleur.

Faites bouillir une poignée de Thym, de Marjolaine, de Sauge et de Camomille dans du vin rouge; frottez-en le membre, et appliquez dessus les herbes un peu chaudes. *Voyez* RHUMATISMES.

§ II. *Fluxion ou chaleur dans quelques parties des membres.*

Appliquez sur le mal du son de froment mêlé

avec moitié eau et moitié vinaigre, ou de la fiente
de vache mêlée avec du vinaigre.

Mouillez un morceau de vieux linge dans de
l'eau; étendez légèrement dessus du Cérat préparé de la manière suivante :

Mettez dans un plat de terre vernisé ou d'étain
une once de Cire blanche en petits morceaux, avec
quatre onces d'huile Rosat, ou au défaut, d'huile
d'Olive; placez le vaisseau sur un très petit feu;
la Cire étant fondue, retirez le vase du feu, agitez
le tout avec une spatule de bois, jusqu'à ce qu'il
soit figé; alors incorporez un peu d'eau fraîche,
en continuant à remuer.

Ce Cérat est bon pour guérir les inflammations,
pour calmer les brûlures, pour adoucir l'âcreté
des hémorrhoïdes, pour adoucir les gerçures des
mamelles, des dartres; pour les démangeaisons, etc.; on en frotte les parties douloureuses.

Comme il perd sa vertu en vieillissant, il n'en
faut pas faire beaucoup à la fois. *Voyez* ABCÈS,
GOUTTE.

§ III. *Membre gangrené, blessé, faible, foulé.*

Pour un membre presque gangrené, faites-le
baigner dans un bain préparé avec décoction de
bois de Saule.

Quand un membre est blessé, frottez-le avec le
suc de vers de terre mêlé avec de l'huile d'amandes douces.

Les graisses sont également bonnes, ainsi que
l'onguent d'Agrippa.

Faites cuire de l'Ortie dans de l'huile, enduisez-
en le membre blessé, ou bien enveloppez-le avec
un cataplasme de mie de pain.

Pour un membre faible, mettez dans un pot de
terre neuf de la moelle de bœuf avec du gros
vin; couvrez bien le pot; mettez-le sur de la
cendre chaude pendant trois ou quatre heures;
vous aurez un Onguent qui se conservera un
mois. Pour s'en servir, il en faut faire fondre

une cuillerée soir et matin sur la cendre chaude,
et en frotter les parties malades avec un petit
linge bien chaud.

Quand un membre est foulé, on emploie un bain
d'eau froide et le repos.

Détrempez de la Poix de Bourgogne dans de
l'eau-de-vie; faites-en un emplâtre que vous étendrez sur de la peau, et que vous appliquerez sur le
mal.

Faites une décoction d'Armoise, bassinez-en le
membre, et appliquez l'herbe chaude sur le mal.

Faites cuire à petit feu dans quatre onces d'huile
d'Olive une poignée de feuilles d'Absinthe, et autant de celles de Rue, jusqu'à ce que l'huile soit
toute verte; passez à travers un linge, et conservez pour en frotter, devant le feu, les foulures
et les contusions.

Mettez aux mois de Mars, Avril et Mai, de gros
vers de terre bien lavés dans une bouteille pleine
de vin et bien bouchée; oignez-en le membre malade. *Voyez* GANGRÈNE, PLAIES, ENTORSES, CON-
TUSIONS, etc.

§ IV. *Anévrysmes.*

Imbibez des linges pliés en plusieurs doubles
dans les sucs de Morelle, Plantain, Joubarbe,
Bourse de Pasteur, Bouillon-Blanc et Renouée,
appliquez-les sur l'Anévrysme, que vous compri-
merez médiocrement avec des bandages.

Lorsque l'Anévrysme est petit, comme celui qui
arrive après une saignée mal faite, il suffit de
mettre dessus une petite lame de plomb, une pièce
de monnaie ou un jeton qu'on enferme dans une
compresse, que l'on tient bien bandée.

Les secours et les soins d'un chirurgien habile
sont indispensables dans tous les cas d'anévrysmes.
En effet, non seulement il est quelquefois nécessaire d'avoir recours à des opérations promptes et
difficiles, mais encore il est une médication interne, tout à fait débilitante, à prescrire aux ma-

lades, et les hommes de l'art sont ici seuls compétens.

§ V. *Tendon piqué, blessé, contus, faible, retiré, douloureux*, etc.

Sur un tendon piqué, il faut appliquer un papier enduit de Térébenthine de Venise et un linge par dessus.

Le Baume de Millepertuis appliqué seul, ou mêlé avec de l'Eau-de-Vie, convient encore.

L'Huile distillée de Térébenthine versée sur des linges et appliquée en topique convient également.

La Gomme Elémi est le spécifique de Vanhelmont.

Paré ordonne comme topique le mélange suivant : une once de Térébenthine de Venise mêlée dans autant de vieille huile et un peu d'Eau-de-Vie.

Pilez des vers de terre dans un mortier, mêlez-y un peu de Térébenthine, puis appliquez cela en guise de topique sur un tendon blessé.

D'autres pilent les vers de terre avec de la graisse de porc, et s'en servent comme ci-dessus.

La racine du Sceau de Notre-Dame, ou de Couleuvrée, pilée et appliquée, est très bonne également dans les cas de blessures des tendons.

Il n'y a point de meilleur remède contre l'extension violente des tendons que les compresses trempées dans du bon vin rouge.

Pour calmer les douleurs des tendons, oignez les membres avec le jus de Matricaire incorporé avec de l'Huile Rosat ; le mélange doit être appliqué un peu chaud. Les racines de Mauve sauvage pilées avec du Vieux Oing, et appliquées sur les parties douloureuses, sont encore bonnes.

Le Persil pilé et appliqué sur un tendon douloureux convient parfaitement.

Prenez des Limaces et des Vers de terre ; lavez-les bien, essuyez-les avec un linge ; puis prenez de l'Huile d'Olive avec de la Cire vierge ; faites cuire tout ensemble à petit feu dans un petit pot de terre, en remuant jusqu'à ce que le tout soit arrivé à la consistance d'onguent; passez à chaud dans un linge blanc, mettez dans des pots et conservez. Pour faire usage de cette préparation, qui convient contre les enflures et tressaillemens des tendons, on en frotte la partie malade devant le feu; on met du linge bien chaud par dessus, et on recommande à la personne de se tenir le plus chaudement possible.

Quand vous aurez à traiter des tendons durcis, raccourcis, pilez la racine de Guimauve; faites-la cuire dans du beurre frais; oignez-en le mal jusqu'à guérison.

Faites cuire des racines de Guimauve dans du Vin blanc, pilez-les ensuite avec de la graisse, et appliquez-en sur le mal.

Frottez la partie malade soir et matin, et à chaud, avec le Baume du Samaritain, c'est à dire avec parties égales de Vin et d'Huile d'Olive bouillis ensemble jusqu'à la complète évaporation du Vin.

La Moelle de Veau, l'Huile de Semence de Lin, l'Huile de jaunes d'OEuf sont encore bonnes en onctions.

L'Huile de Noix, tirée par expression, appliquée extérieurement, dissipe les tumeurs, ramollit les tendons retirés, etc.

Faites bien cuire cinq poignées de petite Sauge pilée avec une livre de Beurre frais; passez le tout à chaud dans un linge avec expression; oignez-en le mal soir et matin et devant le feu. Ce beurre, ainsi préparé, est encore convenable dans les cas ci-dessus.

Pour combattre la faiblesse des tendons, prenez fleurs de Romarin, feuilles de Laurier, de petite Sauge, de Lavande et de Primevère, de chacune une poignée, et une pinte de gros Vin. Faites cuire tout cela ensemble dans un pot de terre; fomentez la partie malade avec cette décoction, et appliquez par dessus le marc de la décoction.

Trempez un linge dans de l'Eau-de-Vie chaude, frottez-en le mal, et appliquez ensuite le même linge par dessus la partie douloureuse.

§ VI. *Aisselles et Pieds puans, sueurs fétides.*

Cet inconvénient doit en général, et malgré son grand désagrément, être respecté. Toutefois on pourra, avec beaucoup de précautions, essayer de frotter soir et matin les aisselles et les pieds avec un peu d'un mélange fait avec la Litharge d'Or et l'Onguent Rosat.

§ VII. *Doigts, Mains, Pieds écrasés ou meurtris, mais sans plaie saignante.*

Broyez ensemble des feuilles d'Artichaut et du Sucre; appliquez-en sur le mal.

Pilez des feuilles de Scrophulaire aquatique, appelée par quelques uns Bétoine d'eau, ou des feuilles de Plantain long, ou de celles de Tabac mâle; appliquez-lez en guise de topique.

Il faut, aussitôt qu'on est blessé, prendre un linge, le tremper dans du Vinaigre froid, et en serrer le doigt ou toute autre partie avec la main et le plus fort qu'on pourra l'endurer; ensuite, pour apaiser la douleur, on appliquera un cataplasme fait de feuilles d'Oseille cuites sous les cendres chaudes, d'Onguent Rosat ou de Beurre frais.

Lavez la partie écrasée avec de l'Eau-de-Vie et la matière muqueuse des limaces rouges.

L'Esprit-de-Vin camphré ou nom camphré convient encore.

Broyez du Persil avec du Sel et un peu d'Eau-de-Vie, ou, selon d'autres, de l'huile d'olive; frottez le mal avec, et appliquez le marc par dessus.

Bassinez les endroits meurtris avec une décoction de semence de Persil dans de l'eau.

Pour une contusion, lavez-la avec du vin tiède,

et appliquez dessus le jus et le marc des feuilles de Bouillon-Blanc pilées.

Bassinez avec de l'eau-de-vie, dans laquelle on aura fait dissoudre de la poudre d'alun, et appliquez dessus le mal une compresse de linge pliée en plusieurs doubles et trempée dans la liqueur.

Pilez bien du Persil, arrosez-le d'eau-de-vie, appliquez-le sur la contusion, et laissez-le pendant vingt-quatre heures.

Pour une contusion des parties charnues, si grande qu'elle soit, oignez-la d'Huile Rosat et de Vin mêlés ensemble; appliquez par dessus un emplâtre de Cire jaune, ramolli dans de l'eau chaude et étendu sur de la toile. *Voyez* CONTUSIONS, COUPS, CHUTES.

§ VIII. *Fentes. Gerçures* ou *Crevasses des mains, lèvres et autres parties.*

Frottez ces parties avec de la graisse de porc.

Lavez le mal avec votre urine.

Prenez une once de cire blanche, et deux onces de moelle de bœuf; faites fondre le tout ensemble à petit feu en remuant avec un bâton, donnez un petit bouillon, et retirez du feu; remuez jusqu'à ce qu'il soit froid. On en frotte les fentes et gerçures après l'avoir fait chauffer légèrement.

Pour les crevasses des mains, allumez un bout de bougie, faites dégoutter de la cire dans les crevasses, et elles guériront.

Faites fondre une once de cire jaune coupée en petits morceaux dans quatre onces d'huile de noix; remuez l'une avec l'autre sur un feu doux : étant bien incorporées ensemble, retirez le vaisseau du feu, et continuez de remuer jusqu'à ce que le cérat soit froid. Il est excellent pour les engelures des pieds, des mains et du nez, pour les écorchures, fentes, crevasses, et autres tumeurs qui arrivent pendant l'hiver aux mains et aux pieds. Il est encore bon contre les hémorrhoïdes, les crevasses des mamelles, pour achever la guérison des brûlures ouvertes, éteindre toutes les inflammations, apaiser les douleurs de tous les maux externes, etc.

Pour les mamelles déchirées, enflées ou enflammées, prenez une livre de bon Miel, douze jaunes d'OEufs et une chopine de vin ; battez le tout ensemble dans une terrine pendant environ un demi-quart d'heure ; ensuite, faites bouillir le tout lentement et en agitant sans cesse. Quand tout le le Vin est évaporé, l'onguent est terminé. Cet onguent est bon pour l'engorgement des mamelles, les abcès, les plaies, les ulcères, les clous ; on l'applique étendu sur du linge fin ou sur un morceau de papier brouillard. Lorsque l'abcès est ouvert, on continue encore le même remède.

Prenez un quarteron de Miel blanc, trois jaunes d'OEufs, trois cuillerées de farine de Froment, et une once et demie de Saindoux ; battez bien ensemble le Miel et les jaunes d'OEufs avec la farine pour les incorporer ; ensuite mettez dans une poêle le Saindoux sur le feu ; lorsqu'il commencera à fondre jetez dedans le mélange ci-dessus, et faites cuire le tout en consistance de bouillie ; on applique cette préparation après l'avoir étendue sur du linge fin ; le pansement se fait soir et matin. Lorsque la mamelle sera ouverte, il ne faut point mettre de charpie, mais continuer l'emplâtre comme avant, et continuer ainsi jusqu'à guérison.

Le cataplasme de farine de Fèves fait avec l'Oxycrat convient, dit Rivière, dans l'inflammation des mamelles.

Une femme en couches, ayant une tumeur fort dure à la mamelle droite, fut guérie, dit Rivière, en prenant, pendant trois jours, un dragme de la poudre de Cloportes, lavés, tués dans du Vin blanc, et séchés au soleil. Cependant, nous préférons un des emplâtres ci-dessus.

Prenez une bonne quantité de feuilles d'Aigremoine, de Mauve, Guimauve et Seneçon ; cuisez-les dans suffisante quantité d'eau pour en faire une livre de Cataplasme auquel vous ajouterez deux onces de Graisse de porc, et autant de Beurre frais ; étendez-le sur des étoupes, et appliquez ce cataplasme onguentacé sur le mal.

La poudre de Gomme Adragant mise sur l'écorchure des mamelles est un bon remède. Nous en dirons autant de la poudre de Vieux Bois (Lycopode).

L'onguent Rosat est bon pour les fentes et crevasses des mamelies, ainsi que les feuilles de Lierre terrestre broyées.

On applique aussi avec succès les feuilles de Pied-de-Pigeon, espèce de *Geranium*, après les avoir froissées entre les doigts ; ou bien du Coton trempé dans le jus de cette herbe.

Il faut laver le bout de la mamelle qui est écorché avec du Vin, puis le saupoudrer de Sucre fin. *Voyez* CONTUSIONS, ENGELURES, ABCÈS.

§ IX. *Corps étrangers dans les chairs , tels que fer, clou, épingle*, etc.

Cherchez d'abord à retirer le corps étranger avec une pince très légère.

Pour tirer les épines, les échardes, et autres corps étrangers hors de la chair, et faire promptement mûrir et percer l'abcès qui en résulte souvent, il faut mettre dessus un emplâtre de poix noire, ou bien de l'onguent de la mère, de la pulpe d'ognons cuits sous la cendre, etc.

§ X. *Panaris.*

Il faut inciser les parties, ou bien appliquer sur le Panaris quelque onguent tel que celui ci-après décrit.

Prenez beurre frais, saindoux, suif de mouton, cire blanche, Litharge d'or en poudre fine , de chacun une once ; huile d'olive deux onces ; faites fondre la cire et les graisses avec l'huile, mêlez peu à peu la litharge ; retirez le vase du feu ; re-

muez jusqu'à ce que l'onguent soit froid. Cet onguent est excellent pour le Panaris, les furoncles,
les abcès, et contre toutes les tumeurs qu'on veut
faire mûrir et percer. Quand un ulcère est sec et
qu'il ne suppure pas bien, un peu de cet onguent
rappelle la suppuration ; mais, je le répète, l'opération par la lancette est préférable, surtout pour
le Panaris.

Pour conserver cet onguent, il faut bien l'envelopper et l'enfermer ; si on le laisse à l'air, il
devient blanc et perd sa qualité. Il n'en faut pas
faire beaucoup à la fois, à moins que ce ne soit
pour un hôpital. On l'appelle communément dans
l'Hôtel-Dieu de Paris l'*Onguent de la Mère*, à
cause qu'il vient de la mère Sainte-Thècle, religieuse de cet hôpital.

L'Onguent ci-dessus est encore bon contre les
Panaris. Prenez beurre frais, lavé ou non lavé, quatre onces; cire jaune en morceaux, une once et demie ; *Diachylum*, deux onces et demie; et Poix-
Résine en poudre, une once et demie. Ayant fait
fondre le beurre à petit feu dans une terrine, faites fondre aussi sans bouillir, en remuant toujours avec une spatule de bois, les autres substances dans l'ordre marqué ci-dessus , en
sorte que le tout soit bien incorporé ensemble ;
retirez le vaisseau du feu ; continuez de remuer
avec la spatule jusqu'à ce que l'onguent soit froid,
et conservez pour le besoin. *Voyez* ABCÈS, FURON-
CLES.

§ XI. *Clou ou Furoncle.*

La feuille de Poirée fait mûrir et percer les
clous, ainsi que la feuille de Ronce ou de grand
Liseron ; ces feuilles doivent être écrasées.

L'Oseille fricassée avec du Beurre frais, ou
cuite sous les cendres chaudes , convient encore,
ainsi que le Levain et le vieux Oing, mêlés ensemble en parties égales.

Prenez poids égaux de *Basilicum* et de *Dia-*

chylum ; faites-les fondre ensemble et appliquez-en sur le clou : l'un ou l'autre de ces onguens employé séparément réussit aussi. *Voyez* ABCÈS.

§ XII. *Mal d'Aventure, en apaiser la douleur, le faire mûrir et suppurer.*

Faites fondre une once de Poix de Bourgogne dans quatre onces de Térébenthine commune; remuez jusqu'à ce que le tout soit froid, et appliquez sur le mal.

Prenez quatre onces de Cire en morceaux, huit onces de Beurre frais et une chopine de Vin rouge. Faites bouillir le tout ensemble jusqu'à ce que le vin soit évaporé; retirez le vase du feu, et remuez le mélange avec une spatule jusqu'à ce qu'il soit froid?

Cet onguent est bon pour les maux d'aventure, les gerçures des mamelles, les plaies, les ulcères, les brûlures ; on l'applique étendu sur de la toile ; pour les brûlures, il vaut mieux le mettre sur du papier. *Voyez* ABCÈS.

§ XIII. *Verrues, Durillons, Cors, Poireaux, Yeux de perdrix, Cornes.*

Egratignez les Verrues avec l'ongle, et appliquez dessus le jus et le marc de l'herbe appelée *Verrucaria.*

Frottez souvent les Verrues avec le Pourpier froissé entre les doigts, ou avec le Mouron à fleur rouge, ou avec les feuilles et fleurs de Souci pilées avec un peu de sel, ou avec le jus de grande Eclaire, ou avec la saumure du fond des pots à beurre salé, ou avec le jus de Bourrache, ou avec celui de la Mercuriale, tant mâle que femelle, ou bien avec du lait de Figuier, ou avec la Persicaire hachée, ou avec la dissolution de Sel Ammoniac dans de l'eau commune; ce dernier remède a nettoyé des mains toutes couvertes de verrues.

Le suc de Tithymale, d'Esule, le vieux Lard, l'Encre, le sang des Règles, appliqués en friction sur les Verrues, guérissent quelquefois.

La cendre blanche qui reste sur les charbons de bois de Chêne consumés, ppliquée avec un peu de salive sur les Verrues du visage, les fait souvent disparaître.

Pour les *Ognons*, les *Durillons*, les *Yeux de Perdrix* aux pieds, les ramollir à l'aide de bains, et les couper : puis appliquer dessus un peu d'emplâtre de cire verte.

Pour les Cors aux pieds, coupez-les avec un bon rasoir, et recouvrez-les de cire verte étendue sur du linge. L'onguent doit être étendu très mince. On peut encore frotter le cor avec des feuilles broyées de Bourrache ou de Lierre; ou bien appliquez-y le marc des mêmes feuilles, et renouvelez-le tous les jours jusqu'à guérison.

Trempez votre pied dans de la lessive chaude pour amollir le cor, égratignez-le avec l'ongle, et mettez dessus un mucilage fait de Gomme Arabique et de fort vinaigre.

Mâchez bien du blanc de Poireau, appliquez-le sur le cor; continuez jusqu'à guérison.

Ayant coupé le cor ramolli dans de la lessive ou de l'eau chaude, touchez-le souvent avec du vitriol de Chypre.

Appliquez dessus de la Gomme ammoniaque dissoute dans du vinaigre.

Coupez la superficie du cor, et appliquez dessus la racine de grande Eclaire écrasée.

L'emplâtre de *Vigo cum Mercurio* convient encore.

La graine de Souci encore verte, et cueillie quand la fleur est prête à tomber, pilée et appliquée sur le cor ou sur une verrue, réussit très bien; on recouvre le tout d'une feuille verte de Souci et d'un linge.

Pilez dans un mortier l'enveloppe d'une Noix verte, appliquez-la sur le cor, et renouvelez plusieurs fois ce topique.

Pour les *cornes* entre les orteils (doigts au pieds), ou au bout des ongles des pieds, il faut les couper avec de bons ciseaux ou des rasoirs, et garder le repos pendant quelques jours.

La sève qui coule des incisions que l'on fait autour du grand Lierre, ainsi que les cendres de Sarment, passent pour un spécifique contre les excroissances.

§ XIV. *Maladies des ongles.*

Quand les ongles entrent dans les chairs il faut les enlever, garder le repos quelque temps, ou bien placer entre la chair et l'ongle un petit morceau de taffetas, ou de feuilles d'étain ou de plomb, ou bien encore de l'alun calciné.

Sur un abcès qui vient à la racine des ongles, mettez un cataplasme fait avec le fruit du Chêne réduit en pâte, le Miel, l'Encens et le Savon.

Sur le sang épanché au dessous de l'ongle, appliquez des compresses d'Eau blanche.

Quand un ongle se déracine, avivez la plaie avec de la poudre d'Alun calciné, et appliquez dessus un bandage agglutinatif.

Quand un ongle est taché, frottez-le avec de la chair de Citron ou d'Orange, ou bien plongez souvent la main dans de l'eau chaude contenant de l'Alun.

Frottez de temps en temps les ongles rongés et fendus avec une couenne de Lard, ou appliquez dessus de la semence de Cresson broyé avec du Miel.

Sur un ongle tombé, appliquez de la Quintefeuille broyée avec quelque graisse que ce soit.

Bassinez l'endroit avec de l'eau distillée de Tabac, et appliquez dessus des linges trempés dans la même eau.

Quand un abcès survient sous l'un des ongles des pieds ou des mains, on se comporte comme dans les abcès ordinaires. *Voy.* ABCÈS.

§ XV. *Crampes dans les Jambes, dans les Mollets, dans les Bras*, etc.

Il faut se lever aussitôt que le mal se fait sentir, et se tenir debout pendant quelque temps.

Pour s'en préserver, il faut se frotter, le soir en se couchant, avec de l'huile de Laurier, et tenir la partie très chaudement.

Des bains sont encore très utiles dans les Crampes ainsi que l'exercice un peu forcé.

§ XVI. *Maladies des Genoux.*

La fiente de Chèvre, appliquée en topique, a la propriété de résoudre les tumeurs dures des genoux; il en est de même de la fiente de brebis.

Pour l'enflure des genoux, faites bouillir dans du vin blanc de la Sauge, de la fleur de Camomille et de l'Absinthe, de chacune une poignée; appliquez le liquide sur le mal le plus chaudement que vous pourrez l'endurer.

Pour les genoux douloureux, faites cuire ensemble du Lait, de la mie de Pain, un jaune d'OEuf, et un peu d'huile Rosat; appliquez le tout sur le mal en forme de cataplasme.

Contre les Tumeurs blanches des Genoux, des Coudes, etc., il faut opposer le régime et le traitement suivans :

Sangsues en plus ou moins grand nombre selon le degré de la douleur; repos plus ou moins prolongé; moxas souvent répétés; eaux de Bourbonne-les-Bains en Boissons, ou mieux en Bains, en Douches et en Lotions; tisane de Bardane, de Salsepareille, de Douce-Amère, de Houblon, édulcorée avec le sirop de Gentiane ou de Quinquina; frictions avec la pommade iodée et la graisse résolutive (*voy.* les FORMULES), cette maladie ayant assez souvent pour cause déterminante le vice Scrophuleux. *Voy.* SCROPHULE.

§ XVII. *Maladies des Jambes.*

Pour fortifier lès Jambes blessées, il n'y a rien de meilleur que de mettre dessus des compresses imbibées d'Esprit de Vin chargé de teinture de Millepertuis.

Le remède suivant convient encore :

Prenez feuilles d'Yèble, de Marjolaine et de Sauge, de chacune une poignée ; pilez bien ces herbes ensemble, tirez-en du jus ce qu'il en faut pour emplir une bouteille de verre, bouchez bien cette dernière avec de la pâte ; mettez-la, ainsi préparée, dans un four aussi long-temps qu'il faudrait pour cuire le pain ; tirez-la ensuite, laissez-là refroidir ; rompez la pâte, tirez la matière qui sera dedans et qui aura l'aspect d'un Onguent ; conservez pour vous en servir de la manière suivante :

Prenez de cet Onguent et de la Moelle de Bœuf, autant de l'un que de l'autre, faites fondre le tout ensemble ; frottez-en chaudement et souvent le derrière des cuisses et des jambes.

Pour les enflures et inflammations des jambes, faites cuire du Seneçon dans un pot de terre neuf, avec de l'eau et du beurre frais ; faites-en un cataplasme que vous appliquerez sur la partie malade ; ou bien :

Faites fondre pour cinq liards de Cire blanche coupée en petits morceaux, ajoutez dedans pour six liards d'huile de Noix ; remuez le tout. Le mélange étant bien fait, retirez le vaisseau du feu, remuez, laissez tomber dedans quelques gouttes d'eau froide ; remuez encore, et vous aurez une sorte de Cérat. Oignez-en une feuille de papier gris ; appliquez ce papier sur toute l'étendue du mal ; renouvelez le Cérat soir et matin, et continuez ainsi jusqu'à la parfaite guérison ; ou bien encore :

Frottez la jambe avec de l'Onguent fait avec la seconde écorce de Sureau cuite avec du saindoux.

Battez ensemble de l'huile d'Olive, de l'Eau et un peu de Vinaigre; trempez dedans des linges pliés en deux ou trois doubles que vous appliquerez sur les jambes enflées et enflammées.

Sur les écorchures des jambes, mettez du papier mouillé de votre Salive, ou la première pelure d'un Ognon rouge; abandonnez la plaie à elle-même pendant sept ou huit jours sans gratter. On peut encore couvrir la plaie avec la racine de grande Consoude râpée et étendue sur du papier gris. Une feuille de Ronce appliquée du côté non piquant, un Onguent fait de Suif de mouton et de Colophane, en parties égales, sont encore convenables.

Mêlez ensemble du Persil, un jaune d'œuf, et une cuillerée d'eau-de-vie, et appliquez sur le mal.

Râclez du vieux lard; lavez-le dans plusieurs eaux; appliquez-le sur le mal.

Pour les plaies des jambes, faites fondre deux onces de Cire vierge sur un petit feu avec six onces d'huile de Noix; remuez pour incorporer le tout; retirez le vaisseau du feu; continuez de remuer jusqu'à ce que le Cérat soit froid; ce Cérat est excellent pour les plaies et les maux de jambes.

Les feuilles de Panais, de Carottes et de Chenevis pilées et appliquées sont également bonnes.

Broyez, en forme d'Onguent, une demi-livre de vieux lard avec une poignée de feuilles de petite Sauge hachées menues; appliquez-en sur le mal.

Faites cuire de la Véronique mâle dans de l'eau jusqu'à réduction de la moitié; bassinez la plaie avec cette décoction chaude.

Pour les ulcères des jambes, prenez Poix-Résine, Cire vierge, de chacune deux onces; faites-les fondre, ajoutez quatre onces de beurre frais; mêlez le tout ensemble en remuant; et quand le mélange sera en consistance d'Onguent, amollissez le tout pour en étendre sur de la toile et appliquez-en sur la plaie; changez d'Onguent chaque fois que vous panserez le mal; continuez jusqu'à la guérison.

Prenez pour un sou de *Diachylum*, pour un sou de Cire jaune, et autant de beurre frais; mettez-les dans une écuelle de terre; faites-les fondre et incorporer ensemble; retirez le vaisseau du feu, et remuez jusqu'à ce que le tout soit froid. Cet Onguent est bon contre les ulcères.

Un homme, qui avait depuis long-temps un ulcère à la jambe, s'est guéri en se baignant et en lavant sa jambe dans l'eau courante d'une fontaine.

La décoction de feuilles de Ronces faite dans du vin ou de l'eau est spécifique contre les ulcères profonds des jambes.

Les pommes pilées et appliquées en topique sont un souverain remède pour guérir les ulcères.

La poudre à canon délayée dans du vin, des linges mouillés dans la même eau, sont très bons contre les ulcères.

Pilez des feuilles de Verge-d'Or; appliquez-les sur les ulcères.

Belloste dit avoir guéri toutes sortes d'ulcères en employant, en lotions, et pour tremper des plumasseaux, la décoction de feuilles de Noyer avec un peu de sucre.

Mettez des feuilles de Noyer dans de l'eau sur un feu doux; au bout de quelque temps, retirez le vaisseau; bassinez l'ulcère avec l'eau; les feuilles bouillies peuvent aussi être appliquées en topique; on continue jusqu'à guérison.

Faites bouillir quatre onces d'huile de Noix avec autant de vin blanc jusqu'à l'évaporation du tiers du vin; bassinez l'ulcère avec ce liquide, et appliquez dessus des compresses trempées dans le même Baume.

Saupoudrez l'ulcère de poudre de feuilles de Noyer, et mettez une feuille verte par dessus.

Appliquez sur l'ulcère des feuilles vertes de Tabac pilées.

Les Indiens guérissent les ulcères des jambes en appliquant dessus, pour tout remède, des plaques de cuivre. En France, les plaques de plomb, les bandes roulées et compressives, réussissent également.

Aquapendente a guéri des ulcères des jambes avec la seule eau distillée de feuilles de Chêne. Celle des feuilles de Noyer fait le même effet.

Les Ephémérides de Leipzig disent que la cendre de la pipe, mise sur les ulcères, guérit également.

Pour les *Loups des Jambes*, ou Ulcères ron-geans, faites un emplâtre avec du Tartre de vin blanc en poudre, et du jus de l'herbe à Robert, espèce de *Geranium*, qu'on trouve souvent attaché aux vieilles murailles.

Prenez de la farine de froment; détrempez-la dans du Miel, faites en un gâteau. Après qu'il sera cuit, mettez-le en poudre; détrempez-le avec le jus de l'herbe à Robert, et appliquez-le sur les loups et sur les chancres.

Lavez les loups avec le jus d'herbe à Robert; mettez ensuite dans la plaie de la poudre de corne de cerf brûlée; mettez par dessus la poudre le jus et le marc de l'herbe à Robert.

D'autres se servent de la grande Eclaire, broyée avec du sel, au lieu de l'herbe à Robert.

L'eau de Chaux tirée à clair, mêlée avec l'huile d'olive, en forme de liniment, est bonne contre les loups, les brûlures, etc.

Le jus de grande Eclaire, bouilli avec du sain-doux jusqu'à l'évaporation du jus, forme un On-guent très bon contre les ulcères rongeans.

Prenez sept ou huit livres de Poix noire; trempez-la dans un seau d'eau de rivière pendant huit jours. Au bout de ce temps, prenez une chopine de cette eau avec quatre onces du meilleur poivre en poudre; broyez l'un avec l'autre, et faites un emplâtre que vous étendrez sur un linge et que vous appliquerez sur le mal le plus chaud qu'on pourra l'endurer; pansez deux fois le jour.

Prenez une once de Térébenthine, un jaune d'œuf; mêlez-les avec un peu de Cire et de Sel, et faites un onguent que vous appliquerez sur les loups et les ulcères.

Pour la *Rogne maligne* ou *grosse Gale des jambes*, maladie plus commune chez les chevaux que chez les hommes, appliquez de la Morelle pilée.

Faites bouillir du Lierre terrestre dans de l'eau, et lavez les jambes avec cette décoction.

Les personnes qui ont la Rogne maligne aux jambes ne doivent rien manger de salé, mettre beaucoup d'eau dans leur vin, se faire saigner et purger; elles doivent aussi se baigner le plus souvent possible.

Contre la grosse Gale qui survient aux jambes après de longues maladies, et principalement après la Fièvre Quarte, l'Onguent suivant est très bon. Prenez quatre onces d'Onguent basilium, quatre onces d'Huile rosat, trois jaunes d'œufs, et un peu de Cire; mêlez et frottez-en les parties galeuses. *Voy.* PLAIES, ULCÈRES, CONTUSIONS, etc.

§ XVIII. *Maladies des Pieds, des Talons.*

Une *Entorse*, tiraillement violent des parties qui entourent les articulations, a-t-elle lieu au pied, au poignet ou au genou, on se hâte d'appliquer des Réfrigérans, des Répercussifs, afin de faire avorter l'inflammation, ou de s'opposer à ce qu'elle acquière une grande intensité. Mais l'inflammation existe-t-elle déjà, on emploie les Topiques émolliens, les Narcotiques, les Sangsues autour des parties douloureuses, le repos et un régime alimentaire un peu débilitant.

Parmi les réfrigérans employés le plus souvent contre les *Entorses* ou les *Fractures*, l'Eau froide est le liquide qu'on se procure le plus promptement; viennent ensuite les solutés aqueux de Couperose blanche (une once de Couperose par litre d'eau), que l'on applique à l'aide de compresses imbibées et que l'on renouvelle trois ou quatre fois par jour, jusqu'à guérison. Les remèdes suivans sont encore employés avec avantage. Prenez demi-livre de son de Froment, une pinte d'eau, et une chopine de vinaigre. Mêlez et faites un cataplasme que vous appliquerez chaud : renouvelez cette application deux fois le jour.

Lorsque l'entorse est nouvelle, faites cuire un Ognon coupé par rouelles dans de l'huile d'Olive, jusqu'à ce qu'il soit réduit en onguent; appliquez cet onguent sur la partie malade.

Mettez de l'eau-de-vie dans un vaisseau sur le feu, avec du savon; lorsque la matière sera réduite en mousse, mettez-la sur un linge que vous appliquerez chaudement sur la douleur; enveloppez le pied d'une serviette, et réitérez l'application soir et matin jusqu'à guérison.

Contre les *Ecorchures* et les *Douleurs* des pieds par suite d'une marche forcée, ou d'une chaussure trop étroite, on se trouve bien de l'usage de l'Onguent suivant : prenez du Miel, de la Cire, de l'Huile, de la Litharge, de chacun une demi-once; mêlez le tout ensemble, et appliquez sur les Ecorchures ou parties douloureuses.

Quand la plante des pieds est dure, on la ramollit avec le lait de Figue, les cataplasmes, les fomentations d'eau de Guimauve, de graine de Lin, etc.

Prenez racines de Concombre sauvage cuites jusqu'à consistance de pulpe; incorporez-les avec Térébenthine de Venise, et appliquez sous les pieds.

Pour préserver les pieds du froid pendant l'hiver, faites bouillir une grande quantité d'Orties et de pelures de Navets dans de l'eau salée, et lavez-en vos pieds.

Frottez fréquemment, dans l'été, vos mains et vos pieds avec des Fraises.

Détrempez du jus de Rue avec de l'huile de Noix; oignez-en les pieds une fois seulement au commencement de l'hiver.

Frottez vos pieds avec du suc d'Orties mêlé avec de l'huile et du sel.

Lorsqu'on va à cheval en hiver, il faut se frotter les jambes avec de l'Eau-de-Vie.

Les talons peuvent être meurtris, froissés par suite d'une chute, d'un coup, etc.

Pour obvier aux accidens fâcheux qui en résultent, on fera une saignée du bras, puis on fera évacuer le sang épanché, en coupant la peau du talon. Si la peau est trop dure, il faut avant que de la couper faire des fomentations d'eau chaude, ou faire prendre un bain de pieds pour amollir la peau.

La mucosité des limaçons, avec les poudres d'Encens, d'Aloès et de Myrrhe, facilitent la résorption du sang épanché.

Voyez PLAIES, ULCÈRES, CONTUSIONS.

§ XIX. *Des Varices.*

Contre les *Varices*, tumeurs formées par la dilatation des veines, on oppose une compression méthodique à l'aide d'un bandage approprié ou de bas lacés.

Pour les varices ulcérées, prenez une poignée de feuilles d'Absinthe, trois pincées de Roses rouges, une once de racine de grande Consoude; faites bouillir ces substances dans une suffisante quantité de gros vin rouge pour en faire une décoction un peu épaisse, et dont vous fomenterez les varices.

Mêlez le colcotar et l'alun en poudre avec de l'huile de Millepertuis, de manière à faire un onguent, qui sera très convenable pour les varices.

L'huile de Vitriol appliquée avec un peu de coton et avec précaution est un remède prompt et efficace.

CHAPITRE II.

DES ABCÈS , DES TUMEURS , DU PANARIS , DU FURONCLE.

§ I. *Des Abcès* ou *Tumeurs*.

Les Abcès, collections de pus dans une cavité accidentelle ou naturelle de l'économie, se rencontrent dans presque toutes les parties du corps, là surtout où le tissu cellulaire abonde plus ou moins.

Les causes les plus générales des Abcès sont une sécrétion morbide appelée *suppuration*, et qui est elle-même toujours précédée d'une inflammation dont l'origine, l'intensité et la marche sont extrêmement variables.

Les Abcès portent différens noms suivant les causes qui leur donnent naissance. Ainsi, quand l'inflammation du tissu cellulaire dépend de la carie, et surtout de celle des vertèbres, on appelle la collection de pus qui en résulte *Abcès symptomatique* ou *par congestion* ; dans tous les autres cas, on l'appelle, par opposition, *Abcès idiopathique* : si l'inflammation qui a précédé l'abcès est faible et légère, on l'appelle *Abcès froid* ; si au contraire elle est vive et aiguë , on l'appelle *Abcès phlegmoneux* ; quelquefois elle est très rapide, sans être très forte ; alors c'est un *Abcès spontané*.

Quand un Abcès survient ou se développe dans une partie quelconque de nos tissus , le malade accuse, dans ces mêmes parties, une douleur pulsative, qui est en rapport direct d'acuité avec le degré d'inflammation existante. Cette douleur devient gravative, puis elle est accompagnée de frissons qui sont également en rapport avec l'intensité de l'inflammation locale ; enfin l'Abcès ou une collection de pus se forme, et celle-ci tend à se faire jour au dehors; c'est là la terminaison la plus ordinaire des Abcès.

Quand un Abcès est arrivé sous la peau, celle-ci s'amincit, s'élève en pointe, blanchit, s'atténue de plus en plus; l'épiderme se déchire et le pus s'écoule plus ou moins vite, selon diverses circonstances. Mais la marche des Abcès n'est pas toujours la même; il arrive quelquefois qu'ils se font jour dans la poitrine ou dans d'autres cavités, ou bien qu'ils fusent dans les parties les plus déclives des organes dans lesquels ils se sont développés, et alors ils s'ouvrent loin de leur siège primitif.

Quelques Abcès peuvent se terminer par résolution, d'autres par la mort des malades. On ne voit guère se terminer par résolution que ceux qui sont liés à une affection constitutionnelle, comme les scrophules et la syphilis; quant à la mort occasionnée par les Abcès, elle n'arrive que lorsque le pus est accumulé en très grande quantité, qu'il gêne les fonctions de quelque organe important, ou bien que l'Abcès a donné lieu à un épuisement qui résulte de l'abondance et de la durée de la suppuration.

La cicatrisation d'un Abcès se fait de la manière suivante: les parois de la cavité se resserrent, se rapprochent, s'unissent entre elles; les bords de l'ouverture, peu à peu abaissés, s'unissent avec le fond de la plaie, fond qui s'élève également par degrés; puis enfin se forme une cicatrice qui ressemble à celle d'une piqûre.

Le diagnostic (savoir si, dans telle ou telle partie de l'économie, il y a ou non un Abcès) n'est pas toujours très facile. Quelques chirurgiens, d'une expérience et d'une habileté rares, peuvent bien, il est vrai, souvent reconnaître une collection de pus, que cette collection soit située profondément ou non; mais en général ces cas sont exceptionnels. Le plus grand nombre des praticiens ordinaires ne se prononcent sur l'existence de ces sortes d'affections qu'autant que la tumeur est devenue accessible au toucher, que cette tumeur présente de la fluctuation, que tous les symptômes qui précèdent ordinairement la formation d'un Abcès ont existé.

La fluctuation d'un abcès consiste en un mouvement qu'on peut imprimer au pus par la pression. L'abcès existe-t-il dans un organe pour ainsi dire isolé du corps, comme le testicule? On prend celui-ci dans deux sens opposés avec le pouce et le premier doigt de chaque main, et on presse alternativement dans les deux sens. La tumeur fait-elle saillie à la surface de la peau? on applique un ou plusieurs doigts de chaque main sur deux points diamétralement opposés de la base, et l'on presse successivement de l'un et de l'autre côté.

Les indications à remplir dans le traitement des Abcès varient selon un grand nombre de circonstances, mais surtout selon le siège et la profondeur des parois abcédées. Toutes ces indications se réduisent à trois principales : faire avorter ou hâter la maturité de l'abcès, ouvrir le foyer purulent, favoriser l'écoulement du pus. On fait avorter un Abcès en couvrant de sangsues le siège de l'inflammation ; on hâte l'ouverture d'un Abcès par l'incision, la ponction ou la cautérisation; enfin on favorise l'écoulement du pus par la pression ou l'aspiration.

Autrefois on attendait qu'un Abcès fût mûr pour l'ouvrir, et on accélérait cette maturité par l'application de cataplasmes émolliens, de fomentations calmantes et narcotiques, de bains locaux, d'onctions graisseuses, etc. Aujourd'hui on fait avorter un Abcès en le couvrant, comme nous venons de le dire, d'un nombre de sangsues proportionné au volume de la tumeur, à l'intensité de l'inflammation, etc., ou bien en plongeant la lame d'un bistouri ou d'une lancette dans sa partie centrale, afin de donner un écoulement plus ou moins considérable à du sang qui, par sa stagnation et sa corruption dans les parties sous-jacen-

tes, augmente nécessairement la collection de
pus formée aux dépens des parties molles environnantes. Cependant ce dernier mode de traitement,
cette prophylactie chirurgicale, comme on pourrait l'appeler, n'est pas toujours possible. En effet,
on peut avoir affaire à des femmes, à des enfans,
à des sujets pusillanimes et peu courageux ; dans
ce cas, il faut mettre en usage les anciens moyens
propres à mùrir les Abcès. Toutefois disons qu'il
ne faut pas, en général, attendre trop long-temps
pour ouvrir les Abcès, car si les parois du foyer
sont mortes ou détruites, la cicatrisation est très
longue à obtenir.

Quand un Abcès doit être ouvert, on l'ouvre ordinairement avec la pointe d'un bistouri. La ponction se fait obliquement. Quand elle est faite, on
comprime légèrement les parties environnantes afin
de faire sortir le plus possible de pus contenu dans
le foyer. Celui-ci est-il peu considérable ? a-t-il
été bien vidé ? On rapproche les bords de la plaie, on
les tient adhérens à l'aide d'un petit morceau de
diachylum gommé ou de taffetas d'Angleterre, et
la guérison ne se fait pas long-temps attendre.

L'Abcès est-il considérable, profond ? Tout le
pus n'a-t-il pu être évacué, ou bien craint-on qu'il
ne s'en forme d'autre en peu de temps ? On fait
quelques injections dans l'intérieur du foyer avec
un liquide émollient, comme l'eau de Guimauve ou
de graine de Lin ; on place entre les bords libres
de la plaie un petit plumasseau de charpie enduit
de cérat; on recouvre le tout d'un bandage, et
après quelques heures, ou le lendemain, on opère
une seconde évacuation de pus. On continue ainsi
jusqu'à parfaite guérison.

L'Abcès est-il profond, sinueux? Le pus en sort-
il avec peine, malgré les compressions exercées
tout autour ? On aspire le pus à l'aide d'une petite
pompe , ou bien on pratique à la partie la plus
déclive du foyer ce que l'on appelle une *contre-
ouverture*. On évacue alors tout le pus contenu,

et on se comporte ensuite comme dans un cas de fistule. *Voy.* Fistules.

Quand on a affaire à des Abcès critiques, à des Abcès froids avec dénudation de la peau, on les ouvre par cautérisation. Les matières cautérisantes employées dans ce cas sont la potasse caustique ou le fer rouge, mais surtout la potasse caustique. Pour appliquer celle-ci, on place sur le lieu d'élection un petit morceau de diachylum percé d'un trou dans son milieu ; dans cette ouverture on dépose le petit fragment de potasse caustique, et on maintient celui-ci à l'aide d'un autre morceau de diachylum non troué. Le lendemain, on enlève l'appareil ; l'escharre se forme, l'ouverture a lieu et avec elle l'écoulement du pus.

Maintenant que nous avons parlé du traitement général des Abcès, voyons les moyens ou topiques particuliers qu'on peut encore leur opposer.

Faites cuire un ou plusieurs Ognons sous la cendre ; pétrissez-les avec l'huile de lis, et appliquez sur l'abcès.

Prenez des limaçons ; pilez-les avec de la farine ; faites-en un cataplasme qui fera aboutir les tumeurs et maux d'aventure.

Prenez ognons de lis , limaçons et sain-doux ; mêlez le tout, et appliquez sur un abcès ; celui-ci ne tardera pas à percer.

Pilez des limaçons sans leurs coquilles ; mêlez-y Seneçon et Oseille amortis sous la cendre chaude ; appliquez-les sur les abcès quels qu'ils soient ; renouvelez ce cataplasme de cinq en cinq heures ; l'effet ne tardera pas à se produire.

Appliquez un cataplasme fait de seneçon et de vieux oing. Lorsque le plus fort du pus sera sorti, on achèvera la guérison avec un emplâtre ou un onguent convenable.

Prenez trois ou quatre poignées d'Oseille, ôtez-en toutes les queues, puis enveloppez-la dans une feuille de Chou rouge ou de Poirée, pour la faire cuire sous des cendres chaudes ; mettez-la dans un mortier avec un morceau de beurre frais ou de sain-doux ; broyez le tout ensemble jusqu'à consistance de cataplasme que vous appliquerez chaud sur le mal. On renouvellera le topique soir et matin.

Prenez un ognon de lis bien cuit sous la cendre ; enveloppez-le dans une feuille de Chou ou de Poirée ; pilez-le avec du sain-doux, du beurre frais et un peu de levain, pour en faire un cataplasme que vous étendrez sur un linge, et que vous appliquerez sur l'abcès.

Un cataplasme fait de miel, beurre, graisse de porc, levain et sel, est très efficace pour faire percer toutes les tumeurs.

Prenez graisse de mouton quatre onces, poix de Bourgogne quatre onces, et poix noire une once, le tout coupé en petits morceaux ; faites-les fondre ensemble et cuire en remuant jusqu'à ce que l'onguent devienne un peu noir. Cette préparation est excellente pour faire mûrir et percer toutes sortes d'abcès, clous, bubons, etc.

Prenez poix noire, poix-résine, suif de mouton, et cire, de chacun une once. Faites fondre le tout ensemble en remuant ; ôtez la terrine du feu ; et, l'onguent étant froid, faites-en des rouleaux. Il fait le même effet que le précédent.

Prenez le blanc et le jaune d'un œuf frais, trois cuillerées de farine de froment, une cuillerée de miel rosat ; mêlez et battez le tout ensemble ; étendez le tout sur une toile assez grosse, et appliquez sur la partie que vous voudrez faire percer. On pourra renouveler le topique chaque jour.

Quand le mal viendra à percer, pour le guérir entièrement, on se servira de l'onguent-divin, ou, à son défaut, du suivant.

Prenez beurre sept onces ; cire jaune, poix de Bourgogne, poix-résine, de chacune quatre onces ; vert-de-gris deux dragmes, térébenthine de Venise autant. Faites fondre le beurre à petit feu ; mettez dedans la cire et les deux résines réduites

en petits morceaux ; remuez pendant trois quarts
d'heure avec une spatule de bois : aussitôt que le
tout sera fondu et incorporé, retirez le vase du
feu ; ajoutez peu à peu le vert-de-gris en poudre,
puis la térébenthine, et remuez jusqu'à ce que le
mélange soit froid. On applique cet onguent sur
de la toile.

Prenez du beurre frais et du verjus, autant de l'un
que de l'autre ; faites-les bouillir ensemble ; trempez dans cette liqueur du papier brouillard ou du
linge fin, et appliquez sur le mal.

Appliquez sur la tumeur de la présure et du gros
levain mêlés ensemble.

Prenez un ognon de Lis ou un ognon commun ;
faites-le cuire entre deux braises ; tirez-en ce qu'il
y aura de plus mou ; pilez-le avec la grosseur
d'une noix de beurre frais et autant de sucre en
poudre ; faites du tout un petit cataplasme que
vous appliquerez étendu sur un linge. Ce topique
ne doit être appliqué qu'autant que les tumeurs
sont prêtes à percer. Il faut renouveler l'application de douze heures en douze heures.

Mettez bouillir dans un poêlon ou pot de terre
neuf de bon Verjus avec de la Mie de pain blanc ;
appliquez le tout tiède en forme de cataplasme
sur l'enflure ; réitérez trois fois par jour le même
topique.

Faites bien cuire de la racine de Guimauve avec
du vieux Oing, et, l'ayant étendue sur des étoupes,
appliquez-la sur les abcès ou bubons qui peuvent
avoir besoin de suppurer.

Prenez un verre ou deux de Bière, ou de Vin
blanc, et trois onces de miettes de gros pain bis ;
faites-les cuire ensemble dans un poêlon jusqu'à
consistance de bouillie ; ôtez le vase du feu ; ajoutez deux onces d'onguent *Nutritum*, remuez pour
faire un mélange exact. Ce topique s'applique
étendu sur des étoupes ; on le renouvelle deux fois
chaque jour jusqu'à ce que le malade soit guéri.

L'onguent *Nutritum* se prépare ainsi :

Agitez long-temps trois onces de Litharge d'or en poudre avec quatre onces de fort Vinaigre, et neuf onces d'huile d'Olive; toutes ces substances seront mises ensemble par petites portions. Cet onguent sera gardé dans un pot pour le besoin.

L'onguent Nutritum est bon pour dessécher les dartres, les démangeaisons de la peau; il diminue l'inflammation des plaies; il cicatrise ces dernières.

Prenez un gros Poireau, jetez la partie verte; enveloppez le blanc dans un linge mouillé; mettez-le cuire sous les cendres; quand il sera cuit, pilez-le dans un mortier avec un petit morceau de Graisse de porc; appliquez ce cataplasme sur le mal, et renouvelez-le de sept en sept heures jusqu'à ce que la peau soit rompue.

§ II. *Du Panaris et du Furoncle.*

Le *Panaris*, le *Furoncle* ou *Clou*, sont des inflammations phlegmoneuses qui ont leur siège, la première (le Panaris) dans le tissu cellulaire sous-cutané des doigts, la seconde (le Furoncle) dans la peau ou dans le tissu cellulaire qui remplit les aréoles du derme. Ces deux inflammations donnent lieu à des douleurs quelquefois excessives, surtout le Panaris. Le *furoncle* est de nature essentiellement gangréneuse. Il faut donc se hâter, dans l'un et l'autre cas, d'apporter les secours les plus actifs. Mais avant d'indiquer les secours empruntés à la chirurgie proprement dite, disons un mot sur les causes et le siége de ces deux maladies.

Les causes ordinaires du Panaris, ou *mal d'aventure*, sont les coups, les chutes, les piqûres, les échardes de bois introduites dans les doigts, les morsures, etc.

Les doigts qui sont le plus souvent affectés de Panaris sont le pouce de la main droite et les deux doigts qui suivent.

Quand le Panaris n'existe qu'entre l'épiderme

et le derme de la peau, il est peu grave ; on l'appelle alors *tourniole*.

Les remèdes à employer contre le Panaris sont les opiacés, les répercussifs, les compresses d'eau à la glace, pour faire avorter l'inflammation. Si ces moyens échouent, on pratique de profondes incisions, on applique des cataplasmes émolliens, on conseille le repos, la diète, etc.

Les causes du *furoncle* sont souvent inconnues; toutefois il existe assez ordinairement avec l'état saburral de l'estomac. Son siège est très variable. En effet, on l'observe tantôt sur la peau du dos, du cou, des bras, du ventre, des fesses, tantôt sur les cuisses, les jambes, etc. Il a la forme d'une tumeur conique, dure, circonscrite, d'une couleur violacée, dont la base paraît située profondément, et dont le volume varie depuis celui d'un pois jusqu'à celui d'un œuf de pigeon. Il est accompagné de douleurs tensives et pulsatives. Sa marche est lente. Au bout de quelques jours on voit son sommet s'allonger, blanchir ou devenir livide ; il s'ouvre au niveau des trous qui correspondent aux aréoles du derme, et donne issue à un pus sanguinolent.

Au travers des trous on voit une matière blanche, filamenteuse, ténace, gangrenée, qu'on nomme le *bourbillon*. Ce bourbillon ne sort qu'avec peine, et ce n'est que lentement que le suintement purulent disparaît, que l'ouverture se ferme, et que la tuméfaction se dissipe.

Quand on a affaire à des malades courageux, on accélère promptement la terminaison des Furoncles en les ouvrant profondément avec un bistouri; mais comme cette opération est très douloureuse et que tous les malades ne veulent pas la supporter, on recouvre la partie tuméfiée de cataplasmes maturatifs; ou donne quelques purgatifs, et on se conduit pour le reste du traitement comme pour un abcès ordinaire. *Voyez* pages 348, 349.

CHAPITRE III.

DÉS CANCERS.

Bien que nous ayons déjà, page 144, parlé du cancer en général, nous allons y revenir un instant, surtout sous le rapport diagnostique et thérapeutique.

Les signes du Cancer non ulcéré, appelé *occulte*, sont les suivans :

Au commencement, il est petit comme un pois ou une noisette, puis il augmente peu à peu; sa couleur est pâle ; la douleur qu'il fait est plus ou moins forte; le malade sent des battemens internes; la chaleur devient insupportable ; la dureté augmente; autour de la tumeur on aperçoit certaines veines noirâtres; enfin la tumeur s'arrondit.

L'état des choses étant celui que nous venons de décrire, il y a espoir de guérison.

La saignée générale ou locale sera pratiquée quelquefois pour diminuer la douleur et la chaleur du cancer occulte; mais il faut tirer peu de sang à la fois.

On purgera fréquemment avec trois dragmes de Séné infusés dans une chopine de décoction de pommes de Reinette. On pourra quelquefois ajouter à l'infusion de Séné une demi-once de suc de Roses pâles, ou une once de sirop desdites Roses.

Le bain d'eau tiède, le Lait clair et les eaux ferrées seront convenables; on évitera les viandes salées et épicées.

Les remèdes légèrement répercussifs seront appliqués au début de la tumeur.

Les vers de terre pilés et incorporés, dans un mortier de plomb, avec l'eau de Morelle, ou la décoction de Plantain, et un peu de Sel de Saturne, sont d'un grand effet, ainsi que le Fromage tout frais mêlé avec de la poudre d'Ecrevisses.

Il ne faut point toucher avec le fer les Cancers

occultes, mais avoir recours seulement aux lavemens , aux purgations douces , au Petit-Lait , au
Lait de chèvie.

Pour les remèdes externes , ne point mettre
d'emplâtre, ni d'huile, ni d'onguent, mais de l'eau
de Plantain , et surtout celle de Morelle; ou bien
encore le Fromage nouveau mêlé avec de l'eau de
Morelle; encore faut-il attendre que les douleurs
et la chaleur augmentent dans la partie malade.

Appliquez de douze en douze heures, sur la tumeur, des feuilles de Douce-amère, après les avoir
pilées dans un mortier de plomb.

Une compression méthodique faite avec de longues bandes de toile, ou avec des morceaux d'Agaric de chêne, a fait avorter des Cancers commençans. Toutefois il vaut mieux faire enlever un
Cancer dès son début.

Si le Cancer est ulcéré, il faut se hâter de
l'opérer, si l'ulcération n'est pas profonde. Peu
de topiques peuvent guérir dans ce cas; cependant
nous indiquerons les suivans :

Les feuilles de Marrube blanc bouillies dans
du Vin blanc et un peu de sel peuvent être appliquées en fomentations.

Un paysan guérissait les Cancers ulcérés en appliquant dessus des feuilles de Bugle pilées avec
du Sel mâché.

Il est dit dans les Ephémérides de Leipsick
que le jus de grande Eclaire , appliqué avec de la
charpie , guérit les Cancers.

Un cataplasme fait avec de la farine, de la bière
et un peu d'eau, peut arrêter les progrès d'un Cancer ulcéré ; on en dit autant de la farine de Seigle
et du Baume fait avec l'huile d'Olive et le Tabac
à feuilles rondes; mais , nous le répétons, l'opération seule offre quelque chance de guérison;
encore faut-il que le malade n'ait pas trop attendu.

CHAPITRE IV.

Première période. — Symptômes.

Démangeaison incommode, mais légère, dans un point circonscrit du corps, sans rougeur, ni chaleur, ni tension à la peau; picotement vif, mais passager; soulèvement de l'épiderme et formation d'une ampoule de la grosseur d'un grain de millet; accroissement de l'ampoule qui devient brunâtre; démangeaison plus vive, plus incommode, qui force le malade à se gratter jusqu'à s'écorcher; épanchement de sérosité peu abondante qui calme la démangeaison; renouvellement de la démangeaison après quelques heures de repos.

Deuxième période.

Tumeur mobile, dure, circonscrite, aplatie, de la grosseur et de la forme d'une lentille; couleur citronnée, livide et comme gangrenée de la peau, surtout au centre de l'ampoule; démangeaisons plus vives, plus fréquentes, avec sentiment de chaleur, d'érosion et de cuisson; engorgement de tout le tissu de la peau dont la surface devient tendue et luisante; gonflement du corps muqueux; formation autour du point central de l'ampoule d'un cercle plus ou moins large et saillant, tantôt pâle, tantôt rougeâtre ou livide, tantôt orangé ou nuancé de différentes couleurs, mais toujours parsemé de petites ampoules isolées qui se réunissent peu à peu et qui sont remplies d'une sérosité roussâtre; manifestation de la gangrène.

Troisième période.

Tout le tissu cellulaire est compromis; la tumeur devient dure, profonde et noire dans son centre; la gangrène fait des progrès; toutes les parties circonvoisines se mortifient; tout autour et fort au loin se développe une enflure élastique et rénitente qui étrangle et engourdit le tissu.

Quatrième période.

Concentration, fréquence et inégalité du pouls ; sécheresse de la peau ; aridité et couleur brunâtre de la langue ; sentiment de chaleur brûlante dans toute l'économie ; soif inextinguible ; accablement profond et continuel ; faiblesse générale ; envies de vomir ; douleurs aiguës de l'estomac ; respiration courte et entremêlée de sanglots, de soupirs ; urine rare, épaisse et briquetée ; sueurs colliquatives ; hémorrhagies ; délire (Enaux et Chaussier).

PUSTULE DÉPRIMÉE.

Ses symptômes sont une démangeaison assez forte, avec production, au deuxième jour, d'un point noir assez semblable à la morsure de la puce ; au troisième jour, d'ampoules circonscrites et régulières accompagnées de douleur, chaleur et engourdissement de la partie du membre située au dessous de l'éruption ; défaillance ; des envies de vomir ; la concentration du pouls ; la rupture des ampoules ; l'écoulement d'une sérosité rous-sâtre ; au dessous de ces ampoules la peau est noire et décollée ; le cinquième jour, augmenta-tion dans la fréquence des angoisses et des dé-faillances ; le sixième jour, délire, enflure et gan-grène locales très prononcées (Davy la Chevrie).

Traitement. Incorporez du sel commun en pou-dre avec un jaune d'œuf ; mettez le tout sur le charbon. Il arrive souvent que la pustule avorte avec ce topique.

L'herbe de la Brunelle, pilée et appliquée sur un charbon ; la Scabieuse, appliquée seule ou avec autant de sel, font le même effet.

La Brunelle, pilée et incorporée avec du beurre frais, et appliquée sur les pustules malignes, les fait percer ou résoudre ; et quand le mal est percé, il faut continuer l'application de la plante pour achever la guérison.

La poudre de semence de Coriandre, mêlée avec du miel et appliquée, fait le même effet que la Brunelle.

L'herbe du Trèfle musqué, pilée et appliquée, a guéri un charbon fort gros.

L'expérience a prouvé que l'herbe de *Succisa*, appliquée en cataplasme sur les charbons pestilentiels, guérit très bien. La décoction de la racine de *Succisa* est également très bonne, et la racine appliquée en poudre fait le même effet que l'herbe.

Pour faire percer un charbon, bubon ou autre abcès, appliquez dessus un Ognon cuit sous la braise et mêlé avec trois ou quatre dragmes de Thériaque, ou bien la Scabieuse bouillie, pilée et réduite en forme de cataplasme avec la graisse de porc.

Quand on veut faire mûrir un bubon et un clou, il n'y a guère de moyen plus convenable et de plus simple que d'y appliquer du levain.

Broyez ensemble des Mûres, du miel et de la mie de pain de froment, en égales portions. Faites-les bouillir, et appliquez le cataplasme qui en résulte sur le bubon.

Appliquez sur le bubon du *Diachylum* dissous dans de l'huile rosat.

De tous ces moyens, le meilleur est celui qui consiste à ouvrir profondément et crucialement les pustules malignes, et à les panser avec des suppuratifs. Le malade sera soutenu par des boissons et des alimens fortifians, si l'état de l'estomac ne s'y oppose pas. *Voyez* ABCÈS, PLAIES.

CHAPITRE V.

DE L'OEDÈME, DES PHLYCTÈNES, DES LOUPES, ETC.

§ I. *OEdème.*

La décoction de bryone suffit souvent pour guérir les œdèmes, qui sont des tumeurs molles et blanches, sans chaleur, rougeur, ni douleur, qui cèdent à l'impression des doigts, etc.

Tous les médicamens qu'on donne dans l'hydropisie sont aussi très utiles.

Rien n'est meilleur contre les œdèmes des pieds que les fomentations faites avec la rue et toutes les liqueurs spiritueuses, comme l'esprit de vin camphré.

Le *Geranium Roberti* est bon contre l'enflure des pieds produite par la lymphe, soit en cas d'hydropisie, soit par suite d'une autre maladie. On pile l'herbe, puis on l'applique en forme de cataplasme.

On fait encore un remède très efficace avec de la rue, du miel et du sel.

La fumée du vinaigre répandu sur des cailloux rougis au feu est très convenable quand elle est reçue sur la partie enflée.

§ II. *Phlyctènes.*

Les Phlyctènes sont des pustules ou petites vessies qui s'élèvent à la surface de la peau, et qui sont remplies par une humeur plus ou moins âcre. Les phlyctènes n'étant que des effets ou des symptômes de Gangrène, de Gale ou de Brûlures, *voyez* GANGRÈNE, GALE et BRULURES.

§ III. *Des Loupes.*

L'herbe de *Lapathum*, ou celle d'Angélique sauvage, ou de petites marguerites des champs, celle de Poirée, broyées et appliquées chacune séparément sur une loupe, la guérissent quelquefois.

Faites cuire toute la plante de Marguerite sauvage dans un pot avec du vin blanc; bassinez-en la loupe, et faites un cataplasme avec le marc; appliquez ce cataplasme le plus chaudement possible; réitérez soir et matin la même application, et continuez pendant quelque temps.

On a guéri plusieurs loupes des genoux avec la poix de Bourgogne seule étendue sur de la peau.

Il faut prendre des feuilles et racines de Guimauve, hachées bien menues, les faire bouillir dans du bon vin rouge, et les appliquer sur la loupe. Si celle-ci est dure, on mettra les premiers jours deux cuillerées d'huile d'Olive dans le topique ci-dessus. Le topique sera renouvelé soir et matin jusqu'à complète guérison.

Faites cuire du son dans de l'eau et de la graisse pour en faire un cataplasme qu'on applique et qu'on laisse sur la loupe pendant vingt-quatre heures; ou bien pilez de la verveine, mettez sur une serviette pliée en trois doubles la pulpe qui en résulte, ajoutez une bonne pincée de farine d'Orge et un blanc d'œuf; renouvelez tous les jours le même topique.

On a guéri une loupe qui existait sur une des paupières en la frottant souvent avec du suc de Pourpier.

Appliquez sur la loupe une plaque de plomb frottée de mercure, et laissez-la en place jusqu'à guérison.

De tous ces moyens, l'opération ou l'enlèvement de la loupe est souvent préférable.

§ IV. Glandes et Nodosités.

On les guérit par les mêmes remèdes que les loupes. On peut encore appliquer dessus des feuilles de Ciguë, de Grande-Joubarbe, ou de Tabac domestique.

Pilez dans du vinaigre de la Coque du Levant et de la Myrrhe, et appliquez-en sur le mal.

Appliquez dessus une lame de plomb enduite de Mercure cru.

Quelquefois la Gomme Ammoniaque seule suffit. Si le mal est opiniâtre, employez l'emplâtre de *Vigo cum mercurio.*

§ V. *Contusions ou bosses à la tête ou ailleurs,*
par suite d'un coup , d'une chute ou de toute
autre cause, mais sans plaies ouvertes ou sai-
gnantes.

Prenez du gros Vin rouge et de la Mie de pain ;
faites cuire le tout ensemble en consistance de
cataplasme, en remuant toujours ; arrosez le mélange d'un peu d'huile d'Olive ; ensuite, appliquez-
le entre deux linges sur le lieu contus, le plus
chaud qu'on pourra l'endurer ; continuez trois ou
quatre jours de suite.

Prenez Sel commun un dragme , Miel trois
dragmes, Térébenthine deux dragmes ; mêlez le
tout sur le feu, puis étendez-le sur un linge , et
appliquez-le sur la partie blessée.

Un gros sou enveloppé entre deux linges et
pressé fortement sur la tumeur est le remède des
gens de campagne contre les bosses à tête ; mais
outre que ce remède n'est pas appliqué sans causer une vive douleur, il n'avance pas beaucoup la
guérison du mal ; on peut donc s'en dispenser.

CHAPITRE VI.

DES PLAIES EN GÉNÉRAL.

Les *Plaies* ou *Blessures* n'offrent pas de différences. Ces deux mots servent à désigner toute
division récemment faite dans nos parties molles,
par un corps piquant, tranchant ou contondant.
Il y a toujours effusion plus ou moins grande de
sang dans une plaie, autrement ce serait un
Ulcère.

Les plaies sont plus ou moins dangereuses ,
1° selon la nature et la forme du corps qui les a
produites ;

2° Selon la profondeur, la forme et la grandeur
de la plaie elle-même ;

3° Selon la dureté, la mollesse, la situation, les fonctions des parties lésées.

Le traitement des plaies varie extrêmement, comme on peut le prévoir. Une foule de plantes, d'onguens, d'emplâtres, ont été recommandés pour les guérir et les fermer; nous allons nous-même rapporter quelques uns de ces nombreux mélanges; cependant nous prévenons d'avance nos lecteurs que beaucoup de plaies peuvent guérir comme nous l'indiquerons dans le *Résumé* de la CHIRURGIE DES PAUVRES, et qu'il vaut mieux, en général, se contenter d'un pansement simple, que d'employer les topiques gras, onguentacés ou emplastiques que nous allons énumérer.

Il faut, pour éviter la pourriture d'une plaie, réunir promptement les bords de cette dernière, et, pour y réussir, on se sert de bandelettes agglutinatives; on arrose la plaie d'eau résolutive ou d'eau froide, qu'on renouvelle sans cesse.

Ce qu'il faut encore observer quelquefois dans la guérison d'une plaie, c'est de la panser rarement, doucement et promptement.

Rarement, c'est-à-dire tous les deux ou trois jours.

Promptement, pour empêcher que l'air n'agisse sur la plaie.

Doucement, afin d'éviter les secousses violentes, les déchirures, etc. Les bandages ne doivent pas être trop serrés.

Si la plaie est profonde, avec déperdition de substance, il faut la remplir avec de simples plumasseaux de charpie bien fine; il est très important que les plaies se cicatrisent du fond d'abord; puis peu à peu jusqu'à leur surface.

Il faut supprimer aussi les injections, quand les plaies ne sont pas sinueuses. Quand les plaies sont profondes, sinueuses, étroites à leur entrée, il est quelquefois bon de les agrandir, de détruire les sinuosités.

L'usage des vins aromatiques et des fomenta-

tions stimulantes ne convient que pour le pansement des plaies pâles, blafardes et anciennes.

Il est très sage, en découvrant une plaie pour la
panser, d'appliquer d'abord, sur toute son étendue, un linge trempé dans du Cérat ou dans du
Vin chaud, selon que la plaie est ou n'est pas enflammée.

Toutefois, il n'y a point de règle sans exception; il y a des cas où il faut se servir de tentes,
comme dans certaines plaies de poitrine, dans
l'Empyème, etc., quand on veut empêcher toute
l'évacuation du sang ou du pus, afin de ménager
les forces du blessé, ou ne pas faire trop promptement un vide considérable.

Il y a des plaies où les dilatans sont nécessaires;
c'est lorsque les os étant cariés ou altérés, on attend l'exfoliation, ou qu'on a besoin d'y faire
quelque opération.

Il y a des plaies où l'on ne peut s'empêcher de
causer quelque douleur; telles sont celles où il
faut extraire des corps étrangers, réunir des os
fracturés, dilater les ouvertures lorsqu'elles sont
trop étroites, comme dans les plaies d'armes à
feu, etc.

Il y en a d'autres où il faut passer un peu de
temps à les panser; ce sont les plaies de tête où
l'on craint quelque fracture, quelque opération à
faire, etc.

Il y en a qu'il faut visiter souvent; telles sont
celles où les suppurations sont abondantes, celles
qui sont profondes, qui existent pendant les saisons chaudes, etc.

En général, les corps gras sont peu convenables
aux plaies; les balsamiques, les résineux, les
vulnéraires, réussissent mieux. Le Baume du
Samaritain, qui se fait avec huit onces d'huile
d'Olive bouillie avec pareil poids de bon Vin rouge,
jusqu'à l'évaporation du vin, est souvent convenable; il est encore meilleur si on y ajoute du sucre.

Le baume d'Arcæus sera encore employé avec

avantage dans quelques circonstances. Il se prépare ainsi : Prenez Suif quatre onces, Gomme Elémi et Térébenthine de chacune trois onces, vieille graisse deux onces. On met liquéfier toutes ces drogues ensemble dans une bassine sur un feu médiocre; on passe la matière fondue dans un linge pour séparer les impuretés qui se trouvent dans la Gomme Elemi; on laisse refroidir la colature, et on la garde pour le besoin.

La Térébenthine est un Baume simple et très bon pour la guérison de certaines plaies.

Beaucoup de personnes se servent de l'huile de Noix contre les plaies et les ulcères. Les onguens et les remèdes suivans sont encore bons :

Faites fondre ensemble deux onces de Beurre frais non lavé, avec deux onces de Cire jaune; retirez le vaisseau du feu; ajoutez, en remuant, deux onces de Térébenthine, et continuez de remuer jusqu'à ce que le tout soit froid.

Pilez des feuilles de Mauve et de Saule par parties égales; exprimez le suc; trempez dedans des compresses ; appliquez-les sur les plaies enflammées.

Mêlez deux onces de Sucre de Saturne en poudre dans quatre onces de bonne huile de Térébenthine; ajoutez-y, si vous voulez, demi-once de Camphre en poudre, et conservez ce baume dans une bouteille bien bouchée.

Les feuilles vertes de Tabac, pilées et appliquées sur les plaies, constituent un bon topique. Nous en dirons autant, pour les plaies d'armes blanches, des herbes suivantes : grande Consoude, Bugle, Plantain, Millefeuille, Langue de Chien, Millepertuis, Scrophulaire aquatique, Seneçon et Lierre de Terre.

Bassinez la plaie de votre urine chaude, et appliquez dessus une compresse ou une éponge imbibée de cette urine; continuez jusqu'à guérison.

§ I. *Plaies simples, sans perte de substance.*

Une plaie de cette nature se traite de la manière suivante : on laisse saigner pendant un peu de temps; on remet les bords de la plaie en contact immédiat ; on les maintient à l'aide de bandelettes agglutinatives, et on recouvre le tout de charpie ou de coton cardé.

Il arrive quelquefois que les bandelettes agglutinatives ne sont pas suffisantes pour maintenir réunis les bords d'une plaie ; on a recours alors à la *suture*, et c'est à l'homme de l'art de pratiquer cette suture.

§ II. *Plaie avec perte de substance, ou qui doit suppurer.*

Dans une plaie de cette nature, la première indication à remplir, c'est d'abriter sa surface du contact de l'air. On y parvient facilement à l'aide de plumasseaux de charpie ou de masses de coton cardé que l'on applique médiatement ou immédiatement, c'est à dire avec ou sans compresse trouée et garnie de Cérat, pour empêcher l'adhérence des pièces du pansement. Du troisième au cinquième jour, époque où la suppuration a lieu, on lève le premier appareil, c'est à dire qu'on fait le second pansement. Le second pansement est toujours extrêmement redouté des malades. Cependant, avec les précautions que nous venons d'indiquer, les douleurs qu'ils éprouvent sont peu vives.

Les plaies qui suppurent sont ordinairement pansées une fois par jour en hiver, et deux fois en été. Nous disons ordinairement, car les pansemens doivent toujours être subordonnés, quant à leur fréquence, à la nature de la plaie, à la quantité de pus qui en découle, à la température de la saison, etc.

Quand une plaie qui doit suppurer devient pâle, blafarde, de mauvais aspect, on l'anime un peu avec des onguens excitans, tels que ceux d'Arcæus, de Styrax, etc.; quand au contraire elle est très douloureuse, on la recouvre de cataplasmes émolliens, de fomentations adoucis-

santes, etc. Le malade est mis à la diète, à l'usage
de quelques boissons délayantes, et on lui fait
une saignée s'il survient de la fièvre, de l'agitation, du délire, etc.

§ III. *Pourriture d'hôpital.*

Il arrive quelquefois, surtout dans les grands
hôpitaux, dans les camps, dans les ambulan-
ces, etc., que les plaies qui suppurent changent
tout à coup d'aspect et de nature. De vermeilles
qu'elles étaient d'abord, elles deviennent grisâtres
ou noirâtres ; à l'insensibilité qui accompagnait
leur pansement succède une douleur des plus vives
et des plus insupportables. Leurs bords se gonflent; leur largeur et leur profondeur augmentent;
un pus, d'abord mêlé de petites concrétions albu-
mineuses, visqueuses et gluantes, recouvre leur
surface ; quelquefois des lambeaux gangréneux
s'en détachent; l'odeur qu'elles répandent est
particulière et fétide. Le malade est pris de fièvre,
d'une soif ardente, d'agitation, etc., et il ne tarde
pas à succomber si l'art ne parvient à arrêter
promptement la marche de tous les funestes symptômes que nous venons d'énumérer.

Le premier soin à remplir dans les cas de *pourriture* ou de *gangrène d'hôpital*, c'est d'isoler les
malades les uns des autres, et d'assainir, de pu-
rifier l'air des chambres ou appartemens qu'ils
occupent. On purifiera les appartemens, non avec
du vinaigre jeté sur une pelle rougie au feu; non
avec du sucre, des baies de genièvre, etc, brûlés
sur des charbons ardens, comme on le fait assez
communément, mais avec des Chlorures de Soude,
de Chaux ou de Potasse (Eau de Javelle), que l'on
répandra sur le carreau ou le plancher, avec lesquels on arrosera les objets de literie, etc.

Les plaies seront pansées avec des poudres de
Quinquina, d'écorce de Chêne, de Saule ou de
Charbon ; les plumasseaux de charpie seront en-
duits de graisses ou onguens térébenthinés et

camphrés; les lambeaux de chair gangrenés seront enlevés à chaque pansement , etc. On soutiendra le malade à l'aide de boissons toniques,
telles que des infusions de Quinquina acidulées, de
l'eau vineuse , etc.

§ IV. *Callosités des bords des plaies.*

Lorsque les bords des plaies qui suppurent se
durcissent ou deviennent calleux, on les ramollit avec des fomentations ou des cataplasmes
émolliens, ou bien on enlève avec le bistouri les
parties dures ou calleuses, ou bien enfin on ré-
prime celles-ci à l'aide de quelques caustiques,
comme l'Alun calciné , la pierre infernale , etc.;
on continue ensuite les pansemens comme à l'ordinaire.

§ V *Plaies de l'Abdomen.*

Ces plaies sont-elles non pénétrantes? on
rapproche les bords les uns des autres , et on les
tient ainsi rapprochés soit par la position que
l'on donne au malade , soit par les bandelettes
agglutinatives, soit enfin par un bandage de corps
ou la suture.

La plaie est-elle pénétrante? est-elle simple?
aucun corps étranger n'existe-t-il dans son intérieur ? on se contente de réunir et de fermer la
plaie; et , suivant que les accidens consécutifs
sont plus ou moins graves , on tient le malade à
une diète sévère, on lui donne des lavemens laxatifs, des boissons tempérantes, etc.

La plaie est-elle compliquée ? on varie les soins
et le traitement selon la variation et la diversité
de ces mêmes complications , et c'est aux connaissances chirurgicales d'un homme de l'art qu'il
convient d'abandonner ces sortes de plaies. En
effet , il peut y avoir *hernie* ou *sortie* des organes
contenus dans l'intérieur de l'abdomen, étrangle-
ment, blessures de ces organes, etc., etc.; et il est
indispensable d'avoir, dans ces cas, des connais-

sances anatomiques exactes, afin de pouvoir préciser la nature de la plaie, le traitement qui lui convient, l'opération qui doit être faite, etc.

§ VI. *Plaies de Poitrine.*

Il ne faut la sonder qu'autant que l'extraction d'un corps étranger serait nécessaire, qu'autant qu'il y aurait une ligature à faire. Ces cas n'existant pas, il faut fermer l'ouverture de la plaie afin d'empêcher l'introduction de l'air ; ne point laisser parler le malade, le tenir en repos au lit ou assis dans un fauteuil.

L'Emplâtre d'André de la Croix, dont voici la composition, convient pour consolider ou hâter la cicatrice d'une plaie de poitrine.

Prenez douze onces de Résine de Pin, quatre onces de Gomme Elémi, deux onces de Térébenthine de Venise, autant d'huile de Laurier. Après avoir brisé la Résine et la Gomme Élémi, les avoir fait fondre ensemble sur un feu doux, et y avoir ajouté la Térébenthine et l'huile de Laurier en remuant sans cesse, passez à travers une toile pour séparer les ordures qui pourraient y être mêlées; laissez refroidir l'emplâtre, coulez-le dans un pot vernissé, et conservez-le pour l'usage.

Pour se servir de cet emplâtre, on l'étend sur de la peau; on en couvre la plaie; on fait une ouverture au milieu pour donner un libre passage aux matières.

L'eau miellée, composée de deux parties d'eau de rivière, et d'une partie de Miel, prise en breuvage, ou injectée dans la plaie (quand cette injection ne présente pas de dangers), convient dans les plaies de poitrine.

Voyez ce que nous avons dit des *Plaies de l'Abdomen.*

§ VII. *Plaies anciennes.*

Bassinez les vieilles plaies avec un linge trempé dans de l'eau de Chaux simple ou dans de l'eau d'Alun ; deux gros d'Alun par pinte d'eau. Des compresses pliées en plusieurs doubles, trempées dans les mêmes liquides, sont encore très convenables.

Mettez sur la plaie qui est ancienne une plaque de plomb fort mince ; arrêtez cette plaque avec une bande.

Faites fondre six onces de suif ; jetez-y, en remuant, six onces de Poix de Bourgogne coupée en petits morceaux ; six onces de Cire jaune également coupée en petits morceaux ; remuez jusqu'à ce que le tout soit fondu ; ajoutez petit à petit huit onces de feuilles de Millefeuille hachées ; faites cuire le tout sur un petit feu en continuant de remuer ; quand les herbes seront bien cuites, passez le tout au travers d'une toile forte, pressez, et conservez. Cet onguent est encore très bon pour panser les vieilles plaies.

§ VIII. *Hémorrhagie d'une Plaie.*

Le plâtre appliqué seul en poudre, ou incorporé avec le blanc d'œuf, est convenable.

Les feuilles de Pimprenelle cuites ou pilées crues le sont également, ainsi qu'une compresse trempée dans une dissolution aqueuse d'Alun, ou bien dans de l'Esprit-de-Vin, ou de l'huile de Térébenthine.

Le Colcothar mis en poudre sur une plaie saignante, ou une compresse trempée dans une dissolution aqueuse de Vitriol de Chypre, arrêtent le sang.

Faites dissoudre une once de Sucre de Saturne dans une livre d'eau de Plantain ou d'eau commune, et appliquez des étoupes trempées dans cette liqueur, un bandage par-dessus. Toutefois il ne faut appliquer ces topiques résolutifs qu'autant qu'on a jugé de l'opportunité d'empêcher le sang de s'épancher.

§ IX. *Inflammation d'une Plaie.*

La Mauve pilée et appliquée en forme de Cataplasme sert à combattre avantageusement l'inflammation des plaies et des ulcères.

La Laitue, le Pourpier, le Plantain, appliqués seuls, sont de très bons topiques contre les inflammations, les flegmons, les érysipèles, les brûlures, etc. Toutes les fomentations adoucissantes, les cataplasmes émolliens, conviennent dans les cas d'inflammation des plaies.

§ X. *Plaies des Articulations.*

Bien que les plaies des articulations soient des plaies généralement graves, elles ne le sont pas cependant autant que les anciens le pensaient. Toutefois il est bon de ne pas ignorer l'action fâcheuse que l'air exerce sur ces sortes de plaies, surtout quand elles sont en suppuration. Les indications curatives se borneront donc à la réunion immédiate, à la destruction du parallélisme entre l'ouverture extérieure et celle de l'articulation; au soin d'éviter toutes les substances âcres et irritantes; à l'emploi des moyens propres à combattre les accidens inflammatoires s'il s'en développe; enfin à l'ouverture des abcès qui peuvent se former. Si malgré toutes ces précautions la plaie ne guérit pas, si les forces du malade s'épuisent, si le pus devient fétide, si la fièvre hectique se déclare, l'amputation devient nécessaire.

CHAPITRE VII.

MALADIES DES OS.

§ I. *Os carié.*

La *Carie* ou *Ulcération* des os attaque spécialement la partie spongieuse de ces organes. Cependant elle peut aussi attaquer la partie dure des os, comme on le voit pour les dents.

Les causes de la Carie sont ou une contusion, ou le vice vénérien, scorbutique, scrophuleux, etc.

Quand la Carie dépend d'un vice interne, on attaque ce vice ou cette cause par un traitement général et spécial. Lorsque la Carie est locale, on la détruit, ou on la convertit en nécrose. C'est dans ce but qu'on emploie les poudres absorbantes, les teintures spiritueuses de Myrrhe, d'Aloès, etc.; les Eaux sulfureuses, le cautère actuel, l'incision de quelques portions de l'os, etc.

§ II. *Os nécrosé.*

La *Nécrose* ou *Mortification* des os attaque toutes les parties constituantes de ces organes. On traite cette maladie par des moyens généraux d'abord, et ces moyens sont appropriés à la nature des causes prédisposantes ou déterminantes ; puis par la sortie de la partie morte ou *séquestrée*. On facilite cette sortie par des incisions convenables, par la perforation de l'os à l'aide du trépan, etc.

CHAPITRE VIII.

DES MORSURES ET DES PIQURES.

§ I. *Morsures faites par un animal quelconque, mais non enragé.*

Laissez saigner un peu la plaie ; cautérisez-la en cas de doute sur l'état plus ou moins sain de l'animal qui aura mordu, ou bien lavez la plaie avec de l'eau fraîche, et pansez avec des émolliens, des résineux, des balsamiques, selon la gravité de la morsure.

Une composition faite avec du Vin, de l'Huile, du Miel, de l'Encens et de la poudre d'os brûlés, convient contre les morsures.

Conviennent également, un cataplasme fait avec du Vinaigre et du Miel; des Amandes et des Figues pilées ensemble ; de la racine de Fenouil et du Miel, etc.

On peut encore appliquer sur une morsure un Ognon pilé, du Calament sauvage pilé, de l'Oseille pilée, de l'Ognon broyé avec du sel, du Miel et de la Rue; du jus de Poireau pilé avec du sel blanc; de l'Ortie pilée avec du sel, des feuilles de Marrube noir broyées avec du vieux Oing; du Plantain, des feuilles et'des racines de Langue-de-Chien; des feuilles de Menthe broyées avec du sel, etc.

§ II. *Signes de la rage chez le chien.*

Langueur et tristesse inaccoutumées; désir de l'isolement et de l'obscurité; aboiement nul; grognement continuel et sans cause déterminante; refus des alimens et des boissons; démarche vacillante; le troisième jour, fuite de la maison de son maître et de tous les lieux habités; chute souvent répétée dans sa marche; poil hérissé; gueule béante et remplie d'une bave écumeuse; langue pendante, queue serrée entre les jambes; horreur très prononcée pour l'eau; accès de fureur surtout à l'approche des objets doués de lumière et de couleurs très vives; envie continuelle de mordre, même son maître; convulsions.

§ III. *Traitement de la morsure d'un animal enragé, sur l'homme.*

On commencera par déshabiller le malade; on lavera ses habits s'ils ont été salis par la bave; si la plaie est récente, encore saignante, on la pressera dans tous les sens pour la faire bien saigner; on la lavera ensuite avec de l'eau ordinaire, de l'eau de savon ou de l'eau salée. La morsure est-elle sinueuse, profonde? on l'agrandira avec le bistouri; on en fera sortir le sang à l'aide de la pression ou à l'aide de la ventouse, puis on la cautérisera très profondément, ainsi que toutes les écorchures qui pourraient exister, et on aura soin, dans tous les cas, de ménager les gros vaisseaux. Sept ou huit heures après avoir pratiqué la cauté-

risation, on couvrira l'escarrhe d'un large vésicatoire que l'on pansera ensuite avec du cérat ou
tout autre corps gras très frais.

La plaie est-elle à la tête ? on rase tous les cheveux afin de cautériser plus exactement. La cautérisation est-elle suivie de gonflement, d'inflammation ? on applique des fomentations émollientes
et résolutives.

Les paupières, les lèvres, les joues ont-elles
été mordues ? on les cautérise de même, avec la
précaution surtout de ménager le globe oculaire.
Ce dernier a-t-il été touché par la bave ? on passe
légèrement dessus un pinceau imbibé de caustique;
en lave ensuite l'œil avec un liquide mucilagineux,
si cela devient nécessaire.

La morsure est-elle ancienne, cicatrisée même,
et faite certainement par un animal enragé ? on
l'ouvre, on la cautérise et on la fait suppurer.

Aperçoit-on les pustules sublinguales signalées
par le docteur Marochetti ? on se hâte de les ouvrir et de les cautériser.

Quant à la décoction de Genêt, au Mercure
doux, à l'Opium, aux frictions mercurielles, au
Camphre, aux bains froids par surprise, à la
saignée, etc., vantés pour guérir la rage, il faut
leur préférer, comme spécifique, la cautérisation,
et ne les employer que comme moyens accessoires.

§ IV. *Effets des piqûres des vipères et des
serpens à sonnettes.*

Douleur aiguë dans la partie blessée; la douleur
se propage peu à peu dans tout le membre ou l'intérieur du corps;—gonflement des parties, du tissu
attaqués;—tumeur d'abord ferme et pâle, puis rougeâtre, livide et comme gangréneuse : la tumeur
gagne peu à peu les parties voisines;—défaillance;
—vomissemens;—mouvemens convulsifs;—sensibilité extrême de l'estomac;—pouls fréquent,
petit, concentré, irrégulier;—respiration difficile;

33.

— sueur froide et abondante ; — trouble dans la vue et les parties intellectuelles; —au sang souvent noirâtre qui s'écoule de la plaie succède, quelque temps après, une humeur fétide;—quand les parties sont très tuméfiées, le sang devient stagnant, la peau qui recouvre les petits vaisseaux sanguins se refroidit, le pouls devient insensible, enfin la suppuration arrive.

§ V. Effets de la piqûre ou morsure du scorpion.

Tache rouge de la grandeur d'un centime, qui s'agrandit et noircit vers le milieu (lieu où l'animal a piqué); — douleur, —inflammation plus ou moins considérable,— enflure et quelquefois des pustules;—frissons, fièvre,— engourdissement,— vomissemens, — hoquet,— tremblement général.

§ VI. Effets de la piqûre ou morsure de l'abeille, du bourdon, de la guêpe, du frelon, du taon, de la mouche, de la tarentule, de l'araignée des caves, du cousin.

Enflure et fièvre légère seulement (dans nos climats); mais dans les pays chauds, et si l'insecte a sucé des plantes vénéneuses ou des animaux morts de maladies pestilentielles, les accidens ressemblent à ceux produits par la vipère, et aussi à ceux qui caractérisent le charbon malin ou la pustule maligne. Voyez PUSTULE MA-LIGNE.

§ VII. Traitement de la morsure des vipères et des serpens.

Traitement externe. — Pratiquez aussitôt une ligature, pas trop serrée, au dessus de la plaie ; supprimez celle-ci si elle donne lieu à des accidens ; laissez saigner la plaie, comprimez son pourtour afin de faciliter la sortie du sang, ou bien couvrez-la de plusieurs ventouses; lavez la plaie si cela est possible. Les accidens sont-ils plus graves? l'enflure, la douleur très considérables? ayez de suite recours à la cautérisation pratiquée avec le fer rouge, la pierre infernale, la pierre à cautère, le moxa, etc.

Traitement interne. — Donnez des calmans, des sudorifiques, quelques stimulans diffusibles, des potions avec la teinture de quinquina, quelques gouttes d'ammoniaque liquide, etc.

§ VIII. *Traitement de la morsure du scorpion.*

Donnez des boissons et des potions calmantes, diaphorétiques; appliquez sur la plaie des cataplasmes émolliens arrosés avec quelques gouttes d'ammoniaque liquide.

§ IX. *Traitement de la piqûre des abeilles, guêpes, tarentules, bourdons, taons, araignées des caves, frelons, mouches, cousins.*

La douleur, l'enflure, la fièvre sont-elles légères? on frottera la partie piquée avec un mélange de deux parties d'huile d'olives et une partie d'ammoniaque liquide; on prescrira une boisson diaphorétique. Mais les symptômes sont-ils plus graves? la température élevée? l'insecte a-t-il sucé des plantes vénéneuses, des cadavres putréfiés ou des animaux morts de maladies pestilentielles? on appliquera l'un des caustiques proposés contre la morsure de la vipère, après avoir eu la précaution de visiter la plaie, et d'enlever, à l'aide des pinces, l'aiguillon qui pourrait y être implanté.

Dans quelques cas peu graves on se contente de laver la plaie avec de l'eau froide, de l'eau salée, ou un liniment fait avec parties égales d'huile d'Olive et d'ammoniaque.

Le malade a-t-il été assailli par une troupe de cousins? on le fera marcher, on lui donnera une boisson diaphorétique avec quelques gouttes d'ammoniaque liquide.

§ X. *Piqûre d'Ortie.*

Frottez l'endroit piqué avec des feuilles de Marguerite, des feuilles de Sureau, ou avec le suc d'Oseille, la Salive.

§ XI. *Piqûre d'Aiguille, et autres Piqûres.*

Faites saigner un peu, et appliquez sur l'endroit piqué un cataplasme de mie de pain et du lait, ou une écorce moyenne de Sureau.

§ XII. *Venin,* ou plutôt *Liquide visqueux du Crapaud.*

On peut laver le lieu imbibé avec de l'urine, de l'eau salée, de l'eau aiguisée d'un peu d'ammoniaque liquide, etc. Cette recommandation n'est faite que pour les personnes timides ou délicates, car le crapaud n'est pas un animal dangereux ; il n'est que hideux et repoussant.

CHAPITRE IX.

DES ULCÈRES.

Les *Ulcères* sont des solutions de continuité dans les parties molles de nos tissus, avec érosion de substance et écoulement de pus, et toujours entretenues par une cause interne ou un vice local. Les Ulcères peuvent être la suite de blessures, de contusions, de plaies, d'abcès, etc.

Les Ulcères diffèrent des plaies proprement dites, en ce qu'ils rendent une humeur, tantôt claire et séreuse, tantôt muqueuse et gluante, et tantôt âcre, au point de corroder et enflammer la peau. Les bords des Ulcères sont ordinairement durs et taillés perpendiculairement au fond de la plaie.

Tous les organes de l'économie peuvent être ulcérés.

Le traitement des Ulcères demande la plus grande habileté, la plus heureuse sagacité. En effet, s'il est des Ulcères dont on doive arrêter le début, entraver la marche ou faciliter la guérison, il en est d'autres que l'on doit respecter, que l'on doit pour ainsi dire entretenir, si l'on veut ne pas compromettre les jours du malade. On respectera surtout les Ulcères qui tiennent à la constitution viciée ou morbide des sujets. Si, par nécessité, dans l'intérêt de la santé du malade, on était obligé de s'occuper du traitement de ces Ulcères, il faudrait faire précéder ce traitement d'un autre traitement, qui aurait pour but de modifier, d'améliorer la constitution générale du malade lui-même. C'est ainsi que l'on prescrit une médication et un régime anti-scorbutiques, anti-syphilitiques, anti-scrophuleux, etc., aux sujets affectés d'Ulcères scorbutiques,syphilitiques,scrophuleux, etc.

§ I. *Ulcères atoniques.*

Pour parvenir à la guérison de certains ulcères atoniques, guérison qui n'est pas facile en général, on a recours aux purgatifs, au repos ou à l'exercice selon l'état de l'ulcère.

Beaucoup d'onguens, de topiques, ont été vantés. En voici quelques uns. Prenez deux jaunes d'œufs, deux cuillerées de Miel, et deux cuillerées de farine de froment. Mêlez le tout ensemble et appliquez en topique.

Prenez feuilles vertes de Tabac, de Jusquiame et de Langue-de-Chien, de chaque parties égales; nettoyez-les bien ; hachez-les; faites-les cuire à feu médiocre avec une suffisante quantité de bon vin rouge; pressez et passez le tout à travers une forte toile, pour en tirer le plus de suc que vous pourrez; mettez ce suc dans un chaudron, avec égale quantité de la meilleure huile d'olive; faites bouillir le tout ensemble sur un feu modéré, en remuant avec une spatule de bois, surtout sur la fin de la cuisson, et jusqu'à ce que tout le suc des plantes soit évaporé.

Lorsqu'on applique ce Baume, il faut le faire chauffer un peu auparavant, afin qu'il pénètre mieux. Avant de s'en servir, on lave la plaie avec du vin tiède.

Mêlez deux cuillerées d'huile de Noix avec autant d'eau de chaux ; agitez fortement le mélange et vous aurez un Baume qui sera bon pour les ulcères.

Pour tous les ulcères, mêlez de la suie en poudre avec un jaune d'œuf, et appliquez-en dessus.

La décoction de Menthe des jardins purifie les ulcères, et sa poudre séchée à l'ombre achève de les guérir.

§ II. *Ulcères anciens.*

Prenez une livre de feuilles vertes de Tabac ; faites-les cuire avec une demi-livre de sain-doux, jusqu'à ce que l'humidité des feuilles soit évaporée; passez le tout dans un linge avec expression, et s'il reste quelque humidité dans la colature, faites-la évaporer doucement sur le feu.

Le suc des feuilles de Lis blanc, cuit avec du vinaigre et du Miel , est un bon remède pour les vieux ulcères.

Les feuilles de grande Bardane, de grande Eclaire, de Scrophulaire aquatique , de Véronique mâle , broyées et mises sur les vieux ulcères , les cicatrisent.

La poudre de vieux Chêne , ou une plaque de plomb appliquée sur les ulcères, sont excellentes.

Prenez demi-once d'Aloès et autant de Myrrhe, réduisez-les en poudre; pilez-les ensemble dans un mortier en versant dessus petit à petit des sucs d'Absinthe, de grande Eclaire et de Plantain ; faites du tout une sorte de cataplasme auquel vous pouvez ajouter un peu de poudre de Sang-de-Dragon, et appliquez sur les ulcères difficiles à cicatriser. On réussira également avec le *Scordium* broyé avec du Miel.

§ III. *Ulcères malins et chancreux.*

Une lame de plomb frottée de Vif-Argent, ap-

pliquée sur l'ulcère, et retenue avec une bande,
ramollit les bords des ulcères malins et les cicatrise.

La poudre de racine de grande Serpentaire, et
celle de Pied-de-Veau, mêlées avec du Miel, guérissent les ulcères malins.

La poudre à canon délayée dans du vin est bonne
pour laver les ulcères et imbiber les compresses
qui servent au pansement. Mais voici deux remèdes particuliers plus spécifiques.

Prenez du Sucre de Saturne, du Camphre et de
la suie, incorporez-les avec du suc de Plantain
dans un mortier de plomb avec un pilon de plomb;
appliquez légèrement de ce mélange sur la plaie et
recouvrez le tout d'un simple linge ou d'une feuille
de papier brouillard.

Prenez quatre livres, ou environ, d'eau de forge,
mettez-y demi-once d'Alun de glace, et deux drag-·
mes de Vert-de-Gris en poudre; mêlez le tout ensemble et faites bouillir jusqu'à la diminution de
la huitième partie de l'eau; on se sert de cette liqueur en l'appliquant sur les ulcères à l'aide de
compresses imbibées.

§ IV. *Ulcères humides, les dessécher.*

Prenez dix pintes d'eau, jetez-y des morceaux
de fer rougis au feu, et réduisez à moitié par l'évaporation. Ajoutez une livre de chaux vive, décantez après vingt-quatre heures, et dissolvez dans
la colature le poids de quinze grains de Vitriol,
autant de Vert-de-Gris et vingt grains de Camphre.
Cette eau est excellente pour dessécher les ulcères:
on l'applique à l'aide de compresses trempées.

Les soldats mettent sur leurs ulcères de la poudre
à canon pour les dessécher.

La terre à potier sert à dessécher les ulcères,
aussi bien que la poudre de vieux bois de Chêne.

Le Poireau pilé et incorporé avec du Miel nettoie les ulcères.

Pour dessécher les ulcères, appliquez dessus une

plaque mince de plomb; percez-la d'une épingle;
mettez par dessus une feuille de Lierre et sur le
Lierre une compresse; bandez le tout, et changez
de feuilles de Lierre deux fois chaque jour.

§ V. *Ulcères profonds et fistuleux*.

Le suc de Lierre-de-Terre incorporé avec le
Calomel est propre aux fistules et aux ulcères profonds. Il en est de même de la Bétoine pilée avec
un peu de sel. Enfin, les injections faites avec le
chlorure de chaux liquide conviennent encore.

Voyez au chapitre FORMULES quelques préparations employées dans le traitement des *Ulcères
atoniques, cancéreux, gangréneux, scrophuleux, syphilitiques, scorbutiques, fistuleux*, etc.

CHAPITRE X.

DES FISTULES.

Une *Fistule* est un trajet profond et sinueux,
ayant une entrée plus étroite, moins large que le
fond, et souvent accompagné de callosités
et de duretés. Les Fistules, comme les ulcères,
peuvent se rencontrer dans toutes les parties du
corps. Toutefois, dans le langage médical, on
n'appelle *Fistules* que les ulcères du fondement
et du sac lacrymal, ulcères désignés sous les noms
de *Fistule à l'anus, Fistule lacrymale*; les trajets
fistuleux des autres parties du corps sont appelés
Ulcères fistuleux.

Les ulcères fistuleux guérissent rarement sans
qu'on soit obligé d'avoir recours à la cautérisation
pour détruire les callosités et les duretés, ou à
l'excision de ces mêmes callosités ou duretés, à
l'aide de l'instrument tranchant. Un chirurgien
doit seul faire ces opérations. Nous en dirons autant
des Fistules proprement dites; l'opération est
souvent nécessaire pour arriver à leur complète

guérison. Cependant nous indiquerons dans les FORMULES quelques topiques qui sont employés soit pour tenter leur cure radicale, soit pour calmer les douleurs que ces affections font endurer aux malades.

CHAPITRE XI.

De la Gangrène.

Il y a *Gangrène* toutes les fois qu'une partie quelconque, primitivement enflammée, rouge, vermeille, devient d'une couleur obscure et livide, d'une consistance molle et flasque; q t'elle se couvre de petites vessies pleines d'une humeur ichoreuse et de nuances variables; que les bords s'affaissent, deviennent de plus en plus livides, puis noirâtres; que l'odeur qui s'en exhale est fétide, cadavéreuse, insupportable, etc.

Quand, sur une plaie de cette nature, les cataplasmes faits avec la poudre d'écorce de Chêne ou de Saule, la poudre de Charbon, le Camphre; quand les lotions faites avec le Vin miellé, l'eau de Sureau, de Mauve, de Têtes de Pavot, n'ont apporté aucune amélioration, que des lambeaux de chair se détachent peu à peu, il faut avoir recours à l'excision de ces lambeaux, transformer la plaie en un véritable ulcère, et traiter celui-ci comme nous l'avons dit plus haut. Cependant on peut essayer des topiques suivans, soit pour faciliter la séparation des parties mortes, soit pour arrêter la Gangrène.

Pour séparer la chair morte de celle qui est encore vivante, prenez une livre de Miel, une once de Vert-de-Gris, demi-once d'Alun, deux dragmes de vinaigre; faites cuire le tout ensemble jusqu'à ce qu'il soit assez épais, et appliquez-en une petite quantité sur la partie gangrenée.

Guillaume Pison dit avoir vu guérir plusieurs

34

fois la Gangrène par la seule application des feuilles vertes de Tabac pilées.

Une Gangrène, survenue au *Tibia* après une fracture, a été arrêtée en fomentant continuellement la partie pendant deux jours avec du vinaigre dans lequel on avait fait bouillir du Mâchefer.

Une jambe gangrenée fut guérie, dit Rivière, en fomentant la partie avec de l'eau dans laquelle on avait fait bouillir de la Chaux et de la Craie blanche.

Faites bouillir dans une pinte de bonne eau-de-vie, jusqu'à réduction de la moitié, une bonne poignée de feuilles de Scrophulaire aquatique; puis, après avoir fait une incision cruciale, lavez-en la partie gangrenée.

Un chirurgien d'Angleterre dit avoir guéri une Gangrène en la lavant avec de l'huile de Térébenthine.

Bartholin dit avoir guéri une Gangrène de la bouche avec de l'eau salée dans laquelle il avait fait bouillir de l'Absinthe.

Prenez une poignée d'Absinthe, autant de *Scordium*, et un morceau de racine de Gentiane coupée par petits morceaux; faites bouillir le tout dans trois chopines d'eau commune, jusqu'à réduction de moitié; ajoutez à la fin deux onces d'Alun de glace, avec un demi-verre d'eau-de-vie; puis, ayant fait bouillir le tout ensemble, passez et conservez pour laver les plaies frappées de gangrène.

Prenez quatre onces de racine d'Aristoloche ronde, huit onces de Sucre fin et deux pintes du meilleur vin blanc; coupez l'Aristoloche en rouelles menues, après en avoir ôté l'écorce; lavez-la dans de l'eau, jetez-la avec le Sucre et le vin dans un pot de terre vernissé et faites bouillir le tout à petit feu, jusqu'à la diminution d'un tiers; retirez le vase du feu; laissez refroidir; passez dans un linge; coulez dans des bouteilles et conservez.

Ce vin est très bon pour laver les plaies gangrenées.

Prenez Cire jaune, Résine de Pin ou Colophane, de chacune une livre ; beurre frais, non salé, quatre livres, et quatre ou cinq dragmes de Vert-de-Gris en poudre. Vous jetterez la Cire par morceaux dans une bassine de cuivre, placée sur le feu ; quand elle sera fondue, vous y ajouterez la Résine concassée, vous mêlerez le tout pendant l'espace de demi-heure avec une spatule de bois ; au bout de ce temps, vous retirerez le vase du feu, puis vous ajouterez le beurre et le Vert-de-Gris ; enfin vous remuerez jusqu'à parfait refroidissement et vous conserverez pour l'usage. Cet onguent est bon pour déterger les plaies gangrenées.

CHAPITRE XII.

Des Brûlures.

On appelle *Brûlure* toute lésion faite sur nos organes par le feu ou un corps échauffé. Les Brûlures présentent de nombreuses différences, suivant la nature des corps brûlans, suivant le temps et la durée de l'application ou de l'action de ces corps, et aussi suivant le siége, l'étendue et le degré de la maladie.

Sous ce dernier rapport, on a établi trois degrés dans la Brûlure. Dans le premier degré, l'action du corps brûlant a été peu intense, l'inflammation qui en résulte est peu vive ; il y a seulement douleur, rougeur, tuméfaction légère et momentanée de la partie brûlée.

Dans le second degré, la lésion est plus grave ; la douleur, la rougeur, la tuméfaction sont beaucoup plus considérables ; la vive irritation dont la peau devient le siége détermine le décollement de l'épiderme ; la surface du derme est mise à nu, et présente de légères ulcérations.

Enfin dans le troisième degré, où l'action du calorique a été très intense et très prolongée, la partie brûlée est entièrement désorganisée et comme charbonnée ; il se forme une escarrhe noire qui doit être séparée par la suppuration, si le malade survit à cet accident.

Dans les brûlures un peu considérables, on remarque presque toujours les trois degrés des symptômes que nous venons d'énumérer, et ces symptômes sont réunis ou diversement combinés.

Le traitement des brûlures varie selon le degré du mal. Dans le premier degré, on se borne à des applications de topiques froids, tels que l'eau glacée, l'eau blanche, l'eau végéto-minérale, l'Ether Sulfurique, les linimens opiacé et oléo-calcaire, le bandage compressif, etc.

Dans le second degré on a recours à la diète, au repos, aux saignées locales ou générales, aux boissons émollientes et tempérantes, aux lave-mens, aux bains de pieds, etc.; et pour traitement externe on prescrit les fomentations émollientes et narcotiques, les cataplasmes adoucissans, le Cé-rat simple et opiacé, celui de Turner, de Gou-lard, le Coton cardé, le Typha, etc.

Enfin dans le troisième, aux moyens antiphlo-gistiques employés dans le second degré, on ajoute l'excision des parties mortes, le pansement avec les onguens d'Althæa, d'Arcæus, etc. Tels sont les moyens sédatifs et curatifs employés contre les brûlures ; pour nous résumer, nous dirons :

Quand il n'y a que forte rubéfaction, il faut tenir la partie brûlée constamment enveloppée de linges mouillés et arrosés d'eau très froide. On peut encore appliquer dessus de la râpure de pomme de terre, de la gelée de groseilles.

Lorsque la brûlure est ulcérée, on doit mettre dessus de la toile de soie ou de crêpe, et par dessus du coton cardé ou de la charpie très fine.

De plus, il faut prendre garde, si les brûlures sont faites aux paupières, aux lèvres, entre les doigts, sous les aisselles ou dans quelques parties semblables, que les parties ne se joignent pas les unes aux autres.

Le suif de chandelle fondu avec de l'huile de Noix jusqu'à consistance d'Onguent, ou le Cérat de Gou-

lard, étendu sur du linge très fin et rempli de petites ouvertures faites avec les ciseaux, convient
pour panser les brûlures ulcérées.

Prenez huile d'Olive quatre onces, Cire jaune
une once; faites fondre la cire coupée en petits
morceaux sur les cendres chaudes, retirez le vaisseau du feu; ajoutez deux jaunes d'œufs; battez
bien le tout ensemble avec une spatule ou une cuiller; remettez sur les cendres chaudes; faites un
peu cuire en remuant, et conservez pour l'usage.
On étend cette espèce de Cérat sur du linge, en
sorte qu'il n'en soit que doré, et on l'applique sur
la partie brûlée; en peu de temps la douleur s'a-
paise et la plaie se guérit.

Mêlez et agitez bien ensemble quatre ou cinq
cuillerées d'eau de Chaux filtrée, avec autant d'huile
de Noix ou d'Olive, ou de Chenevis ou de Lin, et
vous aurez un liniment excellent, qu'on appliquera
avec une plume; on mettra du papier brouillard
par dessus.

L'encre à écrire appliquée promptement sur une
brûlure non entamée empêche les ampoules et
apaise la douleur.

CHAPITRE XIII.

Feu volage, Boutons, Rougeurs, Taches, Lentilles du visage.

Appliquez sur le *Feu volage* des linges trempés dans de l'Eau de Rose ou de Plantain, dans
laquelle on aura mis infuser du Safran.

Les feuilles de Couleuvrée pilées et appliquées
sont bonnes également.

L'application de la salive, surtout à jeun, dissipe
le feu volage, les dartres farineuses peu prononcées,
et quelques autres affections légères de la peau.

Battez bien un blanc d'œuf avec un peu de vinaigre, trempez un linge dedans, et appliquez-le
sur le feu volage du visage.

Après la saignée, la purgation et l'usage des

bouillons rafraîchissans , pour faire disparaître et diminuer le nombre et l'intensité des *Boutons, Rougeur* du visage , prenez ce que vous voudrez de Vitriol de Chypre, mêlez-le avec de l'eau ou la décoction de Plantain , bassinez-en les boutons en vous couchant , avec un petit linge ; et le matin, lavez le visage avec de l'eau commune.

Pilez et broyez entre vos doigts du Mouron à fleur blanche, et mettez-en pendant une nuit sur les rougeurs.

Les boutons qui surviennent à la peau et surtout au front des jeunes gens qui arrivent à l'âge de la puberté ne doivent être traités par aucun répercussif. Du Cérat, de la pommade de Concombre, suffisent dans ces cas.

Prenez deux dragmes d'Onguent Rosat, deux scrupules de fleurs de Soufre , demi-scrupule de Sucre de Saturne ; mêlez le tout avec une suffisante quantité d'Huile Rosat ; ce liniment est très bon pour, dissiper les rougeurs , les taches et lentilles du visage.

CHAPITRE XIV.

DES OREILLONS. *Voy*. TUMEURS , PAROTIDES.

CHAPITRE XV.

RÉSUMÉ DE LA CHIRURGIE DES PAUVRES.

§ I. *Des moyens d'arrêter le sang.*

Lorsqu'un accident a eu lieu , que le sang s'écoule avec une abondance capable de compromettre les jours du malade , on arrêtera l'hémorrhagie en appliquant d'abord un ou plusieurs doigts sur l'endroit même d'où sort le sang. Le temps nécessaire pour avoir un chirurgien devant être long, on remplacera les doigts par une éponge, du Coton, de la Charpie, de l'Amadou, du vieux linge, de l'étoupe, de la mousse, ou tout autre corps mou et ductile , que l'on maintiendra à l'aide d'un mouchoir de poche, d'une cravate ou d'une bande de toile.

Avant d'appliquer un tamponnement quelconque sur une plaie saignante, il faut laver cette dernière avec de l'eau fraîche et enlever tous les caillots qui pourraient la recouvrir.

Les piqûres de sangsues donnent lieu quelquefois à un écoulement de sang qui se prolonge au delà du besoin qu'on en avait, au delà du but qu'on se proposait de remplir. On arrête cette hémorrhagie à l'aide de l'Amadou, de la poudre de Gomme ou de Charbon ; ou bien en pinçant l'endroit avec les doigts, ou bien encore en promenant dessus l'extrémité d'une aiguille à tricoter que l'on a fait rougir au feu.

§ II. *Des premiers secours à donner dans les accidens graves.*

Lorsqu'on sera appelé auprès d'une personne qui aura reçu un coup, fait une chute, ou subi une violence, un accident quelconque, on s'empressera, en attendant l'arrivée du chirurgien, de donner de l'eau fraîche si le malade demande à boire. Cette boisson est préférable au vin, aux liqueurs fortes que l'on donne quelquefois.

On placera le malade dans un lieu spacieux, dans une chambre aérée, et on éloignera de lui toutes les personnes inutiles. On évitera de lui faire subir toute secousse violente, tout déplacement brusque; on lui nettoiera le nez et la bouche, si ces organes sont salis par des corps étrangers, afin de rétablir la respiration; on l'étendra sur un matelas et on placera tous les membres dans une position naturelle; on desserrera tous les liens qui entoureraient le corps, tels que cravates, ceintures, jarretières, etc.; on arrêtera tout écoulement de sang qui sera considérable : on respectera au contraire l'écoulement de sang qui sera léger; on lavera les plaies qui pourront exister avec de l'eau fraîche seulement, et non avec de

l'eau aiguisée de liquide spiritueux, de sel de
cuisine, d'extrait de saturne, etc.; on tiendra la
plaie couverte de linges mouillés, et on arrosera
ceux-ci de temps en temps; cet arrosement continuel est généralement préférable à l'application
des onguens, baumes, vulnéraires liquides, vantés
partout et pour tout. Toutefois, s'il était urgent
d'appliquer quelque chose sur une plaie, on
devra préférer le coton cardé comme étant un
des meilleurs *résolutifs* connus. On ne donnera aucun aliment au blessé; on lui fera prendre de l'eau tiède s'il a envie de vomir, ou lui
donnera quelques lavemens s'il a des besoins d'aller à la garderobe; on éloignera du malade les
parens ou amis qui feraient entendre des plaintes
et des gémissemens; ces preuves d'attachement
et d'intérêt, quoique respectables en elles-mêmes,
ont pour résultat fâcheux de troubler le repos de
corps et d'esprit dont tous les blessés ont généralement besoin.

On conseillera un grand bain tiède si le corps
est couvert de contusions. Si le bain ne peut être
donné, on enveloppera le malade dans une couverture de laine, trempée préalablement et exprimée
légèrement dans une forte décoction chaude de
racine de Guimauve, de feuilles de Mauve, de
Son, etc.

Le blessé a-t-il froid? ses membres tremblent-
ils? on le réchauffe lentement, soit à l'aide d'un
bain, soit à l'aide de frictions pratiquées sur toute
la surface du corps avec des brosses douces ou des
morceaux de flanelle préalablement échauffés. On
lui fait boire quelques tasses d'une infusion chaude
de Thé, de fleurs de Violettes, de Tilleul, etc.

Le blessé est-il pris de vin? on le fera vomir; est-
il sans connaissance, asphyxié? *voyez* ASPHYXIE.

§ III. *Des premiers soins que réclame une plaie*
quelconque.

On lavera ou on essuiera doucement les plaies
ou blessures qui seraient salies par de la terre
ou d'autres corps étrangers, on enlèvera tout ce

qui pourrait les irriter, comme des épines, du verre, de la chaux, une balle, etc.

S'il y a hémorrhagie (perte de sang abondante) après le lavage, on l'arrêtera comme nous l'avons dit plus haut.

La plaie a-t-elle été faite par une balle ? On se contentera d'arracher celle-ci, si cela est possible, et on couvrira la plaie de compresses trempées dans de l'eau fraîche.

Y a-t-il hachure, déchirure ou coupure par suite de coups portés avec un couteau, un sabre, une hache, etc.? on réunira les bords de la plaie à l'aide de bandes roulées, de compresses ou sparadraps; on placera les membres ou les parties dans une position telle que la plaie soit le moins étendue possible. Ainsi on fléchira la tête sur la poitrine, si la blessure existe au cou; on fera fermer les doigts et la main, si ceux-ci sont blessés en dedans; on la tiendra ouverte, s'ils sont blessés en dehors, etc.

§ IV. *Premiers soins à donner dans le cas d'un membre cassé.*

Quand une fracture est vraie ou supposée, on s'empresse, en attendant l'arrivée du chirurgien, de placer le membre dans une position naturelle, c'est à dire qu'on l'étend s'il est fléchi, qu'on le redresse s'il est tordu sur lui-même, etc. On le place ensuite sur un ou deux oreillers, ou sur un coussin fait avec des feuilles, de l'herbe, du foin, de la mousse, de la paille, etc.

Le malade est-il tranquille, docile et maître de ses mouvemens? on abandonne sa fracture à elle-même dans la position que nous venons d'indiquer; dans les cas contraires, c'est à dire dans les cas d'ivresse, de délire, de convulsions, etc., on maintient le membre en repos en le serrant dans l'oreiller ou dans la substance qui lui sert de coussin avec des mouchoirs placés en cravates. Ce moyen est-il insuffisant? on place dessous et sur les côtés des coussins, des petites planches de bois, et on attache le tout ensemble à l'aide de rubans ou de grosses ficelles fortement serrés.

Les fractures des os de la tête et de la face exigent des applications de linges trempés dans de
l'eau fraîche, de tenir la tête élevée; de ne couvrir celle-ci que le moins possible : les linges
mouillés seront souvent renouvelés.

Dans les fractures de la clavicule, os qui se
trouve placé de chaque côté et immédiatement au
dessous du cou, on met le bras en écharpe, on
fixe le bras contre le corps à l'aide d'un mouchoir
plié en cravate ; la partie la plus large ou le milieu de ce mouchoir est appliquée sur le coude, et
les bouts vont, en forme de ceinture, s'attacher
du côté opposé du corps. On évitera ainsi les mouvemens de l'épaule, ce qui est très essentiel dans
une fracture semblable.

Lorsqu'il y a fracture d'une ou plusieurs côtes,
ce qu'il n'est pas toujours facile de reconnaître,
mais ce que l'on peut soupçonner quand, à la suite
d'un coup ou d'une chute, le malade éprouve une
douleur vive au moindre mouvement, qu'il crache
du sang, qu'une ou plusieurs saillies ont lieu sous
la peau, etc. ; on exige du malade le plus grand
repos d'actions ou de paroles, on place sur les
parties saillantes des linges ou des mouchoirs pliés
en six ou en huit doubles, et on maintient le tout
à l'aide de serviettes attachées autour du corps.

Les habillemens des malades ne s'opposent pas
toujours aux premières applications des moyens
contentifs conseillés dans les fractures; cependant
si, dans des cas particuliers, il était urgent de
déshabiller le blessé, il vaudrait mieux déchirer,
couper ou découdre les vêtemens que de les ôter à
la manière accoutumée. Ce dernier moyen donne
toujours lieu à des mouvemens trop brusques
et trop dangereux dans les cas de fracture.

Quand les fractures sont accompagnées de plaies,
de déchirures des parties molles, on recouvre
celles-ci de coton, de linges trempés dans l'eau
fraîche, ou d'un cataplasme émollient; puis on applique les appareils ci-dessus indiqués. Y a-t-il

une hémorrhagie ? on oppose à celle-ci les moyens déjà connus.

Au lieu d'une fracture, a-t-on affaire à une luxation, ou sortie d'un os de la cavité dans laquelle il est logé , ce que l'on reconnaîtra à l'impossibilité de pouvoir étendre le membre et le mettre dans sa position naturelle? on plongera le malade dans un bain, on couvrira la partie luxée de larges cataplasmes émolliens, et on attendra l'arrivée du chirurgien.

§ V. *De quelques précautions pour le transport des malades , et particulièrement des blessés.*

La meilleure manière de transporter un malade ou un blessé , c'est de le placer sur les bras de deux ou quatre personnes; mais, outre que cette manière est très fatigante pour les personnes dévouées , il arrive quelquefois que le trajet est très long et très difficile à parcourir, ou bien que le nombre des personnes présentes n'est pas suffisant. Dans ces cas on a recours au moyen suivant : on construit un brancard soit avec un lit de sangle ou de repos, soit avec une échelle, une planche un peu large, ou deux perches réunies et attachées à distance l'une de l'autre par deux traverses de bois et des liens de cordes ; on tend sur ce brancard une toile ou une couverture ; on place dessus une grande quantité de foin, de paille ou de mousse ; on dépose le malade avec précaution sur cette espèce de matelas ; on lui tient la tête un peu élevée à l'aide d'un appui quelconque garni également de foin, de mousse ou de paille, et on le porte ainsi dans le lieu où les secours de la chirurgie devront lui être donnés.

TROISIÈME PARTIE.

Pharmacie,

ou

MOYENS DE PRÉPARER CHEZ SOI LES MÉDICAMENS LES PLUS SIMPLES ET LES PLUS USITÉS.

TISANES.

Le mot *Tisane*, d'un mot grec qui signifie *Orge mondé*, s'applique à toute boisson ordinaire des malades ; ce n'est autre chose que l'eau ordinaire très peu chargée de principes médicamenteux. La Tisane se prend à toute heure de la journée, peu à la fois et souvent, et dispose le malade à d'autres médications, si même elle ne contribue pas seule à sa guérison.

Les *Apozèmes* sont des médicamens très analogues, mais beaucoup plus chargés de principes médicamenteux. C'est pour cette raison qu'on ne les prend qu'à des heures indiquées d'avance par le médecin.

Les *Bouillons médicinaux* sont des tisanes préparées avec des substances animales.

Les *Limonades* sont des boissons ordinairement acidules et peu actives.

Les *Hydromels* sont de simples solutés de miel dans de l'eau ordinaire.

Les *Oxicrats* sont des mélanges d'eau et de vinaigre édulcoré ou non avec du sucre ou du miel.

Les *Hydrogalats* sont des mélanges d'eau et de lait.

Les *Hydro-alcoolés* sont des mélanges d'eau et d'alcool ou d'eau-de-vie très forte.

Les *Bières médicinales* ne sont autres que la Bière ordinaire chargée de principes médicamenteux.

Toutes les différentes boissons que nous venons de définir se préparent :

1º Par *Macération*, c'est à dire en soumettant à l'action de l'eau froide la substance, coupée me-

nue, avec laquelle on veut faire la boisson. On a
recours à la *Macération* toutes les fois que la substance contient de l'Amidon, comme la *Racine de
Guimauve*, la *Grande Consoude,* etc.; ou bien
de la fécule, de l'Huile volatile âcre, comme la
Réglisse ; ou bien enfin un principe astringent,
comme la Casse, etc.;

2° *Par infusion*, quand les substances sont
aromatiques. Disons que ce mode de préparation devrait être généralement adopté, car il
donne des produits toujours plus agréables pour
les malades, et toujours aussi actifs. Tout le
monde sait que l'*infusion* se fait en versant la substance dans l'eau bouillante et retirant le vase du
feu, ou en versant l'eau bouillante sur la substance
découpée et déposée dans un vase muni de son
couvercle. Toutes les Fleurs, les Feuilles, etc.,
doivent être traitées par *infusion*;

3° Par *Décoction*, quand les substances sont très
dures, très sèches, et qu'elles cèdent difficilement
leurs principes actifs. Le Riz, le Gayac, etc., sont
soumis à la décoction quand on veut en faire des
tisanes;

4° Par *Solution*, toutes les fois que les substances
ne contiennent pas ou très peu de corps étrangers,
qu'elles se dissolvent facilement, etc.: les Gommes,
les Mannes, les Miels sont dans ce cas.

5° Enfin par *Mixtion*, quand les substances sont
molles ou liquides.

DOSES GÉNÉRALES DES SUBSTANCES AVEC LES-
QUELLES ON PEUT PRÉPARER DES TISANES, DES
APOZÈMES, DES BOUILLONS, ETC.

Pour une pinte d'eau on met de demi-once à une
once de Racines, de Tiges, de Bois, d'Ecorces, etc.,
deux onces de Fruits, deux à trois gros de Feuilles,
un demi à un gros de Fleurs.

Pour sucrer, on met, pour une pinte de tisane,
deux à trois onces de Sirop, de Miel, d'Oximel;
deux à trois gros de Racine de Réglisse qu'on a
soin de ne pas laisser bouillir.

Règles à observer dans la préparation des boissons.

Quand on veut préparer une boisson de malade avec des substances animales, il faut prendre celles-ci fraîches, peu sapides et préparées d'avance convenablement ; ainsi on coupe la tête des vipères et des grenouilles, on enlève leurs intestins, on conserve le cœur et le foie de la vipère, on écorche la grenouille, et on la divise par morceaux ainsi que les autres animaux ; on sépare les colimaçons de leurs coquilles en les jetant dans l'eau bouillante, et on les lave ; on coupe par morceaux la chair des tortues séparées de la carapace et du plastron ; on écrase les écrevisses dans un mortier de marbre ; on lave le mou de veau ; on sépare le cou, les intestins et la graisse des poulets, etc.

Les substances animales, ainsi que la mousse de Corse, le Lichen, etc., doivent bouillir longuement et lentement dans des vases clos, afin de fournir toutes leurs parties gélatineuses.

Quand ce sont des substances végétales qui doivent faire la base des boissons habituelles des malades, celles-ci doivent être préalablement mondées, lavées et incisées, du moins quelques unes. Ainsi, on lave à l'eau bouillante, ou mieux on jette l'eau qui a bouilli quelques minutes sur l'Orge mondé, le Chiendent, etc., et on remplace la première quantité du véhicule par une nouvelle et égale quantité du même véhicule.

Quand on a à traiter et des substances inodores et des substances aromatiques, on n'ajoute celles-ci que lorsque les autres sont suffisamment épuisées, et on retire le vase du feu.

Les boissons se clarifient par le repos, la décantation, ou en les passant à travers un morceau de drap.

Les bouillons doivent être passés froids, afin de les priver de la graisse qui se trouve alors à leur surface.

On ne doit ajouter que tout à fait à la fin de l'opération les Sels, les Acides, les Sirops, les Miels, etc.

Toutes les boissons des malades doivent être consommées dans les premières vingt-quatre heures de leur préparation. On les maintient dans un endroit frais en été, dans la chambre du malade en hiver, et renfermées dans un vase propre muni de son couvercle.

Les boissons des malades doivent être légères, simples et aussi agréables que possible. Elles doivent encore être édulcorées et aromatisées au goût du malade.

La température des boissons, leur quantité, l'espace de temps qui doit s'écouler entre chaque fois qu'on les donne aux malades, sont des choses plus importantes qu'on ne pourrait le penser d'abord, et qui varient dans les médications que l'on veut remplir.

On donne des boissons froides, quelquefois à la glace, dans toutes les violentes inflammations, autres que celles des voies de la respiration ou de la peau, dans toutes les fièvres aiguës accompagnées d'un sentiment de chaleur brûlante à la peau et très appréciable au toucher.

Les boissons très froides font souvent cesser les vomissemens spasmodiques ; les boissons tièdes au contraire facilitent les vomissemens ; les premières sont toniques et diurétiques, les secondes provoquent la sueur.

La température des boissons chaudes, qui agissent comme sudorifiques (les froides agissent encore en absorbant la chaleur intérieure de nos tissus), ne doit pas dépasser celle du corps (30 ou 33°); elles doivent même être au dessous, et souvent tièdes.

La quantité des boissons est subordonnée à la soif existante, à l'idiosyncrasie des sujets, à la nature de la maladie. Une pinte de boisson suffit ordinairement, comme nous l'avons déjà dit; on la fait prendre par petites tasses, souvent répétées, et à des intervalles qui ne peuvent être rigoureusement déterminés que par le médecin. On sait seulement qu'une boisson médicamenteuse se prend habituellement une heure avant, et deux heures après les repas permis aux malades.

PRÉPARATION DE QUELQUES BOISSONS OU TISANES.

Tisane de Guimauve.

Pesez une once de racine de Guimauve sèche, ou une once et demie fraîche, ratissez-la, coupez-la par petits morceaux ; mettez-la dans un vase de faïence ou de terre vernissée, et versez par dessus une pinte d'eau froide. Après trois ou quatre heures, tirez l'eau à clair, et sucrez agréablement.

Tisane de Tilleul ou Eau de Tilleul.

Prenez une pincée de fleurs de Tilleul, mettez-la au fond d'un vase muni de son couvercle, jetez par dessus une pinte d'eau bouillante ; laissez infuser pendant une demi-heure, passez, sucrez agréablement.

Tisane de Chiendent.

Pesez une demi-once de Chiendent ; coupez-le par petits morceaux ; faites-le bouillir pendant trois ou quatre minutes dans une pinte d'eau ; jetez cette première eau ; remplacez-la par une nouvelle quantité ; faites bouillir pendant une · demi-heure ; passez, et sucrez agréablement.

Nota. On prépare de même l'eau d'Orge.

Tisane de Chicorée.

Prenez une petite poignée de feuilles de Chicorée sauvage ; enlevez les corps étrangers et les feuilles jaunes qui peuvent leur être mélangés ; faites bouillir, une ou deux minutes, dans une pinte d'eau ; retirez le vase du feu ; ajoutez deux ou trois gros de Réglisse ratissée et coupée ; laissez le tout abandonné à lui-même pendant une heure ; passez et donnez au malade.

Tisane de Gomme, ou Eau de Gomme.

Faites fondre une once de Gomme arabique concassée dans une pinte d'eau froide ou très légèrement chaude ; passez à travers un linge, su-

crez agréablement et donnez au malade. On
facilite la solution de la Gomme en la mettant
quelques heures d'avance dans l'eau qui doit la
dissoudre. On ne doit pas prendre de la Gomme
en poudre pour faire l'Eau de Gomme; la pulvé-
risation altère un peu cette substance.

Eau de Pruneaux.

Lavez une ou deux onces de Pruneaux noirs
dans de l'eau tiède; jetez cette eau; faites cuire
les Pruneaux dans une pinte d'eau; passez et donnez à boire au malade.

Apozème purgatif.

Faites macérer deux gros de Séné mondé,
quatre gros de Tamarin dans une livre d'Eau; passez après deux ou trois heures, et ajoutez à la colature une ou deux onces de Sirop de Nerprun.

Tisane royale.

Coupez quatre gros de Cerfeuil frais, autant
de Pimprenelle fraîche, un Citron, en petites
parties; mettez le tout dans un pot de faïence
avec quatre gros de Séné mondé, un gros d'Anis,
un gros de Coriandre; passez après vingt-quatre
heures de macération; faites fondre dans la colature quatre gros de Sel de Glauber, et donnez par
tasses au malade.

Bouillon aux Herbes.

Lavez et incisez de l'Oseille fraîche, trois
à quatre onces; deux onces de Feuilles vertes
de Laitue, de Poirée, de Cerfeuil; faites cuire
le tout dans une pinte et demie d'eau; passez et
ajoutez du Beurre et du Sel de cuisine, à peu près
un demi-gros de chaque.

Limonade.

Faites tremper dans de l'eau froide un Citron
coupé par tranches, et auquel vous aurez enlevé
toute la pellicule jaune qui le recouvre, ainsi que
les pépins.

Limonade cuite.

Faites comme ci-dessus, en prenant de l'eau
bouillante au lieu d'eau froide.

Sucrez agréablement dans l'un et l'autre cas.

Limonade vineuse.

Mêlez ensemble une livre et demie d'Eau, une demi-livre de Vin rouge et deux onces de Sirop de Limon.

Hydromel simple.

Faites fondre deux ou trois onces de Miel blanc dans une pinte d'eau.

Oxicrat.

Mêlez ensemble deux onces de Vinaigre et une pinte d'Eau.

Hydrogalat.

Mêlez ensemble une pinte d'Eau et une demi-pinte de Lait.

Hydro-Alcoolé.

Mêlez ensemble une pinte d'Eau et deux onces d'Eau-de-Vie.

Petit-Lait clarifié.

On prépare le Petit-Lait clarifié de la manière suivante : dans un poêlon de faïence, on fait chauffer une pinte de Lait de vache, de chèvre ou de brebis ; quand le Lait est prêt à bouillir, qu'il se boursoufle, qu'il monte, qu'il menace de passer par dessus les bords du vase, on y verse une cuillerée de Vinaigre, ou gros comme une noisette de présure délayée dans un peu d'eau. On agite un peu le Lait avec une cuiller, on retire le vase du feu et on jette le Lait coagulé sur un tamis, pour enlever la plus forte partie du coagulum. Dans le liquide qui a passé, on bat un Blanc d'œuf délayé dans un demi-verre d'eau, on remet le tout sur le feu, et quand le Blanc d'œuf est coagulé, que le liquide est prêt à bouillir, on le retire du feu, et on filtre à travers le papier gris, ou un morceau de drap épais.

Le Petit-Lait est rafraîchissant et légèrement laxatif. On en donne une à deux pintes par jour. On peut augmenter ses propriétés médicinales en y ajoutant quelques substances plus ou moins actives.

A la campagne, on boit volontiers, comme laxatif, le liquide qui s'écoule du fromage. Ce liquide remplace parfaitement le Petit-Lait ci-dessus.

Nous en dirons autant de ce que l'on appelle *Lait de Beurre*, dans quelques provinces de la Champagne et de la Bourgogne.

Potion calmante.

Faites bouillir une Tête de pavot dans un verre d'eau; passez à travers un linge, ajoutez à la colature une once de Sucre et une cuillerée à café d'Eau de Fleurs d'oranger.

Nota. La Tête de pavot doit être concassée, séparée des semences qu'elle contient, et lavée à l'eau froide avant que d'être soumise à la décoction.

On peut remplacer l'Eau de pavot par un verre d'infusion de Fleurs de coquelicot ou pavot rouge. On met une pincée de Fleurs pour un verre d'eau bouillante.

Sirop de Sucre ou Sirop simple.

Faites fondre à froid ou à une douce chaleur deux livres de beau Sucre blanc dans une livre d'Eau bien claire; laissez refroidir et mettez dans des bouteilles bien sèches.

Le *Sirop de Gomme* se prépare en faisant préalablement fondre quatre onces de Gomme arabique blanche et concassée, dans la livre d'Eau qui doit servir à dissoudre les deux livres de Sucre.

Si on veut faire du *Sirop simple* avec un peu plus d'économie, on achète chez l'épicier deux livres de Cassonade; on délaie cette Cassonade dans trois verres d'Eau dans laquelle on a battu un Blanc d'œuf; on met sur le feu; on chauffe rapidement. Quand le mélange se boursoufle, on le retire du feu; on le laisse reposer, on enlève les écumes qui se trouvent à la surface du liquide; on remet sur le feu; on fait bouillir pendant quinze à vingt minutes; on passe à travers un linge; on laisse refroidir et on conserve dans une bouteille bien sèche.

Cataplasme émollient.

Dans une quantité suffisante de Lait, ou d'Eau de guimauve, de Graine de lin, etc. ou d'Eau simple, délayez peu à peu, dans un poêlon de faïence, une quantité également suffisante de Farine de lin ; mettez le vase sur le feu, et agitez la masse continuellement jusqu'à ce qu'elle ait acquis la consistance de bouillie épaisse et qu'elle soit parfaitement homogène. L'agitation a encore pour but d'empêcher toute adhérence, toute brûlure au fond du vase.

Cataplasme suppuratif ou maturatif.

Incorporez au Cataplasme ci-dessus deux ou trois onces par livre d'onguent de la Mère, préalablement dissous dans un peu d'Huile blanche ou d'olives.

Sinapisme.

Délayez une quantité donnée de Farine de moutarde noire, nouvellement préparée, dans suffisante quantité d'eau tiède et non pas de vinaigre, comme on faisait autrefois, et comme quelques personnes ont encore la mauvaise habitude de le faire.

Nota. On peut augmenter l'activité du Sinapisme ordinaire en y incorporant par livre demi-once à une once d'ail pilé, de poivre en poudre, etc.

On peut au contraire diminuer son activité en mélangeant le Sinapisme avec parties égales de Farine de lin ou de Cataplasme émollient.

Enfin on prépare souvent un Sinapisme en se contentant de saupoudrer de la Farine de moutarde sur un Cataplasme émollient.

DES ESPÈCES.

Dans l'été, préparez les mélanges suivans, qu'on appelle *Espèces* dans les pharmacies.

Espèces amères.

Récoltez, faites sécher et mêlez ensemble à parties égales (en poids), des sommités d'absinthe, de petit chêne et de petite centaurée.

Espèces contre les Vers.

Récoltez, faites sécher et mêlez ensemble, parties égales de sommités de grande absinthe, de tanaisie, de Fleurs de camomille.

Espèces émollientes.

Mêlez ensemble parties égales de Feuilles de mauve, de guimauve, de bouillon-blanc et de pariétaire, que vous aurez séchées et coupées.

Espèces aromatiques.

Récoltez, faites sécher, coupez et mélangez autant de l'une que de l'autre des plantes suivantes : Absinthe, Hysope, Romarin, Sauge, Menthe poivrée, Origan, Thym, Lavande. On ne prend que les sommités non fleuries de ces végétaux.

Espèces vulnéraires, ou *Thé de Suisse.*

Feuilles et sommités d'absinthe, bétoine, bugle, calament, chamœdrys, hysope, lierre terrestre, origan, romarin, sanicle, scordium, véronique, mille-feuille, pervenche, sauge, scolopendre, thym; fleurs de pied-de-chat, de tussilage, de scabieuse, d'arnica. On prend de toutes ces plantes parties égales; on les fait sécher, on les coupe, et on les mêle avec les fleurs.

Espèces apéritives, ou *Cinq racines.*

Ce sont les Racines d'asperge, d'ache, de persil, de fenouil et de petit choux. On les récolte, on les lave, on les coupe, on les fait sécher, et on en fait un mélange exact et à parties égales.

Fleurs pectorales, ou *Quatre-Fleurs.*

Fleurs de mauve, de guimauve, de violettes et de coquelicot; ou bien Fleurs de guimauve, de mauve, de tussilage et de pied-de-chat. Faites sécher les fleurs et mêlez-les en parties égales.

Vin d'Absinthe.

Dans une bouteille de Vin blanc, faites macérer pendant huit à dix jours une once de sommités d'absinthe sèche; filtrez à travers le papier gris et conservez à la cave.

Vinaigre camphré.

Faites dissoudre une once de Camphre dans cinq livres de bon vinaigre, et conservez dans une bouteille bien bouchée.

Ce vinaigre convient pour se frotter les mains, pour brûler dans les appartemens, en cas de maladies pestilentielles, contagieuses, épidémiques.

On le fait encore respirer dans les syncopes. Il en est de même de celui dont nous allons donner la recette, et qu'on appelle vulgairement *Vinaigre des Quatre-Voleurs*.

Vinaigre antiseptique, prophylactique, ou des quatre-voleurs.

Prenez : Grande Absinthe, vingt-quatre parties (ces parties seront des onces si vous le voulez); Fleurs de lavande, seize parties; Sommités de menthe poivrée, huit parties; Sommités de romarin, de rue, de sauge, de chaque douze parties; Cannelle de Ceylan, Muscades, gousses d'Ail, Acore aromatique, Clous de Girofle, de chaque deux parties; Camphre, quatre parties; Vinaigre radical, seize parties; Vinaigre ordinaire, mais fort, mille vingt-quatre parties.

Toutes les substances ci-dessus, le Camphre et le Vinaigre radical exceptés, étant coupées, incisées ou concassées, sont mises à macérer dans le vinaigre. Au bout de quinze jours on passe avec expression à travers un linge; on dissout le Camphre dans le Vinaigre radical, on réunit les liqueurs, et deux jours après on filtre.

Cérat de Galien.

Cire blanche, une once; Huile d'amandes douces, quatre onces; Eau de roses, trois onces; pesez toutes ces substances séparément; brisez la Cire en petits morceaux; faites-la fondre sur des cendres chaudes dans l'Huile d'amandes; mettez la solution dans une terrine vernissée et échauffée avec de l'eau bouillante, agitez la solution avec un pilon de bois; ajoutez l'Eau de roses peu à peu, et remuez continuellement jusqu'à ce que le tout soit bien mêlé et bien homogène.

Onguent Rosat.

Dans une livre d'axonge fondue à une douce chaleur, faites frire une demi-livre de fleurs de Roses pâles et fraîches; passez à travers un linge, et coulez dans un pot de faïence que vous placerez à la cave.

Nous bornerons là le nombre des recettes de la *Pharmacie des Pauvres*; nous renvoyons d'ailleurs, pour quelques autres préparations, aux recettes qui se trouvent au chapitre FORMULES. Au surplus, beaucoup de médicamens simples ou composés se trouvent déjà indiqués çà et là dans le cours de cet ouvrage.

Les médicamens dans lesquels il entre des substances actives, tels que le *Cérat iodé*, la *Pommade de Gondret,* le *Cérat avec l'hydrochlorate de Morphine*, etc., etc., seront achetés avec plus d'avantage et de sécurité chez les pharmaciens; toutefois on pourra les préparer soi-même en suivant les doses indiquées dans les FORMULES.

Formules.

Apozème amer.

Faites infuser dans une pinte d'eau bouillante une pincée de feuilles de Chicorée sauvage, deux morceaux de gentiane gros comme le premier doigt de la main, trois ou quatre têtes de camomille; passez après une demi-heure, et sucrez au goût du malade.

Cet Apozème convient dans les fièvres légères de printemps et d'automne, dans les affections bilieuses, quelques maladies de la peau, etc.

Apozème anti-scorbutique.

Faites infuser pendant une heure, dans une pinte d'eau bouillante, deux fortes pincées de feuilles fraîches de Cresson, de Cochlearia; de racine fraîche de Raifort sauvage, coupée par petits morceaux; passez et édulcorez avec trois ou quatre cuillerées à bouche de Sirop anti-scorbutique.

Apozème astringent.

Faites bouillir légèrement, pendant dix à douze minutes, deux fortes pincées de racine de Tormentille, de Bistorte, coupées en petits morceaux; une pincée de Roses de Provins; passez et ajoutez quatre cuillerées à bouche de sirop de Grenade.

On donne cet apozème dans les cas de diarrhée,

de dysenterie, d'hémorrhagies intestinales, etc.; mais non inflammatoires.

Apozème fébrifuge.

Faites bouillir, pendant un quart d'heure, trois pincées de feuilles de Houx, dans une demi-bouteille d'eau; passez et faites boire en trois fois; le matin, à midi et le soir.

Apozème laxatif.

Délayez, dans une demi-bouteille d'eau chaude, trois cuillerées à bouche de gros Miel ou de Mélasse; passez et faites prendre dans la journée.

Apozème purgatif.

Faites infuser, pendant une demi-heure, une ou deux pincées de Séné mondé, dans une demi-bouteille d'eau bouillante; passez et ajoutez deux ou trois cuillerées à bouche de Sirop de Nerprun.

Bain de Baréges artificiel.

Dans deux bouteilles d'eau tiède, faites fondre quatre onces de foie de Soufre (sulfure de Potasse), et jetez cette liqueur dans suffisante quantité d'eau pour un bain ordinaire.

Ce bain sera pris dans une baignoire de bois, ou un tonneau.

La dose du foie de Soufre sera diminuée de deux ou trois onces pour les enfans.

Bain gélatineux.

Faites fondre une ou deux livres de Colle de Flandre dans trois ou quatre bouteilles d'eau chaude, et versez cette solution dans la quantité d'eau nécessaire pour un grand bain ordinaire.

Bain de pieds (Pédiluve).

Les bains de pied, employés ordinairement comme révulsifs, dans les maux de tête, etc., se préparent avec de l'eau simple, très chaude, ou seulement avec de l'eau tiède dans laquelle on ajoute un demi-verre d'esprit de Sel (acide hydrochlorique); ou bien encore avec de l'eau tiède dans laquelle on délaie une poignée ou deux de farine de Moutarde, ou autant de Cendres, de Sel de cuisine, etc.

La durée de ces bains doit être de huit à dix

minutes. On peut élever la température de l'eau, quand c'est un bain d'eau seulement que l'on prend, en ajoutant de l'eau presque bouillante à celle dans laquelle les pieds sont déjà plongés.

Bière ou Boisson domestique.

Dans douze bouteilles d'eau, ajoutez une livre et demie de Cassonade, un verre de Vinaigre, une pincée de fleurs de Sureau, autant de fleurs de Violette et de Coriandre; passez après trois ou quatre jours de macération; mettez en bouteilles et conservez à la cave.

Bouillon de veau émétisé.

Dans une pinte d'eau de Veau (préparée avec quatre onces de Veau par pinte d'eau), faites fondre un demi-grain ou un grain d'émétique.

Ce bouillon est un bon purgatif.

Café purgatif.

Dans un verre de café à l'eau, et très chaud, faites infuser, pendant dix minutes, deux pincées de Séné mondé; passez et faites prendre en une seule fois.

Café de Gland.

Faites torréfier, comme on le fait pour le café, les fruits du Chêne ordinaire; faites-en bouillir une ou deux cuillerées à bouche, pendant un quart d'heure, dans une bouteille d'eau; passez et faites boire par petites tasses, dans la journée, aux enfans lymphatiques, scrophuleux, rachitiques, etc.

Cataplasme contre les Ophthalmies.

Délayez, dans suffisante quantité d'eau, deux onces de mie de pain blanc, deux jaunes d'œuf, une petite pincée de poudre de Safran; faites cuire le tout en consistance de bouillie.

Cataplasme contre la pleurésie, les points de côté, etc.

Dans suffisante quantité d'eau, délayez deux cuillerées à bouche de poudre de Gingembre, eu de Poivre en poudre, et deux blancs d'œuf; étendez le tout sur un gâteau d'étoupes ou de charpie, et appliquez sur le point douloureux.

36

Cataplasme résolutif.

Prenez trois poignées de Cerfeuil frais et coupé menu ; appliquez-le sur une brique chaude pour lui donner une douce chaleur ; arrosez le d'huile d'Olive ou d'OEillette, et appliquez sur les mamelles fortement gonflées par le lait.

Autre.

Prenez une demi-livre de pulpe de Carotte, une poignée de feuilles de Ciguë coupées en très petites parties, autant de feuilles de Jusquiame également hachées, et faites cuire le tout en consistance de bouillie, dans deux cuillerées d'huile Rosat, gros comme une noix de graisse de porc, et suffisante quantité de décoction de racine de Guimauve.

Cérat avec le jaune d'œuf.

Faites fondre une once de cire blanche ou jaune dans trois onces d'huile fine ; agitez le tout dans une terrine vernissée pour y incorporer très exactement un demi-verre d'eau et deux jaunes d'œuf.

Ce Cérat convient pour hâter la cicatrisation des brûlures du premier et du second degré.

Cérat belladonisé.

Mélange à parties égales de Cérat et d'extrait de Belladonne.

Ce Cérat convient dans le pansement des hémorrhoïdes, des fistules à l'anus.

Cérat de Saturne.

Ce Cérat se prépare en mêlant ensemble une ou deux cuillerées à café d'extrait de saturne (sous-acétate de plomb liquide), dans une ou deux onces de Cérat simple.

Ce Cérat est plus siccatif, moins adoucissant que le Cérat de Galien.

Cérat opiacé.

Mélange d'une cuillerée à café de Laudanum de Sydenham (Vin d'opium composé) par quatre onces de cérat simple.

Ce cérat convient dans le pansement des plaies et ulcères douloureux.

Cérat soufré.

Mélange d'une ou deux cuillerées à café de fleurs de Soufre par once de Cérat simple.

Cire verte.

Mélange fait avec quatre parties de Cire jaune, deux parties de Poix blanche, une partie de Térébenthine et une partie de Vert-de-Gris pulvérisé.

Cette Cire convient contre les cors et les durillons.

Après avoir ramolli ceux-ci à l'aide d'un bain de pied, après les avoir coupés avec un rasoir le plus près possible de leur base, sans cependant donner lieu à un écoulement de sang, on applique de la Cire verte, étendue sur un petit morceau de peau ou de linge, épais comme une pièce de six liards.

Collyre astringent.

Faites dissoudre dans un demi-verre d'eau de fontaine une petite pincée d'Alun en poudre, ou autant de Couperose blanche (sulfate de Zinc), ou autant de Sel de Saturne (Acétate de Plomb cristallisé).

Ce Collyre convient dans les cas d'ophthalmie chronique; il faut agiter le collyre chaque fois qu'on veut s'en servir.

Collyre émollient.

Faites fondre gros comme une petite noix de Gomme Arabique dans un verre d'eau de fontaine.

Ce collyre est bon contre les douleurs aiguës des paupières.

Collyre calmant.

Faites infuser, pendant un quart d'heure, une pincée de fleurs de Coquelicot et une pincée de fleurs de Mélilot, dans un verre d'eau de fontaine; passez et bassinez-en les yeux douloureux.

Décoction blanche.

Triturez, dans un mortier ou dans une terrine de grès, une cuillerée à café de bois de cerf calciné, quatre cuillerées à café de poudre de Gomme Arabique; délayez le tout dans une demi-bouteille d'eau; faites bouillir cinq à six minutes; ajoutez une ou deux cuillerées à café d'eau de fleurs d'Oranger; sucrez agréablement, et remuez chaque fois que vous en donnez au malade.

Ce médicament, auquel on ajoute souvent dix, quinze ou vingt gouttes de Laudanum de Sydenham, est employé contre les diarrhées et les dysenteries.

Décoction de Coloquinte.

Faites bouillir, pendant cinq à six minutes, gros comme une aveline de chair de Coloquinte; passez et ajoutez une once ou deux (deux ou trois cuillerées à bouche) de sirop de Miel.—Cette décoction est employée contre les hydropisies.

Décoction de Lichen.

Prenez une poignée de Lichen d'Islande; faites-le bouillir pendant un quart d'heure dans deux pintes d'eau; jetez cette première eau; ajoutez-en une quantité nouvelle et égale à la première; faites bouillir à petit feu jusqu'à réduction d'une pinte; passez et sucrez agréablement.

Cette tisane est bonne dans les maladies de poitrine.

Décoction d'Orge acidulée.

Lavez à l'eau bouillante deux cuillerées à bouche d'Orge mondé; faites bouillir ensuite l'Orge dans une pinte d'eau, pendant vingt à trente minutes; passez, laissez refroidir, et ajoutez une cuillerée à café d'Acide hydrochlorique. Sucrez si le malade le désire.

A prendre par petites tasses, dans la journée, contre les fièvres adynamiques.

Décoction de Quinquina, ou d'écorce de Chêne, d'écorce de Saule, acidulée.

Prenez deux ou trois onces de Quinquina (jaune), de Chêne ou de Saule, de la longueur et de la grosseur du petit doigt; brisez-les en petits morceaux, faites-les bouillir pendant un quart d'heure dans une bouteille d'eau; passez; ajoutez quinze à vingt gouttes d'acide sulfurique, et sucrez si le malade le désire.

A prendre comme ci-dessus.

Digestif simple.

Mêlez ensemble un jaune d'œuf, une cuillerée à bouche de Térébenthine et une demi-cuillerée d'Huile Rosat.

Ce mélange est bon pour panser les plaies qui ont besoin d'être un peu excitées.

Eau de Chaux.

Mettez dans une grande bouteille de grès, de la capacité de sept ou huit pintes, gros comme un œuf de chaux vive; remplissez la bouteille d'eau; mettez un bouchon, et abandonnez le vase à lui-même.

Cette eau convient dans les cas de brûlure au premier degré. On en prend une certaine quantité, un demi-verre par exemple, que l'on agite fortement avec autant d'huile d'Olive. Il en résulte une mousse qui est très convenable, appliquée en topique et étendue sur du linge fin, pour apaiser les douleurs vives et cuisantes des brûlures. *Voyez* le *Liniment Oleo-Calcaire.*

Eau de Mauve.

Faites macérer pendant une heure ou deux, dans une pinte d'eau froide, une forte pincée de feuilles de Mauve; passez et sucrez au goût du malade, soit avec le sucre, soit avec la Réglisse ratissée et coupée en petits morceaux (un morceau de Réglisse gros comme le petit doigt suffit pour une pinte de tisane), et mise dans l'eau en même temps que la Mauve.

L'eau de Mauve convient, comme tisane ou boisson, contre toutes les maladies de poitrine, comme toux, catarrhes, phthisie, etc.

Eau de Violettes.

Faites infuser pendant un demi-heure, dans une bouteille d'eau bouillante, une pincée de fleurs de Violettes; passez et sucrez au goût du malade; à prendre comme ci-dessus.

Eau ferrée.

Le soir, mouillez une poignée de clous neufs; abandonnez-les sur une assiette, ainsi humectés, pendant toute la nuit. Le lendemain matin, lavez les clous avec une pinte d'eau ; la rouille qui les recouvre sera entraînée, suspendue et en partie dissoute dans l'eau de lavage. Cette eau de lavage convient en boisson ou pour couper le vin des repas des jeunes filles pâles, mal réglées, chlorotiques, etc. On peut boire deux ou trois verres de cette eau dans la journée, et continuer pendant un mois ou deux, pour cesser et reprendre ensuite.

Eau de Riz, Eau de Gruau.

Faites bouillir, pendant vingt ou vingt-cinq minutes, dans une pinte d'eau, une cuillerée à bouche de Riz ou de Gruau ; passez et sucrez agréablement.

Ces tisanes conviennent dans les affections aiguës du tube digestif.

Eau Blanche.

Mélange d'une partie d'extrait de Saturne et de trente parties d'eau commune.

Si on ajoute au mélange ci-dessus deux ou trois cuillerées à bouche d'Eau-de-Vie, on a l'*Eau de Goulard.*

Ces mélanges conviennent pour humecter des compresses et être appliqués en topiques dans les cas de contusions, de meurtrissures, etc.

Eau Rouge.

Dans une bouteille d'Eau-de-Vie, faites macérer pendant dix ou quinze jours une pincée de fleurs de Coquelicot, autant de Sommités de Thym, de Marjolaine, de Serpolet, de Pouliot, de Menthe crépue, d'Origan, d'Absinthe, de Mélisse, de Matricaire ; passez à travers un morceau de drap et conservez pour être employée comme l'Eau blanche.

Eau Panée.

Faites bouillir pendant une demi-heure, dans une pinte d'eau, gros et long comme deux doigts de croûtes de pain blanc grillées ; passez.

Cette eau constitue une boisson émolliente et nutritive.

Eau de Poulet, Eau de Veau.

Faites cuire dans une pinte d'eau, dans un vase clos et à petit feu, quatre onces de chair de jeune Veau ou de Poulet maigre; laissez refroidir le bouillon avant de le passer, ou passez-le chaud à travers un linge ou un tamis mouillé; de cette manière vous séparerez le peu de graisse qu'il contient.

Ces bouillons sont émolliens et nutritifs. On les rend quelquefois purgatifs, en y ajoutant par pinte un demi ou un grain d'émétique.

Eau de Cerises.

Faites cuire vingt ou trente Cerises dans une pinte d'eau; passez et faites boire par tasses dans la journée. Cette eau est laxative et tempérante.

Eau de Tamarin.

Délayez dans une pinte d'eau légèrement chaude une once ou deux de pulpe de Tamarin; passez et faites boire comme ci-dessus.

Eau de Sedlitz artificielle.

Faites fondre trois ou quatre cuillerées à bouche de Sel d'Epsum (Sulfate de Magnésie) dans une bouteille d'eau de fontaine; bouchez la bouteille et conservez pour l'usage.

Cette eau est un très bon purgatif; on donne la quantité ci-dessus en deux fois, le matin à jeun, et voici comment on s'y prend pour la rendre un peu gazeuse et plus facile à être supportée par l'estomac.

Dans un verre ou dans une tasse, on met une pincée d'Acide tartrique en poudre, ou une cuillerée à café de Jus de Citron ou de Suc de Verjus; deux pincées de Carbonate de Soude; on remplit le verre d'eau de Sedlitz, et on boit de suite.

Eau-de-Vie Camphrée.

Dans une bouteille d'Eau-de-Vie, mettez gros comme une noix de Camphre, abandonnez la bouteille à elle-même; au bout de quinze jours tout le Camphre est dissous.

Tout le monde connaît les usages avantageux de l'Eau-de-Vie camphrée dans les cas de coups, de chutes, de contusions, etc.; on l'applique en friction ou en topique, à l'aide de compresse ou linges mouillés.

Eau-de-Vie de Gayac.

Faites digérer, pendant vingt ou trente jours, une once de Gayac râpé dans une demi-bouteille d'Eau-de-Vie; tirez à clair. Cette eau convient pour raffermir les gencives. On l'emploie avec de l'eau pour se gargariser la bouche; une cuillerée à café suffit pour un verre d'eau.

Emétique en Lavage.

Eau de Veau, de Poulet, de Pruneaux, ou de Tamarin, tenant en solution un demi ou un grain d'Emétique par pinte.

Eméto-Cathartique.

Dans une pinte d'eau tiède, faites fondre une ou deux cuillerées à bouche de Sulfate de Soude et un grain ou deux d'Emétique.

A prendre, comme purgatif, en deux fois, le matin à jeun.

Emulsion ou Lait d'Amandes.

Prenez vingt-quatre Amandes douces; plongez-les pendant quelques minutes dans de l'eau bouillante, retirez-les et jetez-les dans de l'eau froide; faites-les glisser une à une entre les doigts en pressant un peu, afin d'enlever l'épiderme. Cela fait, mettez-les dans un mortier de marbre avec gros comme deux fortes noix de Sucre blanc; pilez le tout jusqu'à ce qu'il n'y ait plus de grumeaux; ajoutez une demi-bouteille d'eau de fontaine, passez avec forte pression à travers un linge; aromatisez avec une cuillerée à café d'eau de Fleurs d'Oranger.

Cette boisson est émolliente et diurétique, surtout si on y ajoute une pincée de Sel de Nitre.

Elixir de longue-vie de Lelièvre.

Dans quatre litres d'eau de-vie, faire macérer pendant quinze jours ou trois semaines, neuf cuillerées à café d'aloès en poudre, une cuillerée à café de chacune des poudres suivantes: agaric blanc, cannelle, rhubarbe, gentiane, safran et zédoaire; deux cuillerées à bouche de sucre râpé, et gros comme une noisette de thériaque; filtrez à travers le papier et conservez dans une bouteille bien bouchée.

Cet élixir est employé à la dose d'une cuillerée à café, le matin à jeun, comme stomachique, vermifuge, purgatif, etc. Quelques femmes qui sont à leur *retour d'âge* en font un fréquent usage; elles ont souvent tort d'en agir ainsi sans l'avis d'un médecin.

Fomentation calmante.

Dans une forte décoction de feuilles de guimauve, de Jusquiame et de Morelle, faite avec une poignée de chaque substance par pinte d'eau, trempez des linges et appliquez ces derniers, après les avoir légèrement exprimés, sur les parties douloureuses.

Fomentation émolliente.

Trempez des linges dans une forte décoction d'espèces émollientes.

Fomentation contre les Engelures non ulcérées.

Enveloppez les parties frappées d'engelures avec des linges imbibés d'eau commune et tiède, tenant en dissolution deux poignées de sel de cuisine par pinte.

Fruits pectoraux.

Mélange à parties égales de raisin en caisse, de dattes, de figues et de jujubes.

Gargarisme acidulé.

Faites bouillir pendant un quart d'heure une cuillerée à bouche d'orge mondé, une pincée de Roses rouges, dans une livre d'eau ou une demi-bouteille; passez et ajoutez une cuillerée à bouche de vinaigre, et trois de miel ordinaire.

Contre les inflammations chroniques et rebelles de la gorge, contre l'angine gangréneuse, etc.

Gargarisme adoucissant.

Faites bouillir trois ou quatre figues grasses dans une livre ou une demi-bouteille de lait; passez et employez contre les angines inflammatoires.

Gargarisme anti-scorbutique.

Dans une livre ou une demi-bouteille d'eau bouillante faites infuser pendant une demi heure, une demi — poignée de cresson de fontaine, passez et ajoutez quatre cuillerées à bouche de sirop de quinquina. Ce gargarisme convient dans les affections aphtheuses et scorbutiques des gencives.

Gargarisme anti-septique.

Faites bouillir pendant vingt minutes, dans une demi bouteille d'eau, deux ou trois morceaux d'écorce de chêne ou de saule de la longueur et du volume du premier doigt de la main; passez et ajoutez quatre cuillerées à bouche de miel rosat.

Dans les affections gangréneuses des gencives.

Gargarisme calmant.

Faites bouillir dans une livre d'eau, pendant une demi heure, deux têtes de pavot brisées et séparées de leur semence; passez et ajoutez deux cuillerées à bouche de miel blanc.

Julep calmant.

Faites bouillir dans un verre d'eau, pendant dix minutes, une capsule de pavot brisée et séparée de ses graines; retirez le vase du feu, faites infuser dans la décoction de pavot une pincée de fleurs de coquelicot; passez à travers un linge; ajoutez une cuillerée d'eau de fleurs d'Oranger; sucrez agréablement et faites prendre dans la soirée aux personnes malades et privées de sommeil.

Julep contre les Vers.

Dans un verre d'eau bouillante, faites infuser pendant un quart d'heure cinq à six têtes de Tanaisie, autant de têtes de Camomille et d'Absinthe; passez et ajoutez une cuillerée à bouche de Sirop de Nerprum.

Faites prendre dans la matinée à jeun, en une ou plusieurs fois.

Julep Béchique.

Dans un verre d'eau bouillante, faites infuser pendant dix minutes une pincée de Fleurs pectorales ; passez et ajoutez deux ou trois cuillerées à bouche de Sirop de Gomme.

A prendre par cuillerées, dans la journée, contre les Rhumes et les Catarrhes.

Lait ou Looch Ammoniacal.

Faites infuser une pincée d'Hysope dans un verre d'eau bouillante, pendant huit à dix minutes; passez à travers un linge. D'autre part, triturez une petite pincée de Gomme ammoniaque dans un vase de faïence, avec deux cuillerées à bouche de Miel, une cuillerée à café de Vinaigre et l'infusion ci-dessus; passez de nouveau, et faites prendre, dans la journée, par cuillerées à bouche, contre les Rhumes et les Catarrhes rebelles.

Lavement adoucissant.

Faites bouillir dans trois verres d'eau, pendant une demi-heure, une cuillerée à bouche de graine de Lin, ou une poignée de Son, ou bien encore deux ou trois petits morceaux de racine de Guimauve brisée sous le marteau.

Lavement d'Amidon.

Délayez une cuillerée à bouche d'Amidon en poudre dans trois verres d'eau chaude.

Ce lavement, auquel on peut ajouter dix, quinze ou vingt gouttes de Laudanum de Sydenham, convient dans les dysenteries et les diarrhées accompagnées de coliques, de douleurs intestinales.

Lavement contre les Vers.

Faites infuser pendant une demi-heure, dans trois verres d'eau, une pincée de Séné, autant de Mousse de Corse et de Semen-Contra; passez et donnez au malade.

Lavement laxatif.

Dans trois verres d'eau de Son, d'eau de graine de Lin ou de Guimauve, d'eau de Poireaux, etc., délayez deux ou trois cuillerées à bouche de gros Miel ou de Mélasse.

Lavement purgatif.

Faites bouillir pendant cinq minutes deux pincées de Séné mondé dans trois verres d'eau de fontaine, retirez le vase du feu ; faites fondre dans le liquide deux ou trois cuillerées à bouche de Sel d'Epsum ; passez et donnez au malade.

Lavement anti-putride.

' Faites bouillir dans trois verres d'eau, pendant une demi-heure, cinq ou six morceaux d'écorce de Saule ou de Chêne, de la grosseur et du volume du pouce ; passez à travers un linge, et ajoutez à la colature gros comme une petite noisette de Camphre trituré dans un jaune d'œuf. Ce lavement convient dans les Fièvres adynamiques.

Lavement stimulant.

Faites fondre trois ou quatre cuillerées à bouche de Sel de cuisine dans trois verres d'eau de graine de Lin.

Ce lavement convient dans la paralysie, l'apoplexie, et comme purgatif.

Lavement Térébenthiné.

Triturez une ou deux cuillerées à bouche d'essence de Térébenthine avec un jaune d'œuf dans un vase de terre ou de faïence, délayez le tout dans trois verres d'eau tiède, faites prendre au malade.

Ce lavement est recommandé contre les névralgies en général, et la sciatique en particulier.

Limonade sèche.

Mêlez ensemble une cuillerée à café d'Acide citrique pulvérisé, huit cuillerées à bouche de Sucre blanc râpé ; ajoutez sept à huit gouttes d'Essence de Citron, et conservez dans un flacon de verre légèrement bouché.

Une cuillerée à bouche de ce mélange délayée dans un verre d'eau donne une boisson fort agréable. On peut rendre cette Limonade gazeuse en ajoutant, par verre, une pincée de Bicarbonate de Soude ou de Potasse.

Liniment volatil.

Sur quatre cuillerées à bouche d'huile d'Olive, ajoutez une demi-cuillerée à bouche d'Alcali volatil (Ammoniaque liquide) ; agitez fortement et conservez dans un flacon bien bouché.

Ce Liniment est employé, comme rubéfiant et

comme excitant, dans la paralysie des membres, etc.

Liniment Oléo-Calcaire.

Agitez fortement ensemble, dans une petite bouteille de verre, une cuillerée à bouche d'huile d'Amandes douces, et huit cuillerées à bouche d'eau de Chaux.

La mousse savonneuse qui surnagera sera appliquée avec avantage, sous forme de topique, sur les brûlures au premier degré.

Liniment savonneux.

Dans un verre d'eau de vie, faites fondre lentement gros comme une forte noix de Savon blanc râpé.

Ce Liniment est bon dans les cas de rhumatisme, de sciatique, de tiraillemens des tendons musculaires, d'entorses, etc.

Liniment térébenthiné.

Mêlez ensemble et agitez chaque fois que vous vous en servirez huit cuillerées à bouche d'Essence de Térébenthine, seize cuillerées à bouche d'huile blanche ou d'huile de Camomille, une cuillerée à bouche de Laudanum de Sydenham.

Ce liniment est recommandé dans toutes les affections névralgiques, et en particulier contre la sciatique.

Looch extemporané.

Dans un verre d'eau de Gomme, ajoutez deux ou trois cuillerées à bouche de sirop d'Amandes (d'orgeat); agitez fortement.

Ce Looch convient contre les rhumes et les catarrhes; il remplace assez bien le Looch blanc du *Codex*.

Looch térébenthiné.

Triturez ensemble dans un vase de faïence une cuillerée à café d'Essence de Térébenthine, un jaune d'œuf, deux cuillerées à bouche de Sirop de Sucre, une cuillerée à bouche d'eau de fleurs d'Oranger.

Contre les névralgies en général et la sciatique en particulier.

Miel Rosat térébenthiné.

Mêlez et agitez ensemble une cuillerée à café d'Essence de Térébenthine et quatre cuillerées à bouche de Miel Rosat.

A prendre en quatre fois, dans la journée, dans les cas de névralgie, de sciatique, etc.

Médecine noire.

Dans un verre d'eau tiède, mettez, le soir, deux pincées de Séné, deux cuillerées à café de Sulfate de Soude, gros comme un œuf de poule de Manne en sorte, gros comme une noisette de Rhubarbe; le lendemain, chauffez le tout au Bain-Marie pour faire fondre la manne; passez, et faites prendre en une fois, le matin à jeun, à la personne qui voudra se purger.

Médecine avec l'huile de Ricin.

Dans une tasse de bouillon aux Herbes, ou dans un verre d'eau acidulée avec une cuillerée à café de jus de Citron, délayez, avec un jaune d'œuf, une cuillerée à bouche d'huile de Ricin.

A prendre en une seule fois, le matin à jeun, comme purgatif.

Orangeade.

Dans un vase de faïence, mettez une Orange coupée en tranches et trois ou quatre cuillerées à bouche de sucre râpé; versez par dessus une bouteille d'eau froide ou d'eau chaude; tirez à clair après une heure ou deux.

La *Citronade* se prépare de la même manière, en prenant un Citron à la place d'une Orange.

Boisson tempérante et agréable dans les fièvres bilieuses.

Pommade pour les Gerçures.

Dans deux cuillerées à bouche d'huile d'Amandes douces, faites fondre, à une douce chaleur, gros comme une noix de Cire blanche; laissez refroidir et coulez dans un pot.

Cette Pommade convient contre les Gerçures des lèvres, des mamelles, des mains, etc.

Sirop de Gomme.

Dans une demi-bouteille d'eau tiède, faites fondre quatre morceaux de Gomme Arabique, de la grosseur d'une forte noix : passez à travers un linge, et ajoutez deux livres de Sucre blanc. Quand le Sucre sera fondu et le Sirop refroidi, mettez-le en bouteille et conservez pour l'usage.

Sirop de Miel ou Miel épuré.

Faites bouillir ensemble, pendant trente ou quarante minutes, parties égales de Miel et d'Eau ; enlevez les écumes, et conservez dans une bouteille.

Si on a fait infuser une petite poignée de Fleurs de Roses de Provins par demi-bouteille d'Eau bouillante, et qu'on opère comme ci-dessus, on a du *Miel Rosat.*

Sirop de Capsules de Pavot Blanc.

Faites digérer pendant douze ou quinze heures, dans un verre d'Eau tiède, cinq ou six têtes de Pavot, brisées en petits morceaux et séparées de leurs semences; décantez, faites fondre le double de Sucre blanc (une demi-livre) dans la Liqueur; passez, laissez refroidir, et conservez dans des bouteilles.

Ce Sirop est très-convenable pour édulcorer des Juleps, Potions ou Tisanes calmantes.

Sirop de Gentiane.

Prenez sept à huit morceaux de Racine de Gentiane de la longueur et de la grosseur du doigt indicateur; coupez ces Racines par petits morceaux; faites-les macérer pendant vingt-quatre heures dans une demi-bouteille d'Eau; tirez à clair, faites fondre deux livres de Sucre blanc dans la Liqueur, passez, laissez refroidir et conservez dans des bouteilles.

Ce Sirop est très-bon pour sucrer les tisanes amères que l'on fait prendre aux enfants lymphatiques et scrophuleux.

Teinture de Colchique.

Dans un verre d'Eau-de-Vie, faites macérer pendant huit ou dix jours une once de bulbes de Colchique; filtrez et conservez dans une bouteille bien bouchée.

On donne cinq à six gouttes de cette Teinture

sur un morceau de sucre ou dans un verre d'eau sucrée, dans le traitement de la Goutte et des Rhumatismes.

Vin Anti-Scorbutique.

Prenez une Racine fraîche de Raifort sauvage, de la longueur et de la grosseur du doigt indicateur; une bonne pincée de Feuilles fraîches de Cochléaria, de Cresson, de Menyanthe; une cuillerée à bouche de Semence de Moutarde; une cuillerée à café de Sel ammoniac en poudre; incisez en petites parties les Racines et les Feuilles; mettez le tout dans un vase de faïence muni de son couvercle, et versez par dessus une bouteille de Vin blanc. Après huit ou dix jours de macération, filtrez à travers le papier et conservez.

Vomitif avec l'Émétique.

Dans un verre d'eau tiède, faites fondre deux ou trois grains d'Émétique; partagez le verre d'eau en trois portions, et donnez chacune d'elles à un quart d'heure de distance. Si les deux premières doses font suffisamment vomir, on ne donnera pas la dernière.

On facilite les vomissements en faisant boire beaucoup d'Eau chaude au malade.

Vomitif avec l'Ipécacuanha.

Dans un verre d'eau tiède, délayez une pincée ou deux de Poudre d'Ipécacuanha; divisez et donnez comme ci-dessus.

FORMULES POUR LA COLIQUE DES PEINTRES.

Premier jour.—*Lavement purgatif*, préparé avec:
   Séné mondé, demi-once (trois pincées).
   Eau bouillante, une livre (quatre petits verres).
   Sulfate de magnésie, demi-once (une bonne cuillerée à bouche).
   Vin Émétique, quatre onces (un verre).

On fait infuser le Séné dans l'eau; on passe et on ajoute le Sel et l'Émétique.

Dans la journée :
Eau de Casse avec les Grains, préparée avec :

Pulpe de Casse, une once (une bonne cuillerée à bouche).

Eau chaude, deux livres (huit petits verres).

Emétique, trois grains.

Sulfate de Magnésie une once (une bonne
cuillerée à bouche).

On délaie la pulpe dans l'eau, puis on fait fondre l'Emétique.

Le soir, un *Lavement*, préparé avec :

Huile de Noix, quatre onces (un verre).

Vin rouge, deux onces (trois petits verres
de cabaret).

Après le Lavement anodin ci-dessus, on fait
prendre un *Bol calmant*, préparé avec :

Thériaque, un gros (gros comme une aveline).

Opium (extrait aqueux), un grain.

Deuxième jour. — Le matin, *Eau bénite*, composée avec :

Emétique, six grains.

Eau chaude, huit onces (deux verres).

On donne ce vomitif en deux fois, à une heure
d'intervalle. On facilite le vomissement en donnant beaucoup d'Eau tiède, ou d'infusion légère
de Camomille.

Dans la journée, la *Tisane Sudorifique* suivante :

Gayac râpé, une pincée.

Squine coupée, *id.*

Salsepareille coupée, *id.*

Sassafras râpé, deux pincées.

Réglisse coupée, *id.*

Eau, deux livres (une bouteille et demie).

On fait bouillir le Gayac, la Squine et la Salsepareille dans l'eau pendant une demi-heure ; on
retire le vase du feu ; on met infuser le Sassafras
et la Réglisse ; enfin on passe à travers un linge.

Nota. On peut remplacer cette Tisane par de
l'Eau d'orge miellée.

Troisième jour.—On prescrit la Tisane sudorifique ci-dessus, dans laquelle on fait infuser deux
ou trois pincées de Séné mondé.

Quatrième jour. Le matin, on fait prendre la *potion purgative* suivante :

Séné Mondé, une demi-once (trois pincées).

Sulfate de Soude, une demi-once (une cuille-rée à bouche).

Poudre de Jalap, un gros (une cuillerée à café).

Sirop de Nerprun, une once (deux cuillerées à bouche).

Eau bouillante, six onces (un grand verre).

On fait infuser le Séné dans l'eau, on passe à travers un linge et on ajoute les autres substances.

On favorise l'action de ce purgatif en donnant du bouillon aux Herbes.

Dans la journée, on fait boire la *tisane sudorifique* qui ne contient pas de Séné ; le soir, on fait prendre le *lavement anodin*, et plus tard, le *bol calmant*.

Cinquième jour. Dans la journée, la *tisane sudorifique simple;* le soir à quatre heures, le *lavement purgatif;* à six heures, le *lavement anodin;* à huit heures, le *bol calmant*.

Nota. Quelques praticiens, s'attachant davan-tage à entretenir le cours des évacuations alvines qu'à calmer la douleur, suppriment le *lavement anodin* et le *bol calmant*, et insistent sur le *vomitif* et le *lavement purgatif*.

On continue les purgatifs jusqu'au huitième, dixième ou douzième jour, ou jusqu'à ce que le malade, n'ayant pris pendant cinq ou six jours que la tisane sudorifique, ne ressente plus de douleurs abdominales et aille parfaitement à la selle.

FORMULES POUR LES DARTRES.

Cérat Anti-Herpétique.

Cinabre porphyrisé, un gros (une demi-cuil-lerée à café).

Camphre en poudre, vingt-quatre grains (deux pincées).

Cérat, une once (deux cuillerées à bouche).

Mêlez exactement.

On en prend gros comme une noisette pour chaque friction.

Pommade anti-dartreuse.

Soufre sublimé, vingt-quatre grains (une cuillerée à café).

Calomel (Mercure doux), trente grains (une pincée).

Précipité rouge (deutoxide de mercure), une très petite demi-pincée.

Axonge, une once (gros comme un œuf de poule).

Mêlez exactement.

·Même quantité et même mode d'administration que ci-dessus.

Tisane de Bardane.

Racine de Bardane lavée, coupée et séchée, une once ou une demi-poignée.

Eau, deux bouteilles.

Faites bouillir pendant un quart d'heure, passez et ajoutez deux ou trois petits morceaux de Réglisse ratissée et coupée; après deux heures de macération, tirez à clair.

A prendre par petites tasses dans la journée.

Nota. La tisane de Patience, de Douce-Amère, de Fumeterre, est employée dans les mêmes cas, se préparant de la même manière.

FORMULES POUR LA TEIGNE.

Pommade contre la Teigne.

Dans huit cuillerées à bouche d'Axonge ou Graisse de porc, mêlez exactement quatre cuillerées à bouche de Suie réduite en poudre fine et une cuillerée à bouche de Couperose blanche (sulfate de Zinc) pulvérisée.

On fait deux frictions par jour avec gros comme une petite noix de cette pommade.

Topique ou Pommade des frères Mahon.

Dans seize cuillerées à bouche d'Axonge mêlez intimement trois cuillerées à bouche de Soude du commerce (carbonate de Soude impur), et deux cuillerées à bouche de Chaux éteinte.

En friction comme ci-dessus.

Lotion de Barlow.

Prenez gros comme une noix de Sulfure de potasse (foie de Soufre), autant de Savon blanc râpé ; triturez ces deux substances avec une cuillerée à bouche d'Eau-de-Vie très forte dans un vase de faïence, et ajoutez deux petits verres de cabaret d'eau de Chaux.

On lave les parties malades avec cette solution.

Graisse contre la Teigne.

Dans huit cuillerées à bouche d'Axonge, mêlez exactement trois cuillerées à bouche de Charbon de bois pulvérisé, autant de fleurs de soufre, et une cuillerée à bouche de Suie.

Après avoir lavé la tête avec de l'eau de savon, on frotte tous les trois jours, avec gros comme une forte noix de ce mélange, les parties malades.

Graisse de Banger.

Dans une livre d'Axonge, une demi-livre de Térébenthine de Venise, mêlez exactement une demi-cuillerée à bouche de Litharge d'or (Protoxide de plomb fondu) pulvérisée, une cuillerée à bouche d'Alun (sulfate d'alumine et de potasse) en poudre ; une demi-cuillerée à bouche de Calomel porphyrisé (proto-chlorure de mercure).

Faites usage comme ci dessus.

Nota. L'action de ces différens médicamens est aidée par l'usage des boissons amères, des eaux minérales sulfureuses, etc.

FORMULES POUR LA COQUELUCHE.

Pommade d'Autenrieth.

Mêlez ensemble deux parties et demie, en poids, d'Emétique en poudre fine, avec huit parties, en poids également d'Axonge.

Faites, trois fois le jour, et à toutes les époques de la Coqueluche, des frictions sur le creux de l'estomac, avec gros comme une noisette du mélange ci-dessus.

Ces frictions donnent lieu à une irritation locale qui diminue celle qui existe sur la membrane muqueuse de l'estomac et des poumons. Elles donnent lieu également à des pustules qui, si on continue l'application de la pommade d'Autenrieth, s'agrandissent peu à peu, deviennent très douloureuses, se remplissent de pus et s'entourent d'une aréole inflammatoire en même temps qu'elles prennent l'aspect de croûtes brunes. Enfin, celles-ci, en se détachant, laissent quelquefois de légères empreintes après leur cicatrisation.

On calme les douleurs causées par les pustules en couvrant celles-ci de cataplasmes émolliens.

Potion du docteur Robert-Thomas de Salisbury.

Dans quatre cuillerées à bouche d'eau de Roses faites fondre deux à cinq grains de sel de Saturne (acétate de plomb cristallisé), et ajoutez deux cuillerées à café de sirop de Violettes.

On donne une petite cuillerée à café de ce mélange toutes les quatre heures.

Poudre contre la Coqueluche.

Mêlez ensemble un grain (le poids d'un grain d'orge) de poudre de racine de Belladone, et cinq grains de sucre râpé ou de racine de Réglisse pulvérisée. A prendre en une fois.

Donnez cette dose, une fois le matin et une fois le soir, chez les enfans qui ont moins d'un an; deux fois la même dose, matin et soir, chez les enfans de deux à trois ans; quatre fois chez les enfans plus âgés, et huit fois chez les adultes.

Autre.

Mêlez ensemble quatre grains de racine de Belladone pulvérisée, dix grains de poudre de Dower, quatre-vingt-seize grains de Soufre sublimé, et une cuillerée à bouche de Sucre râpé. Partagez le tout en vingt-quatre paquets et donnez-en un toutes les heures.

Mixture contre la Coqueluche.

Mêlez ensemble quatre cuillerées à bouche de Sirop d'Ipécacuanha et une cuillerée à bouche de Sirop de Pavot blanc. Donnez une cuillerée à café de ce mélange tous les matins pendant toute la durée de la Coqueluche

FORMULES POUR LA GRAVELLE.

Tisane de Mascagni.

Dans une bouteille d'eau de fontaine mettez une cuillerée à café de Carbonate de Potasse et deux cuillerées à bouche de Sirop de Gomme; mêlez le tout ensemble et faites-en prendre une petite tasse tous les matins à jeun.

Tisane Alcaline.

Dans six bouteilles d'eau de fontaine faites fondre une cuillerée à café de Bi-Carbonate de Soude; sucrez si le malade le désire, et faites prendre une ou deux bouteilles de cette solution par jour.

Tisane Diurétique

Dans une bouteille d'eau bouillante faites infuser pendant une heure une cuillerée à bouche de Baies de Genièvre; passez et ajoutez, en triturant, dans un vase de faïence, une cuillerée à café de Sous-Carbonate de Potasse, gros comme une noisette de Savon blanc râpé, une demi-cuillerée à café de Sel de Nitre et une cuillerée à bouche de poudre de Gomme Arabique.

A prendre par petites tasses dans la journée.

Nota. L'Eau gazeuze ou l'Eau de Seltz que l'on sert sur la table, qui n'est rien qu'un simple mélange d'eau pure et de gaz acide carbonique, convient aux personnes qui sont atteintes de la Gravelle.

FORMULES POUR LES HÉMORRHOIDES.

Graisse contre les Hémorrhoïdes.

Dans huit cuillerées à bouche de Graisse de porc mélangez une cuillerée à bouche de poudre de Noix de Galle.

Frictionnez soir et matin les Hémorrhoïdes avec gros comme une noisette de ce mélange.

Liniment pour calmer les douleurs hémorrhoïdales.

Mêlez ensemble deux Jaunes d'OEufs et quatre

cuillerées à bouche de Graisse narcotique (Onguent populeum).

En topique sur les Hémorrhoïdes. On en met gros comme une noisette.

Autre.

Mêlez ensemble, et agitez chaque fois que vous vous en servirez, parties égales en poids, de Miel de Narbonne, d'Huile d'Olives et de Térébenthine fine.

En topique ou en frictions, gros comme une noisette chaque fois.

Topique avec la Propolis.

Mêlez ensemble une cuillerée à bouche de Propolis purifiée dans l'eau bouillante, avec six cuillerées à bouche d'Huile d'Olives.

FORMULES CONTRE LE GOITRE.

Collier de Morand.

Faites un mélange, à parties égales en poids, de poudre de Sel Ammoniac, de Sel de cuisine et d'Eponges calcinées et non lavées; répandez à peu près quatre onces de ce mélange sur une carde de coton disposée en cravate; enveloppez le tout d'une mousseline que vous piquerez en losange, et que vous appliquerez autour du cou.

Ce sachet doit être renouvelé tous les mois. S'il irritait un peu la peau, on en suspendrait l'application pendant quelques jours.

Autre.

Mélange, à parties égales en poids également, de Sel Ammoniac et de Chaux en poudre. Disposez et employez comme ci-dessus.

FORMULES POUR LES ULCÈRES.

Cérat Mercuriel.

Mêlez, à parties égales en poids, du Cérat de Galien et de la Graisse mercurielle double (Onguent dit Napolitain).

En topique sur les Ulcères atoniques.

Lotion Alcoolique.

Lavez les Ulcères indolens avec un mélange

d'une partie, en poids, d'Eau-de-Vie et deux parties, également en poids, d'Eau de Chaux.

Eau styptique.

On peut encore laver les Ulcères atoniques avec la solution suivante : Dans une demi-bouteille d'eau de fontaine, faites fondre gros comme une noisette de Couperose bleue(Sulfate de Cuivre).

Vin Miellé.

Dans deux verres de gros Vin rouge tiède, délayez une cuillerée à bouche de Miel.

Ce Vin convient pour laver les Ulcères de mauvais aspect.

Cataplasme de Houblon.

Avec suffisante quantité d'eau chaude et trois ou quatre cuillerées à bouche de poudre de Houblon, faites un cataplasme que vous appliquerez sur les Ulcères cancéreux.

Infusé de Laurier-Cerise.

Dans deux verres d'eau bouillante faites infuser pendant une heure dix à douze feuilles de Laurier-Cerise; passez et délayez dans la liqueur une cuillerée à bouche de Miel blanc.

Cet infusé convient dans le pansement des Ulcères gangréneux.

Injection Aromatique.

Dans six cuillerées à bouche d'Eau de Chaux, triturez, avec un jaune d'Œuf, quatre cuillerées à bouche de Résine de Copahu, et quatre cuillerées à bouche de Miel Rosat.

Cette injection convient contre les Ulcères fistuleux; on l'applique deux ou trois fois par jour.

Graisse avec le Calomel.

Mêlez ensemble deux cuillerées à café de Calomel porphyrisé (Proto-chlorure de Mercure) et trois cuillerées à bouche de Graisse de porc.

Cette Graisse convient dans le pansement des Ulcères scorbutiques, scrophuleux et syphilitiques.

Soluté Alcoolique de Chlorure de Chaux.

Dans un demi-verre d'eau pure et autant d'Eau-de-Vie , faites fondre deux ou trois cuillerées à café de Chlorure de Chaux sec et pulvérisé.

Ce Soluté est bon pour laver les Ulcères scorbutiques, fétides, etc.

Cérat avec le Précipité blanc.

Dans trois ou quatre cuillerées à bouche de Cérat de Galien, mêlez exactement une ou deux pincées de Précipité blanc.

Ce Cérat sert à panser les Ulcères scrophuleux et syphilitiques.

Graisse Résolutive.

Mêlez ensemble cinq cuillerées à bouche de Sel Ammoniac en poudre et quatre-vingt-quinze cuillerées à bouche de Graisse mercurielle double (onguent Napolitain).

Dans le pansement des Ulcères scorbutiques et syphilitiques.

Gargarisme Anti-Syphilitique.

Dans une demi-bouteille d'Eau d'Orge ajoutez quatre cuillerées à bouche de Sirop de Cuisinier (Sirop de Salsepareille composé).

Pommade Anti-Syphilitique.

Mêlez ensemble une pincée de Précipité rouge et deux cuillerées à bouche de Cérat de Galien.

Dans le pansement des Ulcères syphilitiques.

TABLE DES MATIÈRES

CONTENUES DANS CE VOLUME.

—

PREMIÈRE PARTIE, MÉDECINE.

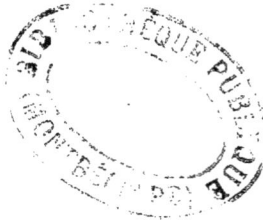

www.ingramcontent.com/pod-product-compliance
Lightning Source LLC
Chambersburg PA
CBHW060517220326
41599CB00022B/3357